健康心理學

馮正直、戴琴 主編

透過本書,我們應該了解到中西方健康心理學的發展歷史,
理解健康心理學的產生背景、研究目標與任務,
掌握什麼是健康心理學以及健康心理學研究的主要內容和方法。

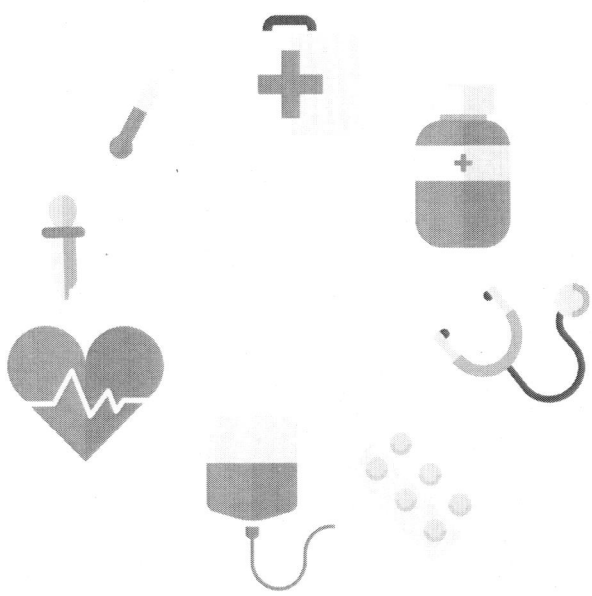

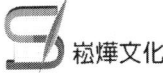
崧燁文化

健康心理學
目錄

目錄

前言

第一章 緒論

第一節 什麼是健康心理學 13
　　一、健康心理學的研究目標與任務 14
　　二、健康心理學的研究內容 15
第二節 健康心理學的發展歷史 17
　　一、古代健康心理學思想 17
　　二、健康心理學的產生 20
第三節 健康心理學的研究方法 22
　　一、現況調查 23
　　二、生態學研究 26
　　三、病例對照研究 27
　　四、隊列研究 29
　　五、流行病學數學模型 31
　　六、實驗研究 33
第四節 健康與健康狀況評估 36
　　一、健康及其標準 36
　　二、健康狀況測評 37

第二章 健康心理學的主要理論

第一節 行為形成理論 45
　　一、經典性條件反射理論 46
　　二、操作性條件反射理論 48
　　三、社會學習理論 50
第二節 行為變化理論 52
　　一、健康行為連續變化理論 52

3

二、自我效能理論 57
第三節 健康教育理論 62
　　一、知一信一行理論 62
　　二、健康信念理論 64
　　三、合理行動理論及其擴展理論——計劃行為理論 68
第四節 心理生物學理論 73
　　一、精神壓力理論 74
　　二、心理神經免疫學理論 79

第三章 壓力與健康

第一節 壓力概述 85
　　一、壓力的定義 85
　　二、壓力源的種類 86
　　三、壓力對健康的影響 87
第二節 生活事件 90
　　一、生活事件的定義 90
　　二、生活事件與壓力 91
　　三、生活事件與健康 95
第三節 中介機制 100
　　一、生理中介 100
　　二、心理中介 101
第四節 壓力應對 116
　　一、認知應對 116
　　二、情緒應對 127
　　三、行為應對 130

第四章 人格與健康

第一節 A 型人格 143
　　一、人格特點 143

二、與健康的關係 ……………………………………………… 145
　　三、如何優化 A 型人格 ………………………………………… 146
第二節 B 型人格 …………………………………………………… 148
　　一、人格特點 …………………………………………………… 148
　　二、與健康的關係 ……………………………………………… 149
　　三、如何培養 B 型人格 ………………………………………… 149
第三節 C 型人格 …………………………………………………… 154
　　一、人格特點 …………………………………………………… 154
　　二、與健康的關係 ……………………………………………… 154
　　三、如何優化 C 型人格 ………………………………………… 155
第四節 D 型人格 …………………………………………………… 160
　　一、人格特點 …………………………………………………… 160
　　二、與健康的關係 ……………………………………………… 162
　　三、如何優化 D 型人格 ………………………………………… 163

第五章 職業與健康

第一節 職業選擇與壓力
　　一、職業選擇 …………………………………………………… 175
　　二、職業壓力的表現 …………………………………………… 182
　　三、職業壓力的心理調適 ……………………………………… 183
第二節 職業倦怠與工作成癮症候群 ……………………………… 191
　　一、職業倦怠定義 ……………………………………………… 191
　　二、職業倦怠的表現 …………………………………………… 193
　　三、職業倦怠的心理調適 ……………………………………… 194
　　四、工作成癮症候群的表現及調適 …………………………… 198
第三節 職業效能感 ………………………………………………… 202
　　一、職業效能感定義 …………………………………………… 202
　　二、職業效能感的影響因素 …………………………………… 204

三、如何增加職業效能感 ... 207

第六章 婚戀家庭與健康

第一節 戀愛及性心理 ... 217
　　一、戀愛對健康的意義 ... 217
　　二、戀愛與健康 ... 218
　　三、戀愛受挫及心理調適 ... 219
　　四、性行為與健康 ... 221
　　五、性心理異常及調適 ... 224

第二節 婚姻 ... 229
　　一、婚姻對健康的意義 ... 229
　　二、幸福婚姻與健康 ... 230
　　三、婚姻問題與調適 ... 231
　　四、特殊婚姻狀態及調適 ... 233

第三節 家庭 ... 241
　　一、家庭對健康的意義 ... 241
　　二、家庭和諧與健康 ... 243
　　三、家庭矛盾與調適 ... 244
　　四、特殊家庭心理調適 ... 246
　　五、特殊家庭成員心理調適 ... 246

第七章 生活方式與健康

第一節 飲食 ... 253
　　一、飲食及心理學意義 ... 253
　　二、飲食與身體意象 ... 254
　　三、健康飲食行為 ... 257
　　四、飲食相關障礙與調適 ... 258

第二節 休閒 ... 266
　　一、休閒及心理學意義 ... 266

二、健康休閒方式 267
　　三、不良的休閒方式與調適 267
　第三節 睡眠 270
　　一、睡眠分期及心理學意義 270
　　二、健康睡眠習慣 271
　　三、睡眠障礙與調適 272
　第四節 運動 275
　　一、運動及心理學意義 275
　　二、科學合理運動 276
　　三、運動不足及過度 278

第八章 社會文化與健康

　第一節 文化 285
　　一、文化及其心理學意義 285
　　二、健康文化特徵 288
　　三、不良文化的心理防護 289
　第二節 社會轉型 293
　　一、社會轉型及其心理學意義 293
　　二、社會轉型期常見心理問題 294
　　三、社會轉型期心理調適 296
　第三節 資訊網路 303
　　一、資訊網路及其心理學意義 303
　　二、資訊損傷 306
　　三、網路疫情 307
　　四、資訊損傷與網路疫情的防護 308

第九章 患者心理與干預

　第一節 患病與患者角色 315
　　一、患病的界定 315

二、患者行為 ... 316

　　三、患者角色 ... 321

　　四、患者常見角色問題 ... 322

　第二節 患者常見心理 ... 323

　　一、擇優心理 ... 323

　　二、缺陷心理 ... 324

　　三、愧疚感 ... 325

　　四、失去自主感 ... 325

　　五、受威脅感 ... 326

　第三節 患者心理問題及干預 ... 327

　　一、焦慮心理 ... 327

　　二、憂鬱心理 ... 328

　　三、恐懼心理 ... 329

　　四、憤怒心理 ... 330

　　五、孤獨心理 ... 330

　　六、報復心理 ... 331

第十章 特殊患者心理問題與調適

　第一節 愛滋病 ... 341

　　一、愛滋病概述 ... 341

　　二、愛滋病患者的心理行為問題 ... 345

　　三、愛滋病患者的心理調適及干預 ... 346

　第二節 癌症 ... 349

　　一、癌症概述 ... 349

　　二、癌症病人的心理行為問題 ... 351

　　三、癌症病人的心理干預 ... 352

　第三節 慢性病 ... 356

　　一、慢性病概述 ... 356

二、高血壓 360

　　三、糖尿病 364

第四節 疼痛 370

　　一、疼痛（pain）概述 370

　　二、疼痛心理 372

　　三、疼痛的測量 373

　　四、疼痛的緩解與疼痛管理 374

第五節 精神疾病 376

　　一、憂鬱症（depression disorders） 376

　　二、焦慮症（anxiety disorders） 386

　　三、強迫症（obsessive-compulsive disorder，OCD） 390

第六節 臨終患者 393

　　一、概述 393

　　二、臨終患者的心理問題 395

　　三、臨終患者的心理調適與干預 397

第十一章 成癮行為

第一節 概述 407

　　一、什麼是癮 407

　　二、成癮的特點 408

　　三、成癮的心理行為理論 408

第二節 煙癮 412

　　一、煙癮的危害 412

　　二、戒煙方法 414

第三節 酗酒 416

　　一、酗酒的危害 416

　　二、戒酒方法 417

第四節 藥物依賴 420

一、藥物依賴的危害············420
　　二、藥物依賴判斷標準··········421
　　三、藥物依賴戒斷方法··········422
　第五節 網路成癮··················424
　　一、網路成癮的危害············424
　　二、網路成癮診斷··············425

參考答案

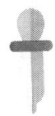

前言

　　人類對自身健康和疾病的關注與人類文明史一樣久遠。生命科學的進步使傳統臨床醫學轉變為以現代生物學知識和實驗方法為基礎的生物醫學。21世紀的今天，重大集成創新科學技術的不斷湧現，科學交叉融合又進一步發展，生命科學、心理科學和社會科學的融合孕育著重大的科學突破，為人類健康領域帶來重大變革，其中一門新興的交叉學科——健康心理學誕生了。它試圖從生物—心理—社會等方面來解釋健康與疾病的本質，強調心理學與預防醫學的交叉，回答是什麼原因引起疾病，如何預防和治療疾病，如何保持和促進健康。

　　健康心理學作為一門學科，形成於20世紀70年代後期。1973年，美國心理學協會（APA）首先發出了倡議，鼓勵心理學家研究心理與健康之間的關係。1976年，美國心理學協會討論了心理學在增進健康、預防疾病中的作用，在給國家相關部門的報告中指出「如果在心理學科中沒有健康心理學專業，那麼就很難全面探索行為變量與疾病易感性及預防的關係，也就很難對疾病有全面的認識和重大的發現。」1978年8月，美國心理學協會成立了健康心理學分會，即第38分會，標誌著健康心理學學科的正式誕生。1982年，該分會的學術期刊《健康心理學雜誌》創刊。目前，美國越來越多的心理學家開始進入健康領域，幾乎所有醫學院校都開設了健康心理學課程，大約有3500名心理學、醫學、教育學的科學工作者專門從事健康心理學的科學研究、教學和臨床工作。雖然健康心理學思想源遠流長。

　　全書共有十一章，從三個方面進行構建：一是與健康相關的概念、理論；二是健康的促進與保持，特別突出影響健康的因素；三是常見疾病的預防與治療。在寫作過程中，我們要求概念清楚明白，科學準確，層層深入；理論的來龍去脈要清晰，既有歷史的來源，又有前沿的展望，既有優點的描述，又有不足的分析，在每章的開頭要有本章提要，在最後要提出新的問題與思考供學生擴展學習；在剖析健康與疾病的原因時，我們要求由點到面，從史到今，從具體的案例中提出促進和保持健康的對策，對策針對表現與原因，

健康心理學
前言

以方法、程序、規範的方式來敘述,使讀者感到可操作且具有有效性;同時我們要求注重應用性和前沿性,採用「生活中的心理學」及「擴展閱讀」等板塊,吸收健康與心理相應的最新研究成果,盡力保證闡述心理因素在健康與疾病轉歸中的作用機制,為有志於從事健康心理學研究工作的學生提供一些有益的視界,而且更加強調心理學相關技術在健康促進和疾病預防中的具體操作和臨床應用,注重培養學生的實際操作技能,增強學生識別、分析和解決實際問題的能力。

本書是團隊集體智慧的結晶,是我們大家兢兢業業工作的體現,在此深表感謝。各章具體寫作情況如下:第一、二章馮正直,第三、四章戴琴,第五章夏凡,第六章王立菲,第七章光裕,第八章張睿,第九章賀英,第十章揭彬,第十一章劉波濤。感謝黃希庭教授、張大均教授、張慶林教授、陳旭教授、郭成教授、余林教授、陳紅教授、苗丹民教授、嚴進教授等給予我們的指導和支持!感謝出版社的大力支持!

雖然如此,本書中難免有不妥甚至錯誤之處,真誠期待學界前輩、同行專家、同學們以及廣大讀者不吝賜教,提出寶貴意見。

馮正直

第一章 緒論

21世紀的今天，你翻看任何一份報紙，幾乎都有健康專欄，你打開電視，都能看到關於健康的節目。你會發現：人們一陣子開始吃黑顏色的食物，一陣子放棄晨練改為黃昏練，一陣子瘋狂減肥，一陣子擠出時間去上一堂瑜伽課，一陣子到深山學道教強身……如何去理解這些現象呢？針對不同的個體，哪些是適合我們自己的呢？對這些問題的回答就會涉及一門新興的交叉學科——健康心理學。

透過本章的學習，我們應該了解到中西方健康心理學的發展歷史，理解健康心理學的產生背景、研究目標與任務，掌握什麼是健康心理學以及健康心理學研究的主要內容和方法。

第一節 什麼是健康心理學

健康心理學（health psychology）是20世紀80年代發展起來的一門心理學分支學科，它致力於運用心理學的理論與方法，探討和解決心理因素在促進和維持人們健康、預防和治療軀體疾病中的作用特點和規律。因此，在某種程度上，健康心理學是心理學與預防醫學交叉的產物。具體地說，健康心理學就是回答三個問題：

（1）是什麼原因引起疾病？

（2）如何預防和治療疾病？

（3）如何保持和促進健康？

例如，一個健康心理學研究者對這樣的問題很感興趣：既然人們知道過量飲酒會增加患高血壓和中風的風險，可為什麼還要繼續過量飲酒呢？有什麼方法可以預防過量飲酒和治療酒精依賴的患者？如何形成健康的飲酒習慣？

一、健康心理學的研究目標與任務

越來越多的人意識到，心理和社會因素在健康和疾病康復中起著重要的作用。科學研究不斷取得新的進展，但還需要心理學工作者積極地參與，才能使健康心理學領域日新月異。

（一）描述

描述（description）就是對心理行為與健康或疾病的關係進行客觀的陳述，即只求事實的真實性，而不涉及健康或疾病發生的心理行為原因。例如，如果要從定性的角度來描述一位冠心病病人的性格特徵，我們可以向這位病人提問：「你是一個什麼性格特徵的人？你對人對事的處理方式是什麼？你在冠心病發作時有哪些心理和行為反應？」根據對冠心病病人回答的分析，我們就可以對這位冠心病病人的性格特徵進行定性的描述。如果要從定量的角度加以描述，可以讓這位冠心病病人根據自己的實際情況完成《艾森克人格問卷》《A型行為問卷》，經統計分析就可以對這位冠心病病人的性格特徵做出定量描述。無論定性描述還是定量描述都必須依據客觀事實。

（二）解釋

解釋（explanation）就是研究、分析心理現象與健康或者疾病相互作用的因果關係。例如，為什麼A型行為的人易患冠心病。目前，有學者將A型行為者的時間緊迫感、競爭和敵意這三個因素與冠心病放在一起進行研究，結果發現對環境和其他人保持敵視態度的A型行為者發生冠心病的危險性增加，而適應並享受、熱愛生活的A型行為者的危險性並不增加。同時，有學者從A型行為中至少發現了兩個因素：一個是參與—投入因素，另一個是刻意追求性因素。參與—投入行為者對自己的情緒和所知覺到的能力，採取積極態度，並能恰當表達；面臨壓力時較多地使用針對問題的應對策略。刻意追求者在處理自己的情緒時，常有不適感，而且其情緒也常傾向於透過軀體症狀表達出來，這表明刻意追求性因素與冠心病有密切關係。很明顯，現在就肯定A型行為是冠心病發生的原因，為時尚早，因為它們可能是多因一果，或者幾個因素互為因果。

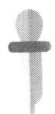

（三）預測

預測（prediction）就是根據現有的影響健康或疾病發生、發展的心理社會因素的研究資料，去估計疾病發生的可能性。例如，根據對冠心病病人定性和定量的研究，發現相當多（超過80%）的冠心病病人的A型行為問卷得分高過大多數正常人；同時又有研究發現：A型行為的人患冠心病發生的比例大大高於其他型行為的人，所以我們可以推測，A型行為是冠心病的危險因素，具有A型行為的人可能會患冠心病。心理學的研究表明：根據描述性研究去預測疾病的發生，有一定的局限性。但是，如果明確了某一心理現象與健康或者疾病的因果關係，那麼去預測疾病發生的可能性，便是十分可靠的。

（四）改善

改善（improvement）就是根據研究結果，應用健康心理學的知識和技術，提高人類的健康水平，預防和治療心身疾病。例如，根據對A型行為與冠心病發生的研究，我們可以提出降低冠心病發生的建議。減少敵意是降低患冠心病危險的方法，同時還有三項要點：

①個體必須停止對他人動機的不信任；

②個體必須尋找某些方法減少各種憤怒情緒表達的次數；

③個體必須學會對別人友愛和體貼。

研究表明：採用這條建議三項要點的A型行為者，冠心病的發生顯著減少。

二、健康心理學的研究內容

健康心理學的研究內容是目標和任務的具體化，就在健康心理學學會成立之初，第一任學會主席約瑟夫·瑪塔拉佐（Joseph Matarazzo）就對其有了明確的界定。

(一）心理因素在人類疾病、健康中的作用機制和規律

健康心理學主要是關注心理、行為和社會因素在疾病發生、發展和轉變中的作用，即研究是什麼原因使人們產生危害健康的行為（health-compromising behaviors），這些不良行為是如何得到鞏固，如何影響疾病的。如是什麼原因引起人們吸煙，戒煙為什麼非常困難，吸煙行為在疾病的發生中有什麼作用等等。

（二）保持和增進人類健康的理論和方法

增進健康的行為（health-enhancing behaviors）不是天生就有的，而是透過後天學習獲得的，那麼保持和增進人類健康有什麼理論，有什麼方法，這是健康心理學研究的另一焦點內容。如不同年齡的人們如何科學有效地鍛鍊，什麼食物有利身體健康和疾病康復，如何讓兒童養成良好的健康習慣等等。

（三）防治疾病，保持心理健康的措施

心理健康是身體健康的保護性因素，如何才能使人們心理健康？改變認知，調控情緒，完善人格等等；同時，幫助人們在戒煙、減肥、管理壓力等的過程中，保持心理健康，並採取科學有效的方法；幫助已患病者調整心理狀態，適應其疾病並遵守複雜的治療方案。

（四）提出公眾健康政策，建立健康保障體系

在科學研究的基礎上，向健康衛生主管部門提出如何促進人們形成健康行為的政策，建立完善的研究健康衛生機構和衛生保障體系，為政府機關改進服務、提高服務成效提供建議。

總之，健康心理學十分強調健康和疾病的心理原因，突出健康的促進和維護，分析和促進健康服務體系和健康政策形成和建立，倡導積極的健康行為，使人們達到最佳健康水平。

複習鞏固

1. 什麼是健康心理學？

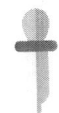

2. 健康心理學的任務是什麼？

3. 健康心理學的研究內容有哪些？

第二節 健康心理學的發展歷史

健康心理學與心理學的發展一樣，正如艾賓浩斯（Hermann Ebbinghaus，1850～1909）所說：「心理學有一個漫長的過去，卻只有短暫的歷史。」關於健康與心理之間互相作用的問題，在人類科學還處於極端落後的遠古時代就已經開始被探索，人們認為，當大腦有不合常理的想法（邪魔侵入體內），人就會生病，為此，人們就千方百計要把邪魔驅出體外。為了讓這些邪魔離開人體，就必須對患者實施一種環鑽手術。所謂的手術，其實是用粗糙的石器在患者的頭骨上鑽孔，直到把頭骨鑽穿。到了中世紀，治療疾病常常採用鞭打病人身體的方法來驅除邪魔。後來，這種治療形式被去教堂懺悔、去聖廟祈禱等形式所取代。這樣一來，使得疾病的治療帶有濃厚的宗教色彩，醫生也帶有牧師、心理醫生的職能。文藝復興時期以來，醫學和醫療技術取得了長足的發展，這使得醫學工作者能在實驗室找到病原體（如細菌），在顯微鏡下看到患有不同疾病的人所表現出來的組織器官的病理變化，因此人們越來越重視軀體性因素卻忽略了心理因素，這是生物醫學模式階段。隨著疾病構成變化（疾病譜、死因譜變化）、人口結構變化、社會心理因素變化、環境因素變化、衛生需求變化和健康概念變化，我們不僅要把病人當作軀體有病來看待，而且要把病人當作有思想、有情感的社會人來看待；不僅要治療患者的軀體疾病，而且要學會治療心理病、社會病。在把醫學與社會學、心理學、自然規律等緊密結合，積極主動地調動人們防治疾病的能力的過程中，健康心理學得以產生和發展。

一、古代健康心理學思想

（一）中國古代的健康心理學思想

中國古代的健康心理學思想的代表著作有《周易》《黃帝內經》等。公元前1100年，中國最古老的經典《周易》問世，它提出了八卦的對立統一觀、

物質的相生相剋觀。此後,《黃帝內經》（含《素問》和《靈樞》兩部分）出現,它集中體現了樸素唯物論思想和辯證法。

1. 形神合一、心身統一

在古代把人的心理活動稱為「心」或「神」。「心者,君主之官,神明出焉」（出自《素問·靈蘭祕》）；「神乎神,耳不聞,目明心開而志先,慧然獨悟,口弗能言,俱視獨見,適若昏,昭然獨明,若風吹雲,故曰神」（出自《素問·八正神明論篇》）。神的活動是經「五神」和「五志」來表現的。所謂「五神」即神、魄、魂、意、志,發屬於五臟（「五臟所藏：心藏神、肺藏魄、肝藏魂、脾藏意、腎藏志」《素問宣明五氣篇》）。人有五臟化五氣,以生喜、怒、悲、憂、恐（出自《素問·陰陽應象大論》）。此階段思想認為,心在志為喜,肝在志為怒,脾在志為思,肺在志為憂,腎在志為恐。又從五志發展成喜、怒、悲、思、憂、恐、驚七情之說。這些論述說明了人的心理活動和其軀體的生理活動密切相關,甚至將各種情緒與各個內臟功能一一對應起來。這種「神形相即」,即心身統一的思想,貫穿於中國的醫學哲學思想中。

2. 內傷七情、外感六淫

在疾病的發生和症狀的表現上可以看到：在強烈、持久的情緒波動下可以引起軀體疾病,如「悲哀憂愁則心動,心動則五臟六腑皆搖」（《靈樞·口問篇》）；「怒傷肝……喜傷心……思傷脾……憂傷肺……恐傷腎」（《素問·陰陽應象大論篇》）；「余知百病皆生於氣也,怒則氣上,喜則氣緩,悲則氣消,恐則氣下……驚則氣亂……思則氣結」（《素問·舉痛論篇》）。軀體生病時也出現相應的心理反應,如「肝氣虛則恐,實則怒……心氣虛則悲,實者笑不休」（《靈樞·本神篇》）,嚴重者則產生精神症狀,如「陽明之厥,則癲疾欲走呼,腹滿不得臥,面赤而熱,妄見而妄言」（《素問·厥論篇》）。

3. 辨證論治、因人而異

在治療疾病時,中國古代很重視心理治療的作用。治療時要對病人指出疾病的危害性,以引起其對治療的重視。告訴病人疾病是可以治好的,使其

第二節 健康心理學的發展歷史

與醫生配合治療，並告以具體的措施和調養方法，解除其苦惱的消極心情。如「人之情，莫不惡死而樂生，告之以其敗，語之以其善，導之以其所便，開之以其所苦，雖有無道之人，惡有不聽者乎」（《靈樞·師傳篇》）。此外，在治療過程中密切關注病人的心理狀態，例如在行針時，「……新怒勿刺，已刺勿怒……大驚大恐，必定其氣乃刺之」。（《靈樞·終始篇》）「……用針之要，無忘其神」（《靈樞·官能篇》）。

4. 精神攝生、修身養性

「防患於未然」是古代中國醫學一貫強調的觀點，從而形成了一套具有中國特色的、行之有效的攝生方法。精神攝生，修身養性是其中一個重要的內容，指出人如清心寡慾，精神保護得好，就不會生病。如「夫上古聖人之教下也，下皆為之，虛邪賊風，避之有時，恬淡虛無，真氣從之，精神內守，病安從來？」（《素問·上古天真論篇》）。如果知道養生之道，在日常生活、飲食、勞動中都定時定量，保持一定規律，就能使身體和精神都充實，延年益壽。

（二）西方古代健康心理學思想

1. 神靈時代——語言暗示和開導治病

這一歷史階段屬遠古時代，其歷史特點為：生產力水平極低；人類極端迷信，相信萬物都有靈；沒有任何科學。這時人們不了解疾病的原因，也無任何治療疾病的方法。人們認為健康是神的保佑，疾病是鬼魔作怪或神靈對自己罪惡的懲罰，巫醫便得以興起，巫術遂成為治療疾病的方法。科學史家丹皮爾說：「醫巫同源……巫術一方面直接導致迷信；另一方面又導致科學的發展。」巫醫的語言暗示和開導，跳神驅鬼的行為表演，穩定了病人的情緒，也驅散了病人的恐懼，這可看作心理治療的作用，也是健康心理學發展的萌芽。這一時代相當於神靈醫學模式時代。

2. 自然哲學時代——治病先知人

這一時代相當於自然哲學醫學模式時代。約從公元前 1100 年（《周易》產生時）到 1879 年止。這一歷史階段的特點為：生產力仍低下；已有了科

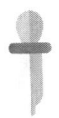

學的萌芽；學術界正式開始研究心與身的關係，並緊密地將哲學的精神與物質的關係結合起來研究，在樸素的唯物論自然哲學研究中發展了健康心理學。代表著作有《體液學說》，代表人物為西方醫學之父希波克拉底和蓋倫。希波克拉底的醫學思想體系是樸素的唯物論思想，已脫離了神靈思想。如，他的體液學說即認為人的氣質（心理）是有物質基礎的，而不是神靈所施。他認為人有四種體液，它們在人體內的不同組成比例便形成了人的四種氣質或性格。進而他又將氣質與疾病相聯繫，認為四種體液混合均勻、平衡便健康，反之便產生疾病。他明確提出心理在治病中的重要性，要「治病先知人」。他還提出治病「一是語言，二是藥物」。但羅馬名醫蓋倫（Galen）透過動物解剖，發現腦、腎、心的位置和功能，認為疾病應定位於臟器的病理上，心是靈魂，主張心身是分離的。其學說對醫學界影響較大。

二、健康心理學的產生

（一）健康心理學產生的背景

1. **疾病構成變化（疾病譜、死因譜變化）**：過去嚴重威脅人類的單純生物病原因素導致的急性傳染病如鼠疫、霍亂、天花、黑熱病、結核病等已被控制甚至消滅，社會心理多重因素作用或影響明顯的惡性腫瘤、心腦血管疾病、愛滋病、免疫病、遺傳病及外傷逐步成為人類的主要疾病和主要死亡原因，全世界每年有數千萬人死於這些疾病，發病率呈上升趨勢，從而使醫學的主要研究對象從傳染病和普通病轉變為重大的慢性及退行性疾病。

2. **人口結構變化**：隨著人類壽命的明顯延長，老齡人口的比重不斷上升，「健康的長壽」將成為社會的迫切要求，老年衛生保健將成為重大的衛生任務。隨著世界性人口老齡化的日益突出，人類壽命的延長與老年人健康狀況的改善有助於健全社會的、經濟的和道德倫理的醫療保健體系。探討老年性精神障礙的發生機理和預防對策，以及老年病的防治，將被提到議事日程上來。

3. **社會心理因素變化**：現代社會的競爭意識、被淘汰感、落伍感、失落感的增強，工作緊張、知識和技術壓力、活動範圍縮小、生活節奏加快、居

第二節 健康心理學的發展歷史

住及交通擁擠、人際關係緊張、人為災害頻繁等種種客觀壓力致使身心經常處於緊迫狀態、疲勞狀態和精神空虛狀態，各種健康危險因素如吸煙、吸毒、酗酒和家庭瓦解等發生頻率增加，使精神性疾病、神經性疾病、衰弱症和外傷等逐漸成為棘手的醫學問題。因此，社會和心理因素受到越來越大的重視。

4. 環境因素變化：城鄉工業化，居住城市化，大氣、土壤和水等環境污染以及溫室效應、臭氧層空洞、酸雨頻繁、植被破壞、水土流失、生態失衡等對健康和疾病正在並已經產生嚴重影響，將使過敏性疾患和病毒性疾患更加流行，這些疾患使用傳統療法已不能奏效。隨著太空、海洋、高原和極地的開發，特殊條件下出現的疾病防治將被提到日程上來，因此環境科學及有關因素將受到極大關注。

5. 健康概念變化：儘管世界衛生組織（WHO）早已提出了身心健全與環境和諧一致的完善的健康概念，但限於以往的經濟、文化、醫療水平，人們往往把健康看作是沒有疾病和虛弱，而現在除了疾病防治之外，人們對無病情況下的保健需求日益增加，並追求身體、精神與社會健全完善的和諧狀態。醫療並不能保證人類的健康，醫學將逐步由醫療向保健和預防轉變，作為這種轉變的具體體現，「健康（醫）學」「保健體系」和「預防體系」的建立已經在進行中。

6. 衛生需求變化：溫飽時期的主要要求是有醫有藥，防病治病，生存兼發展；小康時期的主要要求是預防保健，身體健康，以發展為主；中富時期的主要要求是身心保健，延年益壽，發展兼享受；富裕時期的主要要求是身心健全，環境和諧，以享受為主。

7. 對科技進步的依賴性增強：醫學屬於應用科學，沒有技術、方法、手段的革新和應用就不可能有醫學的發展提高，現代自然科學與技術科學理論方法和醫學的結合使醫學獲得日趨細微、高效、快速、精密、簡便的手段和技術，從而提高了醫學研究和疾病防治的水平。當今掀起的新技術革命影響到醫學的各個領域，其最鮮明的特點是大量新技術、新材料和新方法的引入，如新的醫學成像技術、基因工程技術、微電子技術和電腦技術等等，對傳統的醫學思維方式和工作方式提出了嚴峻的挑戰。

（二）健康心理學的形成

健康心理學作為一門學科，形成於 20 世紀 70 年代後期。1973 年，美國心理學協會（APA）首先發出了倡議，鼓勵心理學家研究心理與健康之間的關係。1976 年，美國心理學協會討論了心理學在增進健康、預防疾病中的作用，在給國家相關部門的報告中指出「如果在心理學科中沒有健康心理學專業，那麼就很難全面探索行為變量與疾病易感性及疾病預防的關係，也就很難有全面的認識和重大的發現。」1978 年 8 月，美國心理學協會成立了健康心理學分會，即第 38 分會，標誌著健康心理學學科的正式誕生。1982 年，該分會的學術期刊《健康心理學雜誌》創刊。目前，美國越來越多的心理學家開始進入健康領域，幾乎所有醫學院校均有正式的健康心理學家的職位，大約有 3500 名專門從事健康心理學的科學研究、教學和臨床工作，他們在健康領域所作出的貢獻贏得了同行的認可。

雖然中國有源遠流長的健康心理學思想，但是目前中國的健康心理學研究才剛剛起步，沒有自己的專業學會。值得慶幸的是，1993 年，由中國科協主管、中國心理衛生協會主辦的《健康心理學雜誌》創刊，現更名為《中國健康心理學雜誌》。總之，健康心理學在中國仍處於早期形成階段。

複習鞏固

1. 中國古代有哪些健康心理學思想？
2. 試比較西方和中國古代健康心理學思想的異同。
3. 簡述現代健康心理學產生的背景。

第三節 健康心理學的研究方法

健康心理學研究方法是研究人類心理健康問題所採用的各種具體途徑和手段，目的在於研究人群心理健康狀況的發展變化規律，並探索影響健康的心理因素，從而提出保持和促進心理健康的策略和措施。健康心理學的研究方法較多，本節主要介紹現況調查、生態學研究、病例對照研究、隊列研究、流行病學數學模型和實驗法。

第三節 健康心理學的研究方法

一、現況調查

現況調查（prevalence study）又稱橫斷面調查（cross-sectional study），是研究流行病學的最基本方法。它是透過普查或抽樣調查的方法收集在某特定時間點或時間段內，某特定人群的疾病和心理健康狀況的相關資料，從而描述疾病或心理健康狀況在不同特徵人群中的分布情況，觀察相關因素與疾病之間的聯繫。

現況調查的目的首先可以描述調查狀況的分布情況，透過具有代表性的大樣本發現典型的態度或行為，如調查全國青少年肥胖現狀。其次，透過現況調查可以分析疾病或健康狀況與可能存在的某些因素、特徵之間的聯繫，並且提出病因相關假設，例如探討青少年肥胖與其人格特徵、教養方式等心理社會因素的關係；神經性厭食症與認知方式是否具有顯著聯繫等。最後，對同一批群體分別在不同的時間點進行多次調查，可以了解疾病或心理行為特徵的變化趨勢，為防治疾病、控制行為提供依據，例如，加強對社區心血管疾病防治規劃，掌握了多年來社區人群心血管疾病與心理健康狀況資料，依據這些資料制定了有效的心血管疾病的心理干預方案，並取得了積極的效果。

現況調查的種類主要包括普查和抽樣調查。

普查（census）：為了了解某疾病或心理健康狀況，在特定較短的時間內對特定範圍的人群中每一個成員進行的調查或檢測。例如，城區老年人（≥ 60 歲）的憂鬱症狀普查。普查的優點：調查對象的確定相對簡單，僅是調查某一群體的所有成員；沒有抽樣誤差，所獲數據較為客觀；能全面地發現人群中的心理健康問題，便於開展普防、普治。普查的缺點：調查對象多，調查期限短，容易出現漏查、誤查；參加普查的工作人員多，掌握調查技術和檢驗方法的熟練程度不等，調查質量不易控制；普查費用通常較高。

抽樣調查（sampling survey）：在多數的實際調查工作中，通常只調查人群中的一個有代表性的部分（統計學中稱為樣本），用其估計某健康問

題的總體分布規律、流行情況、危險因素等。抽樣必須遵循隨機化的原則，才能獲得有較好代表性的樣本，並透過樣本資訊推斷總體。

流行病學調查中所使用的隨機抽樣方法有簡單隨機抽樣、系統抽樣、分層抽樣、整群抽樣和多級抽樣。

簡單隨機抽樣（simple random sampling）：從總體 N 個對象中，利用隨機方法抽取 n 個對象，構成一個樣本。每個對象被抽中的機率都應該為 n/N。

系統抽樣（systemic sampling）：按照一定順序，每隔若干個單位抽取一個對象的抽樣方法。例如，總體對象為 1000 人，擬抽取 100 人，則抽樣間隔為 1000/100=10。如果以隨機數法確定第一個被抽到的為 2 號，以後每隔 10 人抽取一人，組成樣本為 2，12，22……系統抽樣在分布上比較均勻，代表性較好，抽樣誤差比簡單隨機抽樣小；但是如果群體的分布具有週期性，而抽取的間隔恰好符合該週期性，抽取樣本則會產生偏倚。例如，一組男女各半的人群中，每隔 10 人抽取的恰恰都為女性，則發生系統抽樣偏倚現象。

整群抽樣（cluster sampling）：總體由若干同質的組群構成，抽取其中一個或若干個組群作為樣本的抽樣方法。整群抽樣法易於組織實施，但當樣本量固定時，由於樣本集中分散在若干個群體裡而非均勻分散在總體中，所以該方法較前兩種方法抽樣誤差大。

分層抽樣（stratified sampling）：先依據某種特徵將總體分為若干個層次，每個層次內按照簡單隨機抽樣的方法，最終組成樣本。例如，調查兒童心理發展情況，可按城市、縣城、農村分為三個層次，每個層次按比例確定抽樣數。分層抽樣可以提高總體指標估計值的精確度，每個層次的誤差較小，能夠保證總體中的每個層次都有個體被抽到；可以對層間進行比較分析。

多級抽樣（multistages ampling）：在複雜的、大規模的調查中，調查個體不是一次性直接抽取到的，而是採取兩階段或多階段抽取的方法，即先抽取大的單元，在大單元中再選取小單元，再在小單元中選取更小的單元。

第三節 健康心理學的研究方法

其中每個階段的抽取方法可以結合前四種抽樣方法，結合其優勢，依據實際情況進行抽樣。例如，先分層抽樣，再整群抽樣。

抽樣調查的優點：與普查相比，抽樣調查更加省時省力，又由於調查範圍小，易於把工作做得細緻。

抽樣調查的缺點：抽樣調查的設計、實施與資料分析均比普查複雜；對於變異過大的情況不適用；對於發生率太低的心理健康問題也不適用。

現況調查的設計與實施：

①明確調查目的：根據研究所提的問題，明確研究目的。調查目的是探索病因或危險因素，還是描述心理疾病的分布、確定高危險人群，還是為了考查預防或治療措施的效果等。

②掌握相關背景資料：透過經驗總結、向專家請教或者查閱文獻資料的方式，充分掌握背景資料，了解該問題現有的知識水平，國內外研究進展，盡可能闡明該研究的科學性、創新性和可行性。

③確定調查類型：根據具體的研究目的來確定採用普查或抽樣調查。

④確定研究人群：根據研究目的和實際情況選擇研究對象。如果是普查，可在設計時將研究對象規定為某個區域的全部人員，或其中的一部分。如果是抽樣調查，先要明確該抽樣研究的總體，其次要確定採用何種抽樣方法、樣本量的大小等，以確保研究樣本的代表性。

⑤確定樣本量：不同的統計資料進行樣本大小估計時需使用不同的樣本量計算公式。樣本量過大或過小都是不恰當的。調查對象過多，有時反而不易做到精密、迅速，甚至造成浪費；樣本量太少，抽樣誤差大，代表性低，不易得出有統計學意義的結果。

⑥確定收集資料的方法：在現況研究中，收集資料的方法一經確定就不應變更，在整個過程中必須一致，以避免研究資料的不同質性。

⑦現況研究的資料分析：

a.檢查原始資料的準確性與完整性；

b. 對心理健康狀態按已明確規定好的標準，將所有調查對象分組歸類；

c. 將研究資料按不同的人口學特徵等加以整理，進行統計比較。

二、生態學研究

生態學研究（ecological study），又稱對比研究，它是指在群體的水平上，透過描述不同人群中某因素的暴露狀況與疾病或心理健康狀況的頻率，分析該暴露因素與心理問題之間的關係。既可以產生某種病因學假設，也可以對已知的某種病因學假設予以驗證，還可以對該干預措施的效果予以評價。生態學研究著重於群體比較而不是針對個體，無法得知個體暴露與效應間的關係，但可以確切地反映群體的平均水平。

生態學研究的方法大致可以分為生態比較研究和生態趨勢研究。

生態比較研究（ecological comparisonstudy）：透過比較不同人群中某種疾病或心理健康狀態與某因素的分布差異，從而探索這種差別產生的原因，找到值得深入研究的線索。

生態趨勢研究（ecological trend study）：連續觀察不同人群中某種因素平均暴露水平的改變與某健康問題的發生率或死亡率的變化情況，透過分析它們的變化趨勢的一致性，來探索暴露因素與健康問題的聯繫。

生態學研究的步驟主要包括以下三點：

①確定研究人群：研究人群大小根據具體情況而定；可以是不同行政區或地理區域的全部人群，也可以是由其中不同年齡、性別、種族、職業和社會經濟地位的人群所組成。確定研究人群時必須考慮到能否收集到有關研究人群疾病或心理健康狀況的發生率及有關暴露的資料。

②收集資料：以群體為單位收集資料。例如，若以全市作為基本觀察和分析單位，可以從各市的統計資料中得到有關人口學和社會經濟方面的資料。如不同人群的年齡、性別構成，家庭平均收入，成年人受教育情況，人口密度，各民族人口所占的比例，城鄉人口的比例，各種職業人口的比例等資料。在做生態趨勢研究時，還應收集有關心理健康狀況時間趨勢的資料。

第三節 健康心理學的研究方法

③分析資料：比較不同人群組的特徵，進行生態比較研究，觀察不同人群組心理健康狀況與有關暴露之間的聯繫；亦可作生態趨勢分析，觀察同一人群組不同時間的特徵的變化與心理健康狀況的變化之間的聯繫。

生態學研究的優點與局限性

①生態學研究優點：

a. 生態學研究常可應用現有資料進行研究，因而省時省力，可以較快得到結果；

b. 生態學研究對原因未明的疾病或健康問題的病因學研究可提供病因線索供深入研究，這是生態學研究最顯著的優點；

c. 對於個體的暴露劑量和程度無法測量的情況下，生態學研究是唯一可供選擇的研究方法；

d. 如果研究因素在一個人群中暴露變異範圍小，則更適合採用多組比較的生態學研究；

e. 生態學研究適合對人群干預措施進行評價。

②生態研究的局限性：

a. 生態學研究只是描述性研究，不能在特定的個體中將暴露與疾病或心理問題聯繫起來；

b. 缺乏控制可疑混雜因素的能力；

c. 相關資料中的暴露水平只是近似值或平均水平，而非個體的真實暴露情況，因此不能精確地評價暴露與心理健康狀況的關係，甚至還可能將兩者之間的聯繫複雜化。

三、病例對照研究

病例對照研究（case-control study）是比較患某病者與未患某病的對照者暴露於某可能危險因素的百分比差異，分析這些因素是否與該病存在聯繫。它是流行病學方法中最基本的、最重要的研究類型之一。

1. 病例對照研究的基本原理

病例對照研究是以現在確診的患有某特定疾病的病人作為病例，以不患有該病但具有可比性的個體作為對照，透過詢問、實驗室檢查或複查病史，蒐集既往各種可能的危險因素的暴露史，測量並比較病例組與對照組中各因素的暴露比例，經統計學檢驗，若兩組具有顯著差異，則可認為因素與疾病之間存在著統計學意義上的聯繫。該方法是由結果探索病因的回顧性的研究方法。

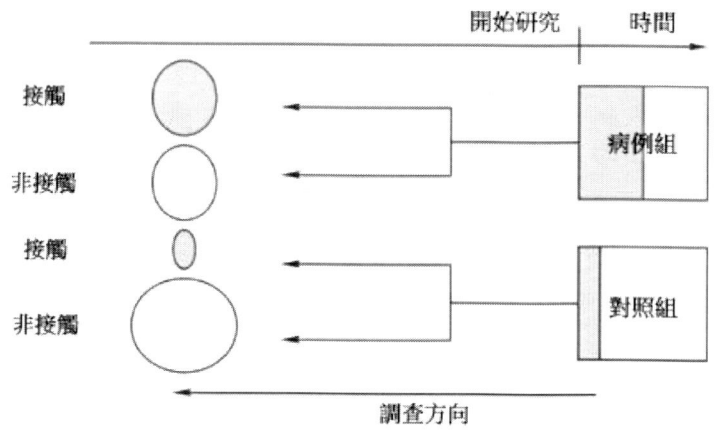

圖1-1　病例對照研究原理示意圖
註：陰影區域表示接觸所研究危險因素的研究對象

2. 病例對照研究的類型

病例與對照不匹配：從根據研究設計所確定的病例和對照人群中，分別抽取一定量的研究對象，一般對照人數應等於或多於病例人數。

病例與對照匹配：匹配是要求對照在某些因素或特徵上與病例保持一致，以排除一些干擾研究結果的影響因素。例如，把性別作為匹配因素，分析兩組疾病和相關因素聯繫時便可排除性別在其中的作用。匹配分為個體匹配和頻數匹配。個體匹配（individual matching）是指以病例和對照的個體為單位進行匹配的方法。例如，楊建紅 2011 年採用個體匹配對照研究設計，以 87 例 7～17 歲共患其他精神障礙的 Tourette's 症候群（TS）患兒

第三節 健康心理學的研究方法

（TS共病組）、87例無共患其他精神障礙TS患兒（TS無共病組）以及87例正常少年對照（健康對照組）為研究對象，探討Tourette's症候群患兒有無共患其他精神障礙與其父母養育方式特點的關係。頻數匹配（frequency matching）是指匹配的因素所占的比例在對照組和在病例組保持一致。例如，憂鬱組中男女比例為1：2，其中18歲以下占1/4，則對照組男女年齡比例也應如此。

病例對照研究還發展出一些衍生類型，如：病例-隊列研究（casecohort study）、單純病例研究（case-only study）、病例-交叉研究（case crossover study）、巢式病例對照研究（nested case controlstudy）等。

3. 病例對照研究的優缺點

優點是適用於罕見疾病的研究，可以同時研究多種因素與某種疾病的聯繫，用於探索病因，該方法通常省時省力，費用不高，便於組織實施，通常對研究對象沒有損害。

缺點是病例對照研究不適合研究人群中暴露比例很低的因素，選擇研究對象時，難以避免選擇性偏倚；獲取既往資訊時，容易發生回憶性偏倚；資訊的真實性難以保證，暴露於疾病的先後常難以判斷等。

四、隊列研究

隊列研究（cohort study）是將人群按是否暴露於某種因素或者按照不同的暴露水平或類型分為不同的亞組，隨訪追蹤其各自的發病率或死亡率，比較不同亞組之間發病率或死亡率的差異，從而判定暴露因子與結果之間有無因果關聯及關聯大小的一種觀察性研究方法。基本原理是在一個特定的研究對象中，根據目前或過去某個時期是否暴露於某個待研究的危險因素，或其不同的暴露水平而將研究對象分成不同的組。如暴露組和非暴露組，高劑量暴露組和低劑量暴露組等，隨訪觀察一段時間，檢查並登記各組人群的預期結果的發生情況，比較各組結果的發生率，從而評價和檢驗危險因素與結果的關係。

根據研究對象進入隊列時間及終止觀察的時間不同，可分為前瞻性隊列研究、歷史性隊列研究和雙向隊列研究。

1. 前瞻性隊列研究（prospective cohort study）

前瞻性研究（prospective study）是觀察某一組個體在某段時間內隨著時間的遷移是如何變化的，或者追蹤一段時間，觀察兩個變量之間的關係有什麼變化。例如，如果我們發現敵意的發生相對在前，而其他的心臟疾病風險因素發生在後，那麼就更加相信敵意是心臟疾病的風險因素，並認為心臟疾病不太可能導致敵意的發生。

健康心理學家開展了許多前瞻性研究，以探討與某些健康因素相關的風險因素。例如，我們很可能干預某社區人群的飲食習慣，而不干預另一社區的人，過一段時間再比較這兩個社區人群心臟疾病患病率差異，這就是一項實驗性前瞻性研究。如果是先觀測某人群他們自己選擇的飲食方式，再觀察心臟疾病患病率情況的變化，以確定這種飲食方式的好壞，那麼就是前瞻性相關研究了。

還有一種特殊的前瞻性研究方法是縱向性研究（longitudinal study），指的是對同一群人進行長時間的觀測。例如，如果我們想知道婦女早期乳腺癌的高風險因素是什麼，就要對一批患有乳腺癌的青年婦女進行追蹤觀察，以確定哪些青年婦女最後患了乳腺癌，哪些因素與患乳腺癌有可能的關係，如飲食習慣、吸煙、飲酒等。

前瞻性隊列研究的最大優點是研究者可以直接獲得第一手較準確的資料。這種研究在開始時就規定了每個個體的暴露水平以及其他有關因素。其研究設計最接近於實驗研究，因此其結果也最適宜做因果關係的推論。但是，如果需要觀測的數目較大，則花費太大；如果某健康心理問題的潛伏期很長，則需要觀察的時間很長，這些都會影響其可行性。前瞻性研究的質量主要取決於預先的選題和設計，以及實施過程中的執行情況，數據統計處理是否合理，還與研究方法、研究條件、研究設備等因素有關。

2. 回顧性隊列研究（retrospective cohort study）

回顧性隊列研究的研究工作開始於現在，對於研究對象在過去的某個時間點根據暴露情況確定、分組、進入隊列，因此研究的暴露與心理問題在研究工作開始就已經發生。從暴露到結果的方向是前瞻性的，而研究工作的性質是回顧性的，因此該研究是非即時性的（non-concurrent cohort study）。回顧性隊列研究的優點是省時省力，易快速出研究結果，適合長誘導期和長潛伏期的健康心理、暴露於特殊環境的職業人群的研究。但該研究極度依賴歷史相關因素的資料收集的完整性。

3. 雙向性隊列研究（ambispective cohort study）

也稱混合性隊列研究，即在回顧性隊列研究的基礎上，繼續前瞻性觀察一段時間，將前瞻性隊列研究與歷史性隊列研究結合起來的一種模式，具備了前瞻性隊列研究和歷史性隊列研究的優點，也相對在一定程度上彌補了各自的不足。

隊列研究有利於了解患病人群可以直接獲得在暴露與非暴露情況下的發病率，可以直接估計疾病危險聯繫強度的指標；收集的資料完整可靠，樣本量較大，存在的偏倚較少，結果較為穩定，假設檢驗的能力較強。此外，還可以了解研究對象某些特徵的改變，為干預、治療、控制新病例提供資料。但是，由於需要的樣本量較大，隊列研究不適合研究發病率較低的疾病；由於需要長期研究和隨訪，不僅費錢費時費力，而且研究對象的流失率也會比較大。

五、流行病學數學模型

流行病學數學模型（mathematical model of epidemiology）是現代流行病學對疾病認識的高級階段，它是應用數學語言描述疾病在人群中的表現和分布形式，以模擬闡述疾病流行過程，並以實際流行過程資料對模型參數進行估計、檢驗、修正，理論上探討疾病流行的發生機制和評價預防措施的效果。

1. 流行病學數學模型的建立過程

建立流行病學數學模型，首先需明確建立模型的目的，必須了解疾病的發生、傳播及流行過程的可能相關機制及理論，流行相關因素之間的關係。其次，建立模型主要經歷四個步驟：

①基於疾病的特徵，設立模型的結構，確定模型結構中的主要影響因素；

②確定研究對象的理論和實際中狀態的轉化關係，設定模型參數；

③基於疾病特徵假設，利用已掌握的流行病學資料、相關方法、技術手段，建立初級模型；

④根據疾病實際發生、傳播、流行的現場數據，用已建立的初級模型來模擬疾病結果，改變參數估計值，修訂優化模型結構。

2. 常用的流行病學數學模型

流行病學數學模型較多，在此簡要介紹常用的兩種模型：催化模型和流行病學閾模型。

催化模型（catalytic model）：流行病學利用化學中的催化效應來模擬研究傳播性疾病或行為的流行過程。傳播性疾病或行為在人群中流行過程特點包括：**傳播源**與易感人群發生的有效接觸，易感人群變為新的傳播源；易感人群變為**免疫**人群是單向不可逆的或者是雙向可逆的。

流行病**學閾**模型（epidemiological threshold model）：假定傳播性疾病或行為在人群中的傳播過程符合易感者（S）—感染者（I）—免疫者（R）的方式，有效接觸率為 β，恢復率為 γ，則每一個感染者處於傳播狀態的傳染期為 1 人，則一名傳播者在其全傳播期感染周圍易感人數為 $\beta*1/\gamma=\beta/\gamma$。如果 $\beta/\gamma<1$，說明該傳播源不能再流行過程中傳播給一名新感染者，即流行終止；若 $\beta/\gamma*S(0)>1$，則流行將維持，β/γ 稱為發生和維持流行的閾值。

此外，流行病學數學模型的新進展中還包括了人工神經網絡模型、混沌理論、高維時空動態趨勢等。

六、實驗研究

實驗研究（experimental study）是指一種受到嚴格控制的研究方法，研究者預先提出一種因果關係嘗試性假設，然後透過實驗操作，改變一個或多個變量的變化來評估它對一個或多個變量產生的效應，以期建立變量之間的因果關係。因為在研究中施加了人為的干預因素，因此也常被稱為干預性研究（intervention study）。實驗流行病學研究是健康心理學研究的主要方法之一。

（一）實驗研究的基本特點

1. 屬於前瞻性研究：實驗研究必須是干預在前，效應在後，所以是前瞻性研究。

2. 隨機分組：嚴格的實驗研究應基本採用隨機方法把研究對象分配到實驗組或對照組，以控制研究中的偏倚和混雜。

3. 具有均衡可比的對照組：實驗研究中的對象應均來自同一總體的樣本人群，其基本特徵、自然暴露和預後因素應相似。不能隨機分組或不能設立同期對照組的實驗稱為「準實驗」研究。

4. 有干預措施：根本區別於觀察性研究。

（二）實驗研究的設計分類

1. 組間設計、組內設計與混合設計：按照被試的分配方式可分為此三類。組間設計中每個被試只接受一種處理；組內設計中每個被試接受所有的實驗處理；混合設計中每個被試先按照組間變量分組，然後接受實驗中的部分處理。

2. 單因素設計與多因素設計：按照實驗中自變量的數目可分此兩類。單因素設計實驗中只有一個自變量，被試接受該自變量不同水平的實驗處理；多因素設計實驗中涉及兩個或兩個以上的自變量，需要了解各自變量的主效應和交互作用。

3. 隨機化設計與區組設計：按照控制額外變異的不同進行的分類。隨機化設計透過隨機分配被試給各個實驗處理，以期實現各處理中的被試之間無統計差異；隨機化區組設計儘量將同一類被試放在同一區組內，實現局部「同質」。

(三) 實驗研究的優缺點

1. 主要優點

隨機抽樣，隨機分組，平行比較能夠較好地控制研究中的偏倚和混雜。

屬於前瞻性研究，自變量、因變量和測量方法都事先確定，研究中可以觀測到實驗前、實驗過程和效應發生的全過程，因果論證強度高。

有助於了解健康問題的自然史，並且可以獲得一種干預與多種結果的關係。

2. 主要缺點

①實驗性研究要求研究對象有很好的依從性，但實際工作中有時很難做到。

②受干預措施適用範圍的約束，所選擇的研究對象代表性不夠，會不同程度地影響實驗結果推論到總體。

③觀察時間長的研究容易失訪。

擴展閱讀

健康心理學研究技術的新寵——光遺傳技術

目前，健康心理學研究方法已經不再局限於傳統的流行病學調查，透過行為數據推斷行為與健康心理的關係。隨著認知神經科學的飛速發展，由此誕生的新型技術開始用於健康心理學的研究中，能夠更加方便有效深入地探討健康與疾病的機制問題。

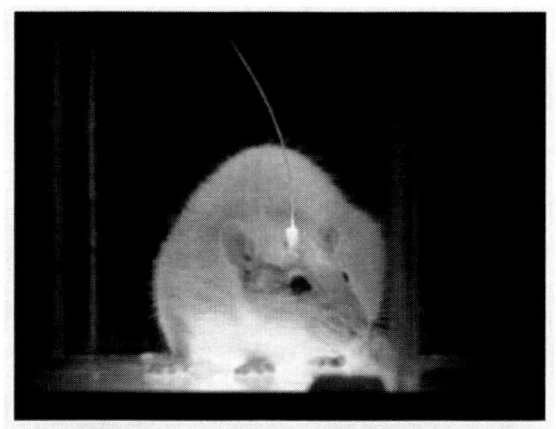

圖1-2　光纖植入大鼠腦內

　　光遺傳學（optogenetics）正是在此浪潮中產生的，它透過光控方法選擇性地打開了某種生物的一類細胞。目前該技術可以推廣到所有類型的神經細胞，比如用於大腦的嗅覺、視覺、聽覺等神經環路的基礎研究中。在健康心理學方面，以光遺傳技術在成癮性研究中的運用為例，目前有研究透過光選擇性開啟物質成癮大鼠前額葉的某些神經細胞，能夠有效降低大鼠主動尋找成癮物質的行為，為今後人類成癮戒斷的新方法提供了珍貴的實驗依據。另外，光遺傳學還涉及運動障礙、睡眠障礙、帕金森症、情感障礙的動物模型研究，為今後用於腦功能失調的治療提供了方法。它開闢了一個新的令人激動的研究領域。

複習鞏固

1. 什麼是病例對照研究？

2. 簡述流行病學調查中所使用的隨機抽樣方法。

3. 簡述生態學研究的優點與局限性。

第四節 健康與健康狀況評估

一、健康及其標準

健康是指一個人在身體、精神和社會適應等方面都處於良好的狀態。傳統的健康觀是「無病即健康」。世界衛生組織（Word Health Organization，WHO）於1948年將健康（health）定義為：「不僅是沒有疾病或缺陷，還是一種在生理、心理和社會功能上保持完好的狀態。」這一定義成為健康心理學家在日後建立健康概念的核心部分。因此，現代人的健康內容包括：軀體健康、心理健康、心靈健康、社會健康、智力健康、道德健康、環境健康等，健康是個體在心理和社會功能方面的一種平衡狀態，而不只是沒有生病。根據健康的定義，健康包括身體狀態、心理狀態、社會功能狀態、角色功能和總體健康感受五個維度。

（1）身體狀態是反映個體體能和活力的狀態，一般要求軀體結構功能正常，具有完成基本生活活動的能力。主要包括四個方面：自我照顧能力（如吃飯、穿衣、洗澡等）、軀體活動能力（如彎腰、行走等）、身體活動範圍的大小、體力活動能力。

（2）心理狀態是指個體正確認識自己並及時調整自己以適應外界環境變化的一種心理活動，主要包括情感過程和認知功能。情感過程是指個體對外界事物感知時所產生的正性或者負性的情緒體驗（如高興、喜悅、恐懼、焦慮等）。認知功能包括進行如注意、記憶、思維、想像等基本心理活動的能力。

（3）社會功能狀態是指個體能夠從事各種社會活動，履行承擔社會責任和義務的能力。具體表現為個體應該具有適當數量和質量的社會人際關係網絡，透過社會網絡可以獲得物質和精神支持。

（4）角色功能是指個人完成一般角色活動的能力。如在工作中完成作為員工的角色；上學期間當好學生的角色；在家中為人父母，為人子女的角色等。

（5）總體健康感受是指個體對自身健康狀況的總體評價和期望，主要表現在三個方面：

①對當前健康狀態的體驗：指個體對當前健康狀態和生活狀況的總體判斷，綜合反映個體健康意識、生活態度和人生價值等。

②對未來健康的期望：指個體根據現在情況判斷自己未來一段時間內的健康變化，體現對未來生活的期望、信心和選擇。

③主觀幸福感：指個體對自身全部生活的綜合感覺狀態，產生於自發的精神愉悅感和活力感，反映了個體對自身健康水平的總體判斷。

二、健康狀況測評

健康狀況測評是健康心理學的重要研究方面。透過對健康概念進行分解、量化，運用健康測評工具或其他醫學檢測手段，收集研究對象的相關資料，以描述健康狀況和分布特徵。主要包括個案法、觀察法、診斷性交談和心理評估。

（一）健康測量工具

健康測量在世界衛生組織（WHO）提出的健康概念的基礎上，主要關注與健康相關的生命質量（health-related quality of life，HRQOL）。測量需要解決的主要問題是與心理相關的。測量健康水平應該考慮質量和數量兩個維度，醫療保健系統在傳統上主要關注生命質量，死亡率是主要指標。

健康評估的工具主要有健康危險評估（health risk appraisal，HRA）、健康登記評估回顧（health enrollment assessment review，HEAR）、促進健康生活方式簡表（health promoting lifestyle profile，HPLP）、行為危險因素監測系統（behavioral risk factors surveillance system，BRFSS）、醫學結果研究 36（medical outcomes study，MOS36）、康寧評估成套測驗（wellness；evaluation battery，WEB）等。

其中，健康危險評估（health risk appraisal，HRA）常用 84 項生活方式問卷，包括三類獨立成分，分別來自美國疾病控制中心編制的冠心病死亡危險因素調查表、飲酒問卷以及壓力評估量表；促進健康生活方式簡表（health promoting lifestyle profile，HPLP）是根據健康促進模式編制的，

包括 48 個項目，6 個份量表，分別為自我實現、鍛鍊、健康責任、壓力管理、人際支持和營養；醫學結果研究 36（medical out-comes study，MOS36）用於評估個體對項目的反應，涉及生理、心理、角色功能、一般健康和滿意度。

（二）生命質量評估工具

生命質量的評估主要以主觀健康評價方法和各種形式的量表為手段，目前在健康心理學、臨床研究、醫學社會心理學中發揮了重要的作用。生命質量測驗涉及一般健康狀況、生理功能、情緒、認知能力等項目。其中，Ware 編制的醫學結果研究簡表（medical outcomes study short form，SF-36）共 36 個項目，是目前應用最為廣泛的生命質量測驗，包括生理功能、社會角色、疼痛、情緒和心理健康五個分維度。Brook 編制的歐洲生命質量量表（EuroQol），評估個體動機、自理、日常活動、痛苦和焦慮、憂鬱。

目前，許多研究都傾向於將生活質量作為結果的評價指標，然而這些研究存在一些問題。例如，不同研究使用不同生命質量的評定方法，因此較難推廣；不同生命質量的評價結果相互矛盾，使得結論不一致；一些生命質量評價結果與發病率和死亡率資料矛盾，因此效度還存在一定問題。

複習鞏固

1. 請簡述世界衛生組織對「健康」的定義。

2. 請簡述「總體健康感受」所指內容。

3. 請簡述健康測評工具和生命質量評估工具。

要點小結

1. 健康心理學是 20 世紀 70 年代發展起來的一門心理學分支學科，它致力於運用心理學的理論與方法，探討和解決心理因素在促進和維持人們健康、預防和治療軀體疾病中的作用特點和規律。

第四節 健康與健康狀況評估

2. 健康心理學的研究目標與任務是描述心理行為與健康或疾病的關係，研究、分析心理現象與健康或者疾病相互作用的因果關係，根據現有的影響健康或疾病發生、發展的心理社會因素的研究資料，去估計疾病發生的可能性，根據研究結果，應用健康心理學的知識和技術，提高人類的健康水平，預防和治療心身疾病。

3. 隨著疾病構成變化（疾病譜、死因譜變化）、人口結構變化、社會心理因素變化、環境因素變化、衛生需求變化和健康概念變化，我們不僅要把病人當作軀體有病來看待，而且要把病人當作有思想、有情感的社會人來看待；不僅要治療患者的軀體疾病，而且要學會治療心理病、社會病，把醫學與社會學、心理學、自然規律等緊密結合起來，積極主動地調動人們防治疾病的能力。基於此健康心理學得以產生和發展。

4. 常用的健康心理學研究方法及其優缺點

健康心理學
第一章 緒論

	現況調查	生態學研究	病例對照研究	隊列研究	實驗研究
	普查 抽樣調查(簡單隨機抽樣、系統抽樣、分層抽樣、整群抽樣、多級抽樣)	生態比較研究 生態趨勢研究	病例與對照匹配 病例與對照不匹配	前瞻性隊列研究 回顧性隊列研究 雙向隊列研究	組間設計 組內設計 混合設計
主要優點	普查： 1.調查某一群體的所有成員，在確定調查對象上較簡單 2.無抽樣誤差，所獲資料較客觀 3.能全面地發現人群中的心理健康問題 抽樣調查： 抽樣調查較普查更加省時省力，調查範圍小，易於工作做得細緻	1.常可應用常規資料或是現成資料，省時省力，得到結果快 2.研究原因未明的病因學可提供病因線索供深入研究 3.若無法測量個體的暴露劑量和程度，是唯一可選的方法	1.適用於罕見疾病的研究 2.可同時研究多種因素與某種疾病的聯繫 3.省時省力，費用不高，便於組織實施 4.通常對研究對象沒有損害	1.可以直接獲得暴露與非暴露組的發病率，以直接估計反應疾病危險聯繫強度的指標 2.收集的資料完整可靠，存在的偏倚較少 3.樣本量較大，結果較為穩定 4.瞭解記錄研究物件某些特徵的改變	1.能夠較好地控制研究中偏倚和混雜 2.因果論證強度高 3.有助於瞭解健康問題的自然史
主要缺點	普查： 1.調查對象多，調查期限短，容易調查、誤查 2.工作人員多，掌握調查技術和檢驗方法的熟練程度不等，品質不易控制 3.費用較高 抽樣調查： 1.其設計、實施與資料分析均比普查複雜 2.對於變異過大的情況不適用 3.對於發生率太低的心理健康問題也不適用	1.不能在特定的個體中將暴露與心理問題相聯繫 2.缺乏控制混雜因素的能力 3.資料中的暴露水準非真實暴露情況值，不能精確評價暴露與心理健康的關係	1.適合研究人群中暴露比例很低的因素 2.易出現選擇性偏倚和回憶性偏倚 3.資訊的真實性難以保證	1.不適合發病率較低的疾病病因研究 2.由於需要長期研究和隨訪，費時費力，花費高 3.研究對象的流失率會比較大	1.研究對象要有很好的依從性，但有時很難做到。 2.若研究對象代表性不夠，會影響實驗結果推論 3.觀察時間長的研究容易失訪

關鍵術語

健康心理學 描述 解釋 預測 改善 抽樣調查 現況調查 簡單隨機抽樣 系統抽樣 整群抽樣 分層抽樣 多級抽樣 生態學研究 病例對照研究 隊列研究 流行病學數學模型 前瞻性研究 回顧性研究 實驗研究 健康 健康相關生命質量 健康危險評估

複習題

1. 健康心理學是（ ）

A. 一門心理學分支學科

B. 探討和解決心理因素在促進和維持人們健康、預防和治療軀體疾病中的作用特點和規律

C. 心理學與預防醫學交叉的產物

D. 都不是

2. 健康心理學就是回答三個問題（ ）

A. 是什麼原因引起疾病

B. 如何預防和治療疾病

C. 如何保持和促進健康

D. 如何形成健康的飲酒習慣

3. 健康心理學的任務包括（ ）

A. 描述

B. 解釋

C. 預測

D. 改善

4. 中國古代健康心理學思想包括（ ）

A. 心為靈魂、心身分離

B. 內傷七情、外感六淫

C. 辨證論治、因人而異

D. 精神攝生、修身養性

5.「心理學有一個漫長的過去，卻只有短暫的歷史。」源於哪位心理學家（　）

A. 馮特

B. 艾賓浩斯

C. 亥姆霍茲

D. 巴夫洛夫

6. 下列哪一種指標常用來說明疾病的嚴重程度（　）

A. 發病率

B. 死亡率

C. 患病率

D. 病死率

7. 下列哪一條是病例對照研究的優點（　）

A. 可同時研究一種可疑因素與多種疾病的聯繫

B. 適用於常見病的病因研究

C. 樣本小，省人力、物力，獲得結果快

D. 偏倚少，結果可靠

8. 病例對照研究是（　）

A. 由因推果

B. 由果推因

C. 了解因和果在某個時間點的分布情況

D. 兩者都是

9. 臨床試驗中採用雙盲法是為了控制（　）

A. 選擇偏倚

B. 資訊偏倚

C. 觀察偏倚

D. 混雜偏倚

10. 研究某種藥物對某病的治療效果時，試驗對象應該是（　）

A. 嚴重型病人

B. 男女人數必須相等

C. 患病人群中有代表性的樣本

D. 典型症狀的病人

11. 哪種流行病學研究中，研究人員控制著研究因素（　）

A. 實驗性研究

B. 個案調查

C. 現況調查

D. 病例對照調查

12. 健康心理學研究中，證明假設最可靠的方法是（　）

A. 病例對照研究

B. 現況研究

C. 隊列研究

D. 實驗研究

13. 以下哪一項不屬於健康的評價維度（ ）

A. 心理狀態

B. 角色功能

C. 社會功能狀態

D. 情緒調節能力

14. 以下不是健康狀況測評方法的是（ ）

A. 實驗性研究

B. 觀察法

C. 診斷性交談

D. 心理評估

15. 以下哪一項不屬於健康測量工具（ ）

A.HEAR

B.HRA

C.SF-36

D.WEB

第二章 健康心理學的主要理論

　　心理健康的外在表現主要是人的行為，健康的行為可能反映健康的心理，不健康的行為可能反映心理的偏差。因此，這一章主要掌握健康行為的形成、變化和教育理論，理解進行健康行為教育的標準，進而了解健康行為形成、發展的生理心理機制。

　　隨著對疾病和致死原因的進一步認識，健康行為越來越受到醫學和心理學家的重視，僅僅用生物醫學理論已經不能很好解釋健康和疾病的關係。因此，健康心理學理論吸收了多種心理學觀點。吸收學習理論突出了強化和模仿，吸收社會認知理論突出了認知和態度，吸收階段理論突出變化與提高，吸收教育理論突出了信念和干預，吸收生物學理論突出了健康與生物發展的關係等等。本章將一一做介紹。

▌第一節 行為形成理論

　　1912年，美國心理學家華生（J.B.Watson，1878—1958）反對馮特把意識作為心理學的研究對象，提出了心理學的研究對象應該是人和動物的行為，這一觀點後來傳播到整個心理學領域。1913年，華生發表了《行為主義者所認為的心理學》一文，該文被認為是行為主義心理學正式誕生的宣言，華生被認為是行為主義心理學的創始人。他對心理學家用來探討意識狀態的內省技術表現出強烈的不滿，也批評精神分析理論對人類行為所做的複雜性和模糊性解釋。他認為，人的一切行為都是透過學習建立的條件反射的結果，人的異常行為、神經病人的症狀也都是習得的。他以一個嬰兒的實驗，說明了恐懼症行為的學習過程。華生還提出刺激（S）→反應（R）的公式。史金納（B.F. Skinner，1904—1990）是繼華生後一位重要的行為主義心理學家，他與華生斷然否認遺傳因素會影響個體行為的觀點不同，史金納認為遺傳和個人生活經歷對行為都有影響，但他更注重後者。將刺激（S）→反應（R）的公式修改為S→O（機體）→R公式，即刺激透過機體產生行為。俄國生理心理學家巴夫洛夫（Ivan Pavlov，1849—1936）、美國心理學家桑代克

（E.L.Thorndike，1874—1949）和班度拉（A.Bandura）等用不同的實驗法貢獻和發展了行為學習理論（learning theories of behavior）。其中，經典條件反射、操作條件反射和社會學習（觀察學習）理論具有代表性。

一、經典性條件反射理論

（一）主要內容

巴夫洛夫創立了經典性條件反射理論。巴夫洛夫用狗做實驗（實驗裝置如圖 2-1，實驗過程見圖 2-2），當狗吃食物時，會引起唾液分泌，這是無條件反射。如果給狗以鈴聲，則不會引起狗的唾液分泌。但是，如果給狗以鈴聲時即餵以食物，這樣結合多次之後，每當鈴聲一響，雖然食物並未出現，狗也會分泌唾液，這時，原來與唾液分泌無關的刺激物——鈴聲，變成了引起唾液分泌這種無條件反射的無條件刺激物——食物的信號，轉化為信號刺激物，引起唾液分泌，這就是條件反射原理。但是，如果形成的條件反射不予強化和保持的話，就會產生條件反射的消退現象。巴夫洛夫的條件反射理論，可以解釋人的很多行為。人的日常生活極其複雜多變，但人可以隨機應變，首先就在於人因為條件反射而處於一種自動化了的或半自動化了的狀態。但是，如果這種條件反射產生負面作用的話，就會引起強迫症狀，焦慮或不安發作，或許也會形成某種弊病。不良習慣、輟學或恐懼多由此形成。對於在無意識中的條件反射所形成的不良弊病、惡習或心理障礙、心理問題，在治療和諮詢時可以使用反條件刺激予以清除和擊退。行為主義關於條件刺激的強化、條件反射的消退、獎勵、懲罰、回饋、模仿、替代強化等概念和原理，為行為主義心理療法開拓了廣闊的前景。

第一節 行為形成理論

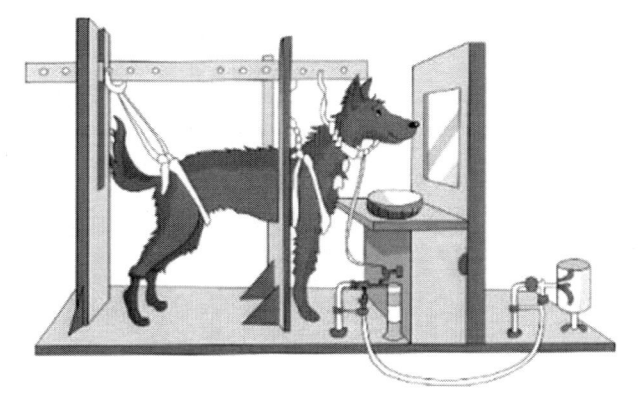

圖2-1　巴夫洛夫關於條件作用研究的實驗裝置

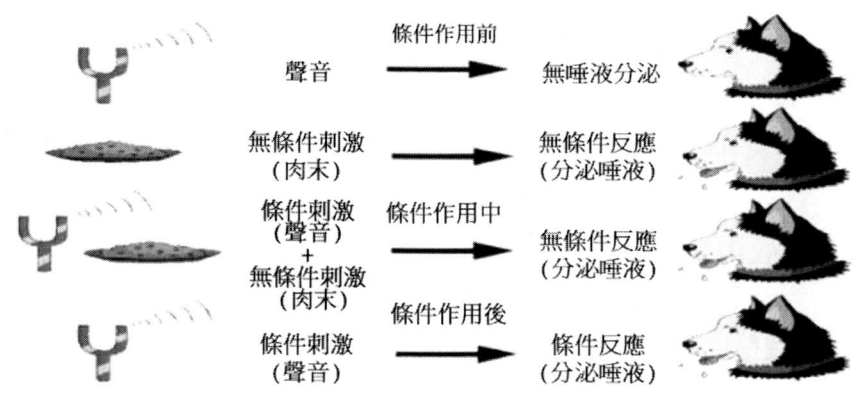

圖2-2　巴夫洛夫經典條件反射實驗示意圖

（二）對不健康行為的解釋

根據經典性條件反射理論，人腦內的神經通路有兩種：一種是先天遺傳的神經通路，形成非條件反射；另一種是透過後天的學習而形成的暫時聯繫性神經通路，產生條件反射。每個人經歷、教育不同，暫時聯繫性神經通路或多或少都會有較大差別。所以，人的一切行為，正常的、異常的都是條件反射建立的結果。透過強化、泛化、分化等形成新的行為，透過消退而使原有行為消失。因此，各種神經症都是病理性條件反射形成的結果。原本為中性的無關刺激由於總是與特定的無條件刺激同時發生，使人受到一定的刺激，那麼這中性的無關刺激就可能在人的意識中持續產生強烈的反應。這種反應可能被帶到其他類似的情境中去，從而可能導致異常心理和行為的產生。

47

如小孩被狗咬過時（非條件刺激），伴隨疼痛產生了一系列非條件的驚恐反應如喊叫、心慌、氣喘、臉紅、出汗、頭暈等。以後當小孩再次看見狗或者聽到狗叫但未被咬（條件刺激），也會透過暫時聯繫產生和非條件反應類似的條件反應。一方面，當條件刺激泛化後，甚至會發展為動物恐懼性神經症。另一方面，當只給條件刺激，而不給非條件刺激，即不強化便會使已建立的恐懼性條件反射逐漸消退，從而治癒恐懼症。如讓小孩接觸或抱不會咬人的玩具動物，如果恐懼減輕或者消失，進而接觸或抱不會咬人的動物，久之如小孩接觸到動物而不感到恐懼，動物恐懼症就痊癒了，這就是系統脫敏法。

二、操作性條件反射理論

（一）主要內容

史金納的操作性條件反射是指強化生物的自發活動而形成的條件反射。史金納認為條件作用分為兩種：一種是應答性條件反射，即巴夫洛夫的經典條件反射；另一種是操作性條件反射。前者是由一種可以觀察到的刺激引發的，而後者則是沒有外部刺激的情境中自發產生的；前者是一個刺激—反應過程，而後者則是一個反應—刺激過程。史金納認為操作性條件反射比經典條件反射更能解釋個體的學習過程。

史金納利用自己製作的「史金納箱」對動物進行了一系列操作條件反射的實驗。在史金納箱（圖 2-3）內放一隻處於饑餓狀態的老鼠，老鼠在箱內亂竄時，偶爾按壓了一下能掀動食物的橫桿而獲得了食物，強化了幾次之後，條件作用就很快形成了。踩桿反應是對環境「操作」，因此稱其為「操作條件反射」。對人類而言，操作性條件反射的強化過程是個體學習的主要機制，人類可以用語言聲音或手勢代替具體的強化物。

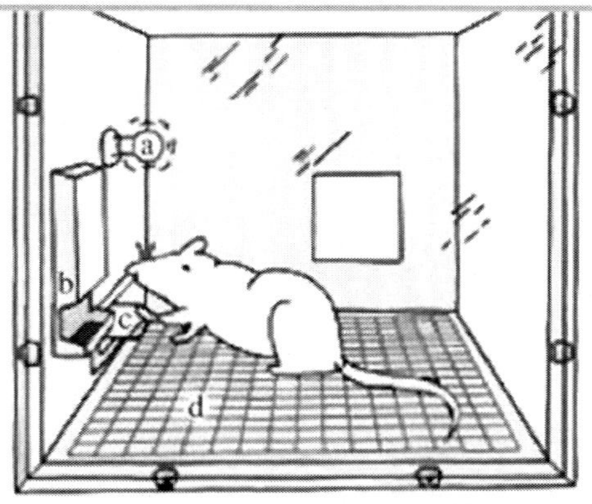

(a)燈　　　(b)食物槽
(c)槓桿或木板 (d)電烙格

圖2-3　史金納箱

操作條件反射理論運用於行為治療，只要治療者對期望的某種行為予以獎勵，這種行為就會獲得強化，反之就會消退。若施以懲罰，則會加快消退的速度。

（二）對不健康行為的解釋

根據操作性條件反射理論，人的不良行為（吸煙、酗酒、吸毒）、神經症等可看作病理性操作條件反射形成的結果。主要包括兩個方面。首先，負強化或者不良強化是不良行為產生的途徑。強化是指透過控制某種行為產生的後果來增加此種行為重複出現的可能性。根據行為結果出現的不同可將強化分為正強化和負強化兩種。正強化是指行為出現後，給予個體某些事物作為後果來增加該行為再次出現的可能性。負強化是指行為出現後，從環境中去掉某些事物作為後果來增加行為重現的可能性。當一些能使個體充分滿足並產生愉快情緒的行為得不到充分的正強化或因種種緣由無意或有意地使一些不良行為得到了充分的強化，那麼個體在這種強化結果的刺激下，會在情緒、行為上表現出各種異常。操作性條件反射可以解釋多種精神障礙。例如，盧因森認為憂鬱症是先前具有的報償系統被取消的結果，而薛利格曼則在動

49

物的習得性無助實驗基礎上，推斷憂鬱產生於個體無法迴避環境中的負性刺激。

只要操作引起強化的刺激物的性質（正性或負性）或者條件，就可改變人的行為。透過消退、懲罰（負性）可使人們的不良行為或心理疾患得到矯正。如吸煙者在其想像或接觸香煙時給以懲罰，則可逐漸糾正其吸煙行為，這即是厭惡療法。

其次，控制不當和懲罰過度都可引發行為失調。控制是人類社會的本質屬性。個體對於企圖控制自己行為的力量可能以暴力的形式反擊，或者以極度消極的方式來逃避這種使自己不愉快的限制和懲罰。當一個人接受控制或懲罰時會遇到各式各樣的刺激，這些刺激會引起個體恐懼。焦慮、憂鬱、憤怒之類的情緒，在控制不當、懲罰過度時尤其如此。透過條件反射，個體如果在日常生活中在類似的情境中遇到類似的刺激，就會引發相似的情緒發應。

三、社會學習理論

（一）主要內容

20世紀70年代，研究者發現在對恐懼及其他情緒反應進行行為主義的解釋時存在困難。例如一些恐懼反應難以找到其直接的條件刺激物，個體對實際上未遭遇過的刺激產生恐懼，許多恐懼反應會泛化到和最初的條件刺激物在物理特徵上沒有關聯性的事物上去，例如對甲殼蟲的恐懼泛化到汽車和甲殼蟲樂隊等。因而研究者越來越多地開始關注認知過程在行為發生中的作用。這一時期發展出來的有影響力的理論是班度拉的社會學習理論。該理論特別強調榜樣的示範作用，認為人的大量行為是透過對榜樣的學習而獲得的，不一定都要透過嘗試錯誤學習和進行反覆強化。和建立條件反射一樣，榜樣學習也是人類的一種社會學習的基本方法，其過程分為四個步驟：

（1）注意：榜樣的特徵引起學習者的注意，可以是有意識的，也可以是無意識的。

（2）記憶：將榜樣特徵、內容保持在記憶中以便必要時再現。在保持過程中應不斷再現榜樣的表象。

(3) 認同：學習者將榜樣的特徵納入自己的行為之中並賦予自身人格的特徵。

(4) 定型：當模仿的行為得到外部或自我的不斷強化之後，習得行為相對穩定建立起來並保持一定的形態。班度拉榜樣學習理論過程見圖 2-4。

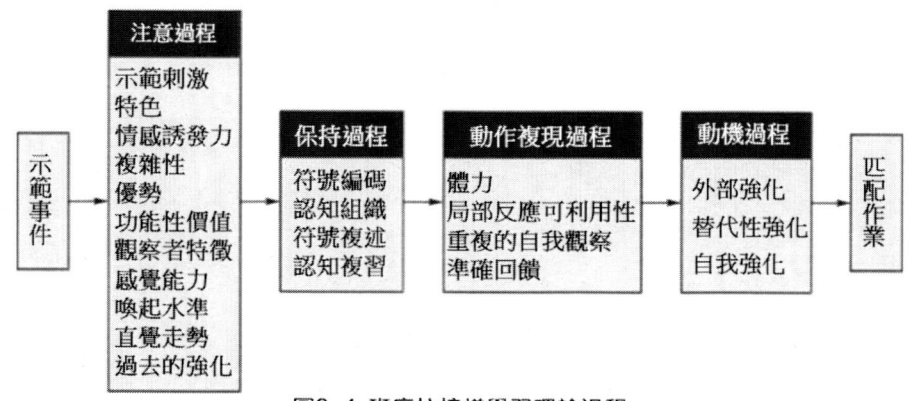

```
示範事件 → 注意過程          → 保持過程    → 動作複現過程      → 動機過程    → 匹配作業
           示範刺激              符號編碼      體力               外部強化
           特色                  認知組織      局部反應可利用性    替代性強化
           情感誘發力            符號複述      重複的自我觀察      自我強化
           複雜性                認知複習      準確回饋
           優勢
           功能性價值
           觀察者特徵
           感覺能力
           喚起水準
           直覺走勢
           過去的強化
```

圖2-4 班度拉榜樣學習理論過程

（二）對不健康行為的解釋

社會學習理論認為，人的一些心理疾患是透過對不良行為的觀察和模仿而習得的。如小孩害怕狗咬可能是看到他人在被狗咬時，出現喊叫、心慌、氣喘、臉紅、出汗、頭暈等驚恐反應。以後小孩看見了狗或聽到狗叫雖未被狗咬，也會產生類似恐懼反應。因此在治療時，可以透過示範法讓小孩觀察他人不怕狗的行為（與狗愉快相處的影像），來克服焦慮和恐懼。

行為主義理論認為可觀察的行為和環境對個體行為有重要的影響，因而它認為對異常心理的治療應該重視外部行為和環境的改善，而沒必要去尋找個體內部的智力或情緒方面的問題。透過行為矯正療法可以改變各種不良行為，促進個體對工作和生活環境的適應，協助治療許多臨床疾病，特別是心身疾病。多年來，依據各種行為學習理論建立的行為治療方法已成為國內外心理治療師的重要方法。

複習鞏固

1. 簡述經典性條件反射理論。

2. 簡述操作性條件反射理論。

3. 簡述社會學習理論。

第二節 行為變化理論

一、健康行為連續變化理論

健康行為連續變化理論又稱行為分階段改變理論（the transtheoretical model and stages of change，TTM）是由普羅查斯卡（Prochaska）於20世紀80年代初在其開展的戒煙項目中提出。這個理論整合了若干個行為干預的主要理論的原則和方法，用於解釋行為變化的階段規律，故稱為跨理論模型或者交叉理論模型。創立之初是為了減少吸煙這種非健康行為，隨後該模型被逐漸用來嘗試理解諸如控制體重、乳腺檢查及鍛鍊等一些健康行為，除了該模型的研究初衷至今仍沒有改變以外，其在鍛鍊領域的應用一直最為廣泛和深入。

（一）主要觀點

行為分階段改變理論提出的依據是：

①單一的理論無法解釋行為干預的複雜性，應整合各種理論來進行行為干預；

②行為改變並非一次就能成功，需跨越一系列階段；

③行為變化階段既是穩定的又是可以改變的；

④沒有計劃的干預，人們會停留在早期的行為階段；

⑤大多數高危險人群處於不準備改變的行為階段；

⑥有效的行為改變應該是一個漸進的過程；

⑦針對行為變化的特殊階段應用適合該階段行為改變的特殊原則和方法；

⑧慢性行為模式是生物、社會和自我控制結合形成的。階段匹配干預要重視自我控制。

其中行為分階段改變理論核心部分是行為變化階段、行為改變過程和模型的假設，決策均衡和自我效能是行為分階段改變理論的強化部分。決策平衡（decisional balance）指個體對行為改變的利弊的權衡，包括利益和費用。如果前者大於後者就對行為改變有正強化的作用。自我效能由兩部分構成。一是信心，指人們處理高危險情境而不返回到不健康行為的情境特異性信心。二是誘惑力，指當人們在困難的情境中渴望從事某種特殊行為的程度。三種最常見的誘惑情境是：負性情緒、陽性社交場合和慾望渴求。自我效能主要在於行為改變的後階段。

根據行為分階段改變理論，行為變化不是一次性事件，而是由 5 個不同階段構成的過程。

(1) 前意向階段（pre-contemplation）：在這一階段，人們沒有改變行為的意向，通常測量時間是未來 6 個月。

(2) 意向階段（contemplation）：打算改變行為，但卻一直無任何行動和準備行為的跡象，通常測量是在未來 6 個月。這時候他們會意識到改變行為的益處，同時也會意識到改變行為的代價。利益和代價的均衡常使人們處於極度矛盾中，導致他們在很長時間內停留在這一階段。

(3) 準備階段（preparation）：處於這一階段的人傾向於在近期採取行動（通常測量指在未來 30 天），並逐漸付諸一些行為步驟。

(4) 行動階段（action）：處於這一階段的人在過去的 6 個月內已做出行為改變。

(5) 維持階段（maintenance）：處於這一階段的人保持已改變的狀態在 6 個月以上。

在改變行為的過程中有一系列步驟和方法，可以幫助人們從不同的行為變化階段過渡。

（1）意識提高（conscious raising）：包括進一步了解不良行為及對其結果的感知，消除不良行為的意義和對有關問題的認識，發現和學習改變行為的新思路和辦法等。通常透過健康諮詢、媒體宣傳等方法達到目的。

（2）痛苦減輕（dramatic relief）：行為改變初期往往會出現負性情緒，減輕負性情緒有利於行為矯正。通常採取心理劇、角色扮演、團體諮詢、醫學等方法。

（3）自我再評價（self-reevaluation）：從認知和情感方面評估有某種不良習慣和無某種不良習慣自我形象的差異。認識到不良行為改變對於一個優秀的人是重要的。通常使用自我認識、健康角色模式技術等個別諮詢或團體諮詢的方式達到個體改變行為的目的。

（4）環境再評價（environmental reevaluation）：從認知和情感方面評估有某些習慣對社會環境的影響，如吸煙對他人的影響。也包括人們的行為對他人所造成的正性或負性的角色示範的感知。同情訓練和家庭干預是常用的方法。

（5）自我決意（self-liberation）：人們改變行為的信念和與改變行為的許諾。行為改變的許諾是行為改變過程中相當重要的一個環節。為了實現許諾，選擇重要的日子、當眾許諾很有益。

（6）關係幫助（helping relationships）：為行為的改變尋求和使用社會支持。願意提供幫助的家人、同伴、朋友等社會支持常常是有效的關係。

（7）抗條件化作用（counter-conditioning）：學習用健康的行為替代不健康的行為。研究表明放鬆法、厭惡法、系統脫敏法、強化法等策略都有助於健康行為的建立。

（8）權變管理（contingency management）：透過控制行為的後果的方式來改變這一行為發生的可能性與頻度的過程。常用的權變管理方式有：正性強化、負性強化、懲罰、反應代價和消退。權變管理實施前，先要對病

人的問題進行透徹的行為分析，確定基線和問題得以維持的強化因素等，而後選擇適當的強化物，和當事人一起指定行為協議，規定雙方應當做的和相應的獎罰條款。

(9) 刺激控制（stimulus control）：透過控制某個特定的前提或者某個刺激群體中的一個刺激的出現，使行為發生的可能性增加。迴避、環境再造、自我幫助小組都可避免不良行為的出現。

(10) 社會改變（social liberation）：社會規範向著有利於使所有人健康行為變化的方向發展。宣傳鼓動、合適的政策等能增加健康促動的機會，特別是對那些社會底層人群。禁煙區設立、保險套的易得性等能用於幫助所有的人改變行為。

若要對某一具有不健康行為的群體進行行為改變，首先要分析變化階段分布，即處於前意向階段、意向階段、準備階段、行動階段、維持階段的人群比例。再分析行為改變的利益和代價，即了解個體行為改變的益處和代價。同時要認識行為變化階段和改變過程的關係。

研究顯示，在行為變化的早期階段應使用認知、情感和評價，而在行為變化的晚期階段應使用行為許諾、條件化、權變管理和環境控制等策略（Prochaskaetal，1992）。具體而言，在第1、2階段，使用意識提高、痛苦減輕、自我再評價、環境再評價方法；在第3階段使用自我決意方法；在第4、5階段使用關係幫助、抗條件化作用、權變管理、刺激控制、社會改變等方法。變化階段和改變過程的關係如下：

表2-1　行為變化階段

變化階段		改變過程								
	前意向階段	意識提高	痛苦減輕	自我再評價	環境再評價					
	意向階段	意識提高	痛苦減輕	自我再評價	環境再評價					
	準備階段					自我決意				
	行動階段						關係幫助	抗條件化作用	權變管理	刺激控制	社會改變
	維持階段						關係幫助	抗條件化作用	權變管理	刺激控制	社會改變

（二）行為分階段改變理論在心理健康促進中的作用

行為分階段改變理論有合理的理論建構和實際支持，它是一個動態的綜合的行為改變理論模型。這個模型變傳統的一次性行為事件干預模式為分階段干預模式，根據行為改變者的需求提供有針對性的行為支持技術，已成為健康教育、臨床醫學和社區行為干預廣泛應用的有效策略和方法。然而，在應用中應該注意其他理論變量的作用，如知覺危險性、主體規範等，應考慮到這些變量是否相關於行為階段及對在不同階段行為改變的進程的影響。這個理論在個體層面上描述、解釋和預測行為的改變是很好的，但是在面對群體時有不少問題需考慮。行為分階段改變理論像其他理論模型一樣，只能從某一角度來闡明行為改變的規律，不可能解決行為干預的所有問題。

自1992年Marcus和她的同事首次以階段變化模型為基礎進行了吸煙行為干預研究以來，該理論在其他領域，如鍛鍊行為、飲食行為、癌症預防、避孕行為、捐血、口腔保健等得到了運用。研究者還將該理論與其他理論，如健康信念模型等的因素結合起來進行研究，取得了一系列成果。目前以定量研究為主要趨勢。中國國內對行為分階段改變理論模型的應用以鍛鍊行為研究為主，涉及調查性、干預性、驗證性研究等多種方法，但是仍存在一些問題，如相關研究尚未完整考慮該模型中的所有構成因素，測量工具的使用尚不規範，缺乏必要的信效度檢驗等。

二、自我效能理論

　　自我效能是美國心理學家班度拉（Bandura，1986）在社會學習理論中提出的一個核心概念。它是指個體對自己能否在一定水平上完成某一活動所具有的能力判斷、信念或主體自我把握與感受。也有人把它界定為，是個體在面臨某一活動任務時的勝任感，及其自信、自尊等方面的感受（Schultz，1990）。傳統的行為主義理論一直忽視人的主體意識對人的行為的作用，在行為主義看來，人是沒有自我的。雖然，班度拉的社會學習理論從學術傳統上講，是來自行為主義的，但他與傳統行為主義的根本區別在於，重視人的主體因素的作用。1977年，班度拉發表了《自我效能——改變行為的統一理論傾向》，提出了自我效能是過去一直被忽視的一個重要因素。1997年，班度拉將多年來的研究，撰寫成一本專著《自我效能——控制的運用》，系統地總結了自我效能的理論與應用，進一步闡述了自我效能在個體和團體潛能開發中的地位和作用，尤其是在調節人們心理健康和成就行為等方面發揮的重要作用。

（一）主要觀點

　　班度拉認為，人的行為是由環境、個人的認知和其他內部因素、行為三者交互作用所決定的。其中，人的思想和信念對行為起著關鍵性的作用，而在這些信念中，他又強調自我效能的影響。班度拉認為，自我效能是個體對自己在組織、執行行動，達到目標的過程中的能力的判斷和信念。自我效能是個體自身潛能的最有影響力的主宰，它在人們做出選擇決定時，發揮了核心作用：激發個體為達到目標所付出的持久的努力、鼓勵個體勇於面對各種挑戰、不怕困難和失敗，力圖實現成就目標。為什麼具有同樣智力和技能的人在同一任務環境中，會有不同的行為表現？其原因就在於他們具有不同的自我效能。

1. 自我效能對健康的影響

　　總體而言，自我效能可以透過以下途徑對健康產生影響：

（1）自我效能影響到人的生存狀態。生活的態度是充滿信心、積極樂觀還是悲觀厭世，必然影響健康狀況。長期過度的壓力會對健康產生危害。自我效能決定著人對壓力的處理方式，進而影響健康。高自我效能的人對環境中的威脅的控制力有信心，能坦然地面對和積極處理生活中的各種問題；而低自我效能的人一遇到困難就會自我懷疑，表現出消極悲觀的情緒。當面臨危險情境時，自我效能高的人能夠沉著應對，而自我效能低的人則往往驚慌失措，採取逃避等消極的應對方式。Mchael Newlin 在 1990 年的一項關於兒童的自我效能和沮喪的研究發現，兒童的情緒困擾與自我效能感密切相關。研究者對義大利羅馬的 282 名六年級小學生進行了兩年的縱向研究，得到的結論是：高學業成功者的沮喪水平較低，問題行為越多的孩子其沮喪水平越高，更重要的是，學業和社會的自我效能感低的孩子，表現出的沮喪水平較高。

（2）自我效能決定著人們的行為選擇。自我效能感強的人往往把健康結果的成敗歸因於自我因素，認為個人對自己的健康負有責任，個人有能力改變自己的健康狀態，這樣的認知有利於提高個體透過自己努力來保持和促進健康的動機和技能。

（3）自我效能決定人們對健康目標的追求。自我效能透過動機過程對個體發生作用，除了影響人的歸因方式、控制點知覺之外，自我效能還會影響到個體在健康相關活動過程中的努力程度，以及個體在面臨困難、障礙、挫折、失敗時對活動的持久力和忍耐力。自我效能感越強的個體所選擇的健康目標就越高，這就能調動他們的積極性，達到較高的成就水平。同時自我效能也決定人們在實現健康目標中的付出和行為持久性。

（4）自我效能影響著人們的健康行為。一方面對於很多有利於健康的習慣，如鍛鍊等，人們行為選擇的前提是相信他們有能力實施，並且有賴於自我效能使之持之以恆。眾多的研究證實，自我效能顯著貢獻於堅持鍛鍊的持久性。有人綜述了美國雜誌發表的 32 篇文章，發現自我效能與食物中蔬菜的攝入有顯著聯繫。另一方面對於那些健康危險行為，有些人自我效能感低和缺乏應對技能，不能成功地處理生活中的各種壓力，他們就會借助於吸煙

和酗酒等方式來緩解壓力。自我效能往往是這些行為的預測因素。有研究表明，個體自我效能感高的人戒煙容易成功，而且相對不容易反覆。

2. 自我效能的來源

人的自我效能從何而來？班度拉認為，個體的自我效能可以從四個方面獲得：

（1）成功的經驗。成功經驗是獲得自我效能的最重要、最基本的途徑。而反覆失敗則會削弱自我效能。新的成敗經驗對自我效能的影響往往取決於先前已經形成的自我效能的性質和強度。如果個體透過多次成功已經建立了高自我效能，那麼，偶爾的失敗不會對其自我效能產生多大的影響。在這種情況下，個體更傾向於從努力程度、環境條件、應對策略等方面尋找失敗的原因。這種思維方式又能激發個體的動機水平，並透過加倍的努力克服困難以取得成功。

（2）替代性經驗。這是指透過觀察其他人的行為而產生的自我效能。替代性經驗的特點是：第一，這種訊息源的結果要比成功經驗的結果弱，但當人們對自己的能力不確定或者先前的經驗不多的時候，替代性經驗還是很有效的。第二，對一個人的生活有顯著影響的榜樣示範，將會有效地培養他的自我效能感。與其他人的社會比較，也是個體的一種替代性經驗。在這些社會比較中，同輩的榜樣示範能夠更加有力地促進發展個體的自我效能。第三，觀察學習中的交互作用影響，使得個體對不同榜樣的影響力的評價變得複雜。例如，一個榜樣的失敗，對與其能力相近的觀察者的自我效能來說，無疑有很多負面影響。但是，如果觀察者認為自己的能力超過榜樣時，榜樣的失敗對他的影響就不會很大。再如病人，根據其他病情相似患者的現身說法或示範，患者會勸導自己，如果他人能行，自己也同樣有能力恢復健康。相反，失敗的經歷（特別是自我效能未建立起來之前）和看到他人雖經高度努力卻仍然失敗，就會降低自我效能。

（3）言語勸導。言語方式在提高自我效能的作用上不如成功經驗積累有效，但它可以傳遞健康訊息和各種應對策略訊息，糾正患者的歪曲認識，指

導個體重視應對策略的應用和積極經驗的積累。言語方式還可以透過調節人際關係等加強成功經驗積累的作用。

(4) 生理狀態。諸如像焦慮、壓力、喚起、疲勞和情緒狀態都能提供自我效能的訊息。因為個體有能力改變自己的思想和自我信念，而且他們的生理狀態也會有力地影響其自我效能。例如，當人們處於害怕和悲觀消沉時，這些消極的情感反應會進一步降低他們的自我效能感。強烈的情緒反應，將會對結果成敗的預期提供暗示。

3. 增強自我效能的健康教育策略

自我效能可以成功地預測很多不良行為的干預效果，如自我效能高的人能夠有效地抵制戒煙過程中的情境誘惑，戒煙易於成功。針對增強自我效能健康教育的途徑和方法有：

(1) 給予激勵。激勵就是鼓勵人們做出抉擇並行動。改變健康狀態和行為對於每一個人來說無疑是一種挑戰。健康教育工作者應學會用有效的態度和取悅他人的方法說服他人，相信他們有能力改變現狀。所持的態度應是熱情而真誠，結合成功的事例進行開導和鼓勵，介紹自信、自我增強的方法，最新的研究成果等均為有益之舉。例如，告訴恢復期的心臟病患者掌握運動負荷量不斷增加的踏車運動可提高患者的軀體活動能力。個人的軀體運動的自我效能越高，他們恢復得越快，日常活動也越有活力。

(2) 運用積極回饋提高患者的自我效能。對個體在健康行為改變上的每一個微小進步及時地回饋給個人，這樣可使個體產生成就感，促使他們積極地積累個人經驗，從而有利於自我效能的發展。同時，告知個體行為改變的成績證明了他們的能力，這種能力的回饋證明有助於提高自我效能。這些都可促使個體在較長時間內成功地保持健康習慣。

(3) 加強社會支持系統。個體行為改變不僅是個人的事，更應該放入社會影響網絡中考慮。有力的社會支持系統是個體長期的力量源泉。如在勸患者戒掉煙酒等不良嗜好時，同時與家庭其他人員做好溝通，增加家庭成員對此事的關注程度。如果要幫助自我懷疑者取得成功，讓他們堅持這一高自我

第二節 行為變化理論

效能觀點：成功是可以實現的。這可以幫助他們在面臨挫折時保持應對努力。指導個體將不幸看作是偶然事件，用建設性的思維方式代替其自我弱化的思維。社會支持如家庭成員和親近同事的關懷和及時提醒糾正，是自我懷疑者行為改變過程中不可缺少的因素，可以在長時間內促進自我懷疑者改變行為和思維方式。再如，醫護人員如果對患者癒後有較高的期待，對患者更加關注，提供給患者更多的情緒支持和進步回饋。這一過程往往能提高患者的自我效能，有利於患者在身體耐力和疾病管理上的改善。

（4）行為學方法。行為學方法包括了目標設置、行為契約、替代經驗、監控和強化、負性情緒處理等。

①目標設置：目標設置要有總目標設置並將總目標分解為若干個易於實現的和可以逐步提高的小目標，以使人們不斷有成功的體驗，有利於增加自我效能，有利於下一步目標的實施和完成。

②行為契約：這一策略可以使人們明確目標，強化適應性行為。

③替代經驗：透過觀察他人成功的經驗，獲得示範，能夠促進自我效能的不斷發展。

④監控和強化：適時知覺行為的結果和不斷地給予鼓勵可減少完成治療目標的焦慮，增強自我效能感。

⑤負性情緒處理：不良行為是長期不斷強化而形成的，一旦這種條件反射形成，往往會有一些負性情緒出現。負性情緒也往往是問題反覆的誘因。一系列生理、心理和情緒反應與自我效能往往互為因果，會影響人們的行為表現，控制和減緩這些症狀有利於增強自我效能感。

（二）自我效能理論對心理健康促進的作用

近20年來，自我效能理論廣泛地用於人類行為的研究，包括人的心理健康和臨床，如用於解決恐懼、壓力過大、情緒低落、社會技能障礙、吸煙、毒癮，甚至疾病控制等。班度拉在《自我效能——控制的運用》中專章論述了自我效能的健康功能，其中談到自我效能對人應付壓力的作用。他指出，壓力是由個人對自己生活的控制能力來調節的。如果個體不能控制面臨的壓

力、自我效能感低，將影響個體的神經生理系統的功能，如內分泌系統的功能失調、兒茶酚胺分泌增多、免疫功能降低等等。班度拉進行了廣泛的生化實驗，發現自我效能不僅影響自主神經系統的喚醒水平，而且還影響到兒茶酚胺的分泌水平和內源性類鴉片物的釋放水平。這些生化物質作為神經遞質，均參與免疫系統的功能調節活動。自我效能不足，則會引起這些物質生化水平的明顯提高，從而降低免疫功能。

複習鞏固

1. 簡述行為分階段改變理論（TTM）的依據。
2. 簡述 TTM 的不同階段構成的過程
3. 簡述增強自我效能的健康教育策略。

第三節 健康教育理論

一、知—信—行理論

健康信念模式是最早運用於個體健康行為解釋和預測的理論模型，產生於 20 世紀 50 年代，由羅森斯托克（Rosenstock）提出並由 Becker 和 Maiman 加以修訂。最初是運用該模式解釋個體不願意參加各種疾病預防方案的原因，如個體為什麼不願意參加社區組織的肝炎早期檢測和治療等。之後它被廣泛地運用於各種短、長期健康危險行為的預測和改變，如吸煙行為、不良進食行為以及性病的預防和干預。

知—信—行（knowledge—attitude，belief—practice，KABP 或 KAP）是知識、態度，信念、行為的簡稱。這一理論認為知識和資訊有利於建立正確的態度與信念，進而改變健康相關行為。也就是說只有當人們了解了有關的健康知識，建立起積極的、正確的態度與信念，才有可能主動地形成有益於健康的行為，轉變危害健康的行為。例如吸煙行為，許多吸煙者具有有關尼古丁影響健康的知識，可是沒有進行積極思考，對自己吸煙影響自

己和別人的健康沒有責任感，沒有形成相關信念也就不可能改變吸煙行為。因此，態度與信念的轉變是改變行為的關鍵。

(一) 主要觀點

1. 知—信—行理論模型如圖 2-5：

環境刺激輸入 → 知識 → 信念 → 行為 → 健康促進

圖2-5　知—信—行理論模式

人們從接受資訊到改變行為之間要有一個主動參與的過程，也就是信念形成。而要對知識進行積極思考，對自己的職責有強烈的責任感，才有可能形成信念，採取積極的態度進而改變行為。如預防愛滋病的教育，教育者透過多種方法和途徑將愛滋病的全球蔓延趨勢、嚴重性、傳播途徑和預防方法等知識傳授給人們，人們接受知識後，透過思考，加強了對保護自己和他人健康的責任感，形成信念。在強烈的信念支配下，大多數人能摒棄各種不良性行為，並確信只要杜絕傳播愛滋病的行為，人類一定能戰勝愛滋病。預防愛滋病的健康行為模式就此逐漸建立。

2. 促進態度與信念改變的方法

資訊由誰提供，怎樣提供的資訊才會對態度與信念改變有影響，以下列舉常用的方法。

(1) 增加資訊的權威性。如預防愛滋病的資訊傳播，由著名傳染病專家來傳播資訊要比政治家或航太專家等傳播有效得多。

(2) 利用資訊接受者身邊的事例。癌症長期生存者的現身說法常常能讓初被診斷為癌症的病人形成「我也可能戰勝癌魔」的信念，並積極配合治療和進行康復鍛鍊。

(3) 提供雙向資訊，並注意強化希望讓他人接受的資訊。傳播的資訊可以是單向的，即單一面資訊；也可以是雙向資訊，即有正面的訊息和反面的訊息。但傳播資訊應加強有利於傳播者希望提供的訊息。Hovland研究發現，

健康心理學
第二章 健康心理學的主要理論

雙向資訊的論證對個體態度的影響大於單面論證，特別是在對方不贊同傳播者意見時最為明顯。

（4）注意提供資訊的初始效應。如果傳播者提供的資料有正反兩面的訊息，並企圖讓正面訊息發生影響時，應該注意資料提供的時間和順序，即先提供正面的訊息，以利於正面訊息產生「初始效應」。

（5）利用凱爾曼提出的「服從、同化、內化」態度改變的階段理論，對嚴重危害社會的行為（如吸毒）可依法採取強制手段，促使其態度的改變。在戒毒所，其戒毒是被迫服從，而非心甘情願（「服從」）；一段時間後他自覺自願地服從幫助，並和其他戒毒夥伴快樂相處（「同化」）；再以後，他從內心深處接受「吸毒有害」的信念，徹底改變態度，成為改變行為的內在動力（「內化」）。

（二）知—信—行理論在心理健康促進中的作用

該理論簡單直觀，在提出之初受到大眾歡迎，但是在實際應用上解釋力並不理想，例如研究者發現對青少年的戒毒教育和毒品使用之間並無明顯關聯，再如吸煙有害健康的知識和吸煙行為之間的關係也不大。關於該理論的失敗主要原因是態度和行為的不一致，其中主要問題是知識到信念之間的不協調，而非直接的線性關係。而信念改變並非健康教育一個方面可以解決，還包括家庭、社會等眾多因素。因此目前在西方健康教育當中已經較少使用，而中國使用者仍較眾多。為了提高該理論的解釋力，必須考慮建立更複雜的多因素模型。

二、健康信念理論

健康信念（health belief model，HBM）理論最早由羅森斯托克（Rosenstock，1970）提出，貝克（Becker）及其同事對其加以修訂發展，旨在介紹預防性健康行為，以及急性和慢性病人對治療的行為反應。該理論根源是用社會心理學方法來研究健康相關行為，由操作條件反射理論和認知理論綜合而成，並在預防醫學領域中最早得到應用和發展。操作條件反射理論認為，行為的後果決定其發生的頻率；認知理論則強調個體的主觀心理過

程，即期望、思維、推理、信念等對行為的主導作用。二者合起來用於解釋個體對健康行為的認知和後果對該行為發生的作用機制。

健康信念是人們接受勸導、改變不良行為、採納健康促進行為的關鍵。其核心概念是威脅知覺和行為評估，前者依賴於對疾病易感性和嚴重性的認識，後者包括健康行為的有效性，即評估行為的安全性、健康性等（Sheeran & Abraham，1996）。

（一）主要觀點

1. 健康信念理論模式如圖 2-6：

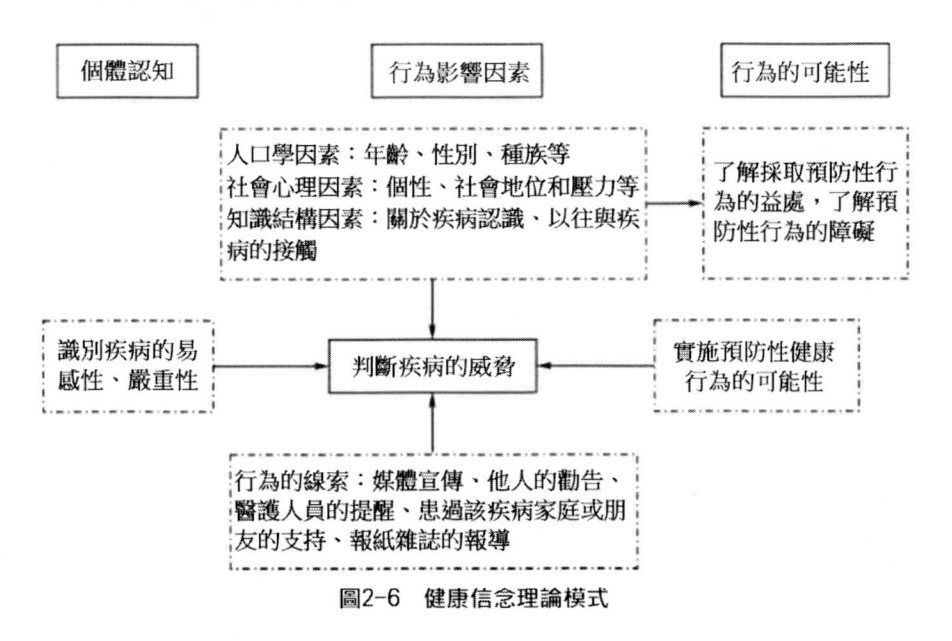

圖2-6　健康信念理論模式

從上圖可知，這個模式分為三個主要部分：

（1）個體對健康的感知包括對疾病易感性和嚴重性的認識，對健康重要性的認識，對健康含義的理解，對健康狀況的理解，對自我在健康中的作用的理解，對健康促進行為有利性的理解，以及對促進健康行為障礙的認識和理解。

(2) 修正因素包括個體的人口學特徵、社會心理因素、行為的提示，以及個人的疾病知識和經歷等。

(3) 採取行動的可能性包括促進健康行為的可能性，準備行動的證據。

2. 影響個體健康信念形成的因素

(1) 威脅知覺的易感性和嚴重性。威脅知覺的易感性是指人們對自己感染某種疾病的機率的個人評估。它包括人們對醫生診斷的信任程度以及自身曾患過某種疾病並已恢復後，再次患病的可能性。如一些人認為「吸煙致肺癌要到六七十歲才發生，且不是所有吸煙的人都會患，我是不可能患的」，這就是威脅知覺的易感性低的表現。威脅知覺的嚴重性是指對疾病後果的主觀評價以及引起的相關情感上的變化。

(2) 對行為效果的期望。對行為效果的期望主要是指知覺到的益處和知覺到的障礙。知覺到的益處是指意識到自己用在摒棄危害健康行為的代價（如時間、負擔等）確實能換取到的預防效果，也就是行為的有效性。當人們確實覺得有效時，才會採取行為，並有明確的行為方式和路線。

(3) 知覺到的障礙。是指人們對特定的健康危險行為潛在的負面影響的主觀感覺，或採取某種行為可能遇到的客觀存在或自己心理上的障礙的主觀感覺，是一種無意識的成本—效益分析結果。人們在考慮行為益處的同時，往往也在判斷假若採取該行為是否會帶來某種危險、不愉快、不方便，花費過多金錢和時間等。例如，一個依賴網路的青少年是否有決心改變自己的行為，會考慮「我改變了行為可能有什麼益處？如得到父母的關愛，得到老師的肯定等等」，這就是知覺到的益處；同時，也會思考「我改變了行為可能失去什麼？如失去網友，失去玩遊戲的快樂等等」，這就是知覺到的障礙。

(4) 產生行為後的效益。美國心理學家羅森斯托克指出：「知覺到的易感性和嚴重性，確為行為提供了能量和力量；但只有讓人們知覺到效益，並能先了解所有困難再決心克服之，才算是真正找到了行為的道路。」

(5) 自我效能。自我效能是個體對自己完成某個行為並達到預期結果的自信程度，是決定個體能否產生行為動機和產生行為的一個重要因素。缺乏

第三節 健康教育理論

運動是導致肥胖和一些疾病的原因之一，一些人知覺到缺乏運動對健康的威脅，也意識到加強鍛鍊的益處，並且付出的代價也不多，可還是維持原狀，缺少運動，究其原因是對自己能否堅持鍛鍊的信心不足。因此，提高改變行為的自我效能感是重要的環節之一。可以尋找其他可借助的力量，如家庭成員和團體幫助等。

要使人們從接受轉化到改變行為是一個非常複雜的過程：訊息傳播→覺察訊息→引起興趣→感到需要→認真思考→相信訊息→產生動機→嘗試行為態度堅決→動力定型→行為確立。其中關鍵的主要有兩個步驟：信念的確立和態度的改變。知、信、行三者間不存在因果關係，但有必然性。在信念確立以後，如果沒有堅決轉變態度的前提，實現行為轉變的目標照樣會招致失敗。所以，在實踐中要使 40% 的人發生行為轉變，就要有 60% 的人持積極的態度參與改變行為實踐，這樣就要有 80% 的人相信這種實踐對其健康是有益的，要達到這個目標就要使 90% 以上的人具有改變這種行為所必須具備的知識。

（二）健康信念理論在心理健康促進中的作用

在過去的幾十年間，健康信念模式廣泛地運用於個體健康行為改變以及是否願意參加健康體檢的預測上。研究表明，控制飲食、安全性行為、接種疫苗、定期做牙科檢查以及有規律地進行體育鍛鍊等，都與個體對健康相關問題的易感性知覺有關，也與他們對問題嚴重性和他們對預防行為的收益代價比的知覺和信念有關。對 24 個以該模式為基礎的實證研究進行的元分析發現，感知到的行為轉變的障礙和疾病的易感性是解釋行為改變的最重要因素。例如，一項運用該理論預測男同性戀、女同性戀和雙性戀年輕人是否參與 HIV 檢測的研究發現，參加 HIV 檢測可能帶來的障礙以及個體對 AIDS 易感性的感知是參加 HIV 檢測的兩個重要預測因素。

但是也有一些研究報告了相反的結果，比如詹茲和貝克爾（Janz & Becker，1984）發現，健康行為意向與嚴重性的知覺程度呈反相關關係。

儘管如此，這一模型仍然被廣泛用於高血壓檢查、子宮頸癌檢查、鍛鍊行為、戒煙戒酒以及飲食控制等健康相關行為的預測。

擴展閱讀

健康信念模型的應用

——一項產後憂鬱症婦女的疾病信念調查

【目的】考察產後憂鬱症婦女的疾病信念,並設計相關的健康信念模型。大約10%的產後婦女會罹患憂鬱症。患者作為新生兒養育者的角色,決定了產後憂鬱症與其他類型的憂鬱症相比,在症狀上、主觀體驗上、疾病感知和信念上都有所不同。目前疾病信念的研究大多數採用身體保健模型,該模型不能適應於心理保健領域。

【研究設計】訪談法收集資料的質性研究

【研究地點】英國大曼徹斯特

【方法】目前對疾病信念尚缺乏完善的量表,該研究採用質性研究方法來考察產後憂鬱症婦女的疾病信念。共11名產後憂鬱症的被試接受了半結構式訪談。然後基於扎根理論分析訪談記錄,樣本量可以保證理論充分性(theoretical sufficiency)。

【結果】產後憂鬱症患者的疾病信念包含六個核心類目:「未達到預期」、「認識到生活中的壓力源」、「角色符號的衝突」、「抗憂鬱症藥——兩害相權取其輕」、「失去時間」、「未來不確定」。

【結論和意義】患者對其患病時的困境、疾病的改善及其後果,以及未來和接受治療進行多重評價,發現患者的敘述體現出內在矛盾和不確定感,另外要做「好母親」的願望與患病後自感不是一個「好母親」之間存在著內心衝突。研究發現的主題不符合 Leventhal 的疾病信念自我調節模型中的維度。

三、合理行動理論及其擴展理論——計劃行為理論

合理行動理論(theory of reasoned action,TRA)首先由 Fishbein 和 Ajzen 在 1975 年提出,合理行動理論能較好地對人們意志控制下的實際行動進行預測。當一些行為不完全在意志的控制下,該理論模型的解釋力就

會出現不足。例如,愛滋病預防行為在有些情境下就不完全由個人意志來控制,保險套的使用有時受到來自意志之外的因素左右,比如沒有保險套或對方不願使用等。因此,Ajzen 等人在合理行動理論原模型上引入了知覺行為控制(perceived behavior control)變量,發展成合理行動擴展理論,或稱計劃行為理論(the theory of planned behavior,TPB)。

(一) 主要觀點

這一理論假設的重要前提是人們的行為是有理性的,各種行為發生前要進行訊息加工、分析和合理的思考,一系列的理由決定了人們實施行為的動機。該理論針對人的認知系統,闡明了行為信念、行為態度和主觀規範之間的因果關係。

該理論中的每一個概念,Fishbein 和 Ajzen 都給出了明確的定義和測量方法。

行為信念(behavioral beliefs):行為主體對目標行為結果的信念。

行為結果評價(evalua-tions of behavioral outcomes):行為主體對行為所產生結果的評價。

行為態度(attitude toward behavior):行為主體對某種行為所存在的一般而穩定的傾向或立場,由每個行為信念乘以相應的結果評價之積的總和作為間接指標。

規範信念(normative beliefs):對行為主體有重要影響作用的人對其行為的期望。

遵從動機(motivation to comply):行為主體服從這種期望的動機。

主體規範(subjective norm):由他人的期望而使行為主體做出特定行為的傾向程度,由每個規範信念乘以相應遵從動機之積的總和作為間接指標。

行為意向(behavior intention):行為趨向的意圖,為做出行動之前的思想傾向和行動動機。

1. 合理行動理論

假定人們的行為是有理性的，人們的各種行為的發生要進行訊息加工、分析，一系列的理由決定人們實施行為的動機（如圖 2-7）。

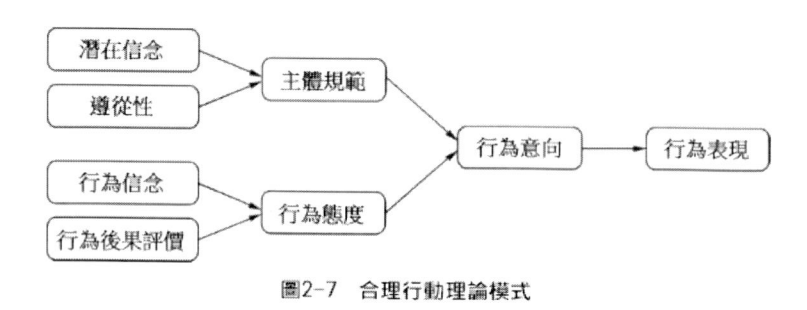

圖2-7 合理行動理論模式

以下以大學生愛滋病性危險研究為例對該理論模型中的有關變量加以說明。

行為信念：不安全的性行為會感染愛滋病：

①極不可能；

②很不可能；

③有些不可能；

④有些可能；

⑤很有可能；

⑥非常可能。

行為後果評價：行為預防對於避免愛滋病的發生：

①沒有一點用處；

②有些用處；

③說不上；

④有一定用處；

⑤有較好的作用；

⑥有很好的用處。

規範信念：你的好朋友或與你親密的其他人認為你在性活動中：

①根本不用採取安全措施；

②不用採取安全措施；

③是否採取安全措施無所謂；

④可以採取一些安全措施；

⑤應該重視採取安全措施；

⑥應該非常重視採取安全措施。

遵從動機：你對他們意見的態度：

①根本不想採納；

②很不想採納；

③不太想採納；

④想採納；

⑤很想採納；

⑥非常想採納。

行為意向使用兩個題目來測量：

①在未來一年中，你是否打算與異性有一些性活動？

A. 是

B. 否

②如果是，你想採取的方式是：

A. 非性器官的身體接觸

B. 與性器官接觸但無性交

C. 戴保險套性交

D. 不帶保險套性交。

2. 計劃行為理論

該理論是在合理行動理論基礎上引入了知覺行為控制變量，包括控制信念（control belief），即對行為控制可能性的知覺以及知覺力（perception power），即對行為控制難易的知覺。顯然，將控制力作為一個變量，可以增加模型對習慣性行為或自動性行為的解釋力。感知行為控制與行為態度和主體規範共同決定行為意向，同時，感知行為控制力可直接作用於行為。

仍以愛滋病性危險研究為例對知覺行為控制變量加以說明。

控制信念：你認為你採取安全性行為：

①極不可能；

②很不可能；

③有些不可能；

④有些可能；

⑤很有可能；

⑥非常可能。

知覺力：做到安全性行為：

①非常容易；

②很容易；

③容易；

④較困難；

⑤很困難；

⑥非常困難。

計劃行為理論模式如圖 2-8。

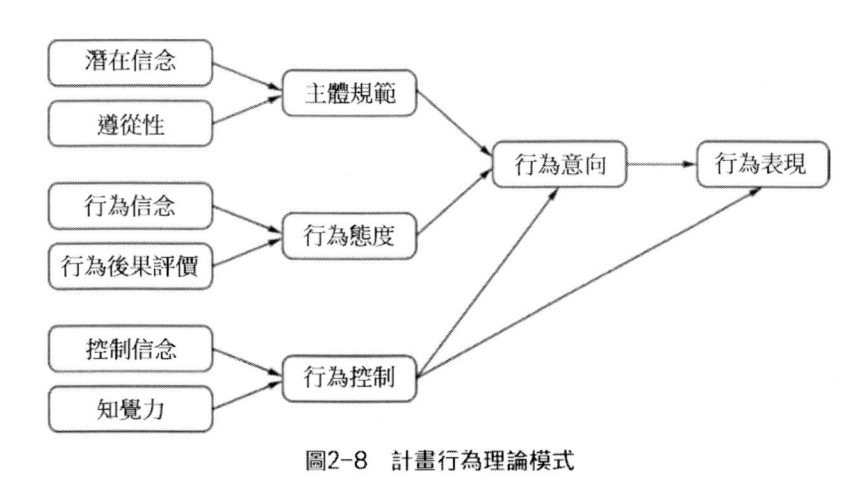

圖2-8　計畫行為理論模式

(二) 合理行動理論及計劃行為理論在心理健康促進中的作用

對過去二十幾年基於此理論的實證研究進行的元分析發現，行為態度、主體規範和感知到的行為控制對行為意圖的預測率保持在 40%～50% 之間；同時，行為意圖和感知到的行為控制對健康行為改變的貢獻率為 20%～40%。而在控制了行為意圖的作用後，感知到的行為控制仍然對行為產生積極且重要的影響。迄今為止，該理論成功地預測佩戴汽車安全帶、吸煙、飲酒、使用保險套、定期體檢、使用牙線和自我檢查乳腺等健康行為的發生。

複習鞏固

1. 簡述知—信—行理論的主要觀點。

2. 簡述促進態度與信念改變的方法。

3. 簡述合理行動理論。

第四節 心理生物學理論

長期以來，不少生理學家和心理學家利用生物學理論和方法探索心身相互關係的規律和生理機制，逐漸形成了健康心理學的心理生物學方向。現代

健康心理學
第二章 健康心理學的主要理論

分子生物學的發展促使心身關係的研究深入到分子、細胞、系統和整體各個層次上的研究,而且充分考慮到環境和社會因素的影響。心理生理學說的理論基礎是坎農(W.B.Cannon,1871—1945)的情緒生理學說、巴夫洛夫的條件反射和高級神經活動類型學說及薛利(Selye)的精神壓力理論。後經沃爾夫(Wolf)和霍爾姆斯(Holmes)在前人的研究成果上形成了心身疾病的心理生理學說。其核心觀點是心理因素以生理活動為中介對疾病和健康產生影響,其中神經系統、內分泌系統和免疫系統是最主要的生理中介。

一、精神壓力理論

精神壓力(stress)概念的提出和心理壓力(psychological stress)理論是隨著人們對疾病的本質認識不斷發展的。自20世紀30年代以來,由關注壓力刺激源或者壓力反應,到現在關注壓力過程和壓力系統,精神壓力研究已經從疾病擴展到健康,從醫學心理學轉向健康心理學。精神壓力的概念正在進入預防和康復醫學的領域。

(一)主要觀點

1936年由加拿大著名的生理學家漢斯·薛利(Hans Selye)發現,給老鼠注射牛卵巢的粗製提取物,可引起腎上腺皮質增生,免疫功能受到抑制,胸腺、脾、淋巴結縮小及淋巴細胞和嗜酸性白細胞減少以及上消化道潰瘍和出血等反應。注射其他組織提取液,也出現了類似結果。他將這些反應統稱為「一般適應症候群」(general adaptation syndrome,GAS)。薛利認為,一般適應症候群與刺激的類型無關,而是機體透過刺激活化下視丘—垂體—腎上腺軸所引起的生理變化,是機體對有害刺激做出防禦反應的普遍形式。

1. 一般適應症候群模型

一般適應症候群被分為警覺(alarm)、抵抗(resistance)和衰竭(exhaustion)三個階段。

①警覺或動員期:機體為了應對外部刺激而喚起體內的防禦能力,動員全身,表現為腎上腺分泌增加,血壓升高,脈搏與呼吸加快,心、腦、肺和

骨骼肌血流量增加,以及血糖升高,壓力激素增加,與坎農的「戰鬥—逃避」行為反應模式相似。

②適應或抵抗期:如持續暴露於有害刺激下,機體以對壓力源的適應為特徵,透過提高體內的結構和機能水平以增強對壓力源的抵抗程度,表現為體重恢復正常,腎上腺皮質變小,淋巴結恢復正常和激素水平保持恆定。

③衰竭期:如果持續處於嚴重的有害刺激之下,壓力源不能消除,機體抵抗力下降而轉入衰竭階段。機體的適應能力是有限的,當較高的皮質醇水平對循環、消化、免疫和身體其他系統產生顯著效應時,將出現休克、消化潰瘍和對感染抵抗力的下降。這些徵象一旦不可逆轉,將最終造成死亡。因此,壓力是機體在受到各種內外環境因素刺激時所出現的非特異性全身性反應。

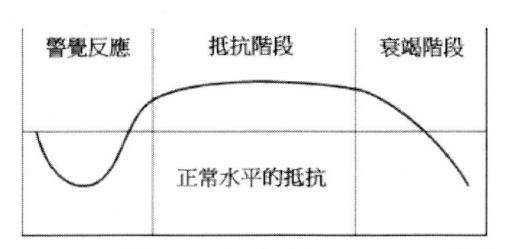

圖2-9 塞里的對抗壓力的身體喚起與能力變化的一般適應症候群

薛利的精神壓力理論可以歸納為以下幾點:

①有機體有一種先天的自我調節能力,以保持體內的平衡狀態。這種保持內部平衡的過程就是穩態;

②壓力是一種非特異性全身性反應。這種反應是防禦性的和自我保護性的;

③這種非特異性全身性反應是一個過程,並具有階段性特點;

④這種反應持續時間過長,會導致個體衰竭和死亡;

⑤薛利的研究僅限於動物實驗，對動物的觀察也只是對動物生理指標的觀察，因此被稱為生理壓力，所以該理論的最大弱點在於它沒有包含對人類來說至關重要的心理因素。

擴展閱讀

坎農的「戰鬥—逃避」行為反應模式

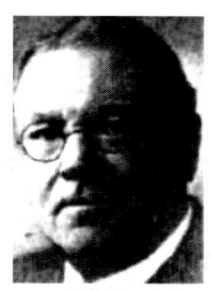

W.B.Cannon

1925年，坎農（Cannon）首先使用「壓力」一詞來描述個體在實驗條件下暴露於寒冷、缺氧和失血中出現的「戰鬥—逃跑反應」（fight-flight reaction），並認為「搏鬥—逃跑反應」是一種「緊急反應」，是自主神經調節機體內環境的結果，其核心是交感—腎上腺髓質系統的活化適應新環境並保持「內穩態」的過程。「內穩態」是指由於個體體內存在著明顯的、複雜的緩衝系統和回饋機制，在交感神經系統發生障礙時，體內產生的一種促使個體恢復穩定狀態的持續性傾向。

2.壓力認知評價理論

壓力的中介機制（mediating mechanism）是指機體將傳入訊息（壓力源或環境需求）轉變為輸出訊息（壓力反應）的內在加工過程，是中間環節。它主要包括心理中介機制和生理中介機制。生理中介機制主要是生物性中介因素，包括身體素質、生理狀態、遺傳特性和自然環境等。它們要麼造成個體器官的脆弱傾向，要麼提供潛在的致病因素。心理中介機制主要是心理社會性中介因素，其影響因素有認知、應對、人格和社會支持等。

第四節 心理生物學理論

　　認知評價（cognitive appraisal）是指個體對自己所遇到的壓力源的性質、程度和可能的危害情況以及自己可動用的應對壓力源的資源。對壓力源和資源的認知評價直接影響個體的應對活動和心身反應，因而是壓力源造成個體壓力反應的關鍵因素。

　　拉澤魯斯（Lazarus）將個體對生活事件的認知評價過程分為三步：初級評價（primary appraisal）、次級評價（secondary appraisal）和認知性再評價（cognitivere appraisal）。初級評價是個體在某一事件發生時立即透過認知活動判斷其是否對自己有威脅。一旦得到有關係的判斷，個體立即會對事件是否可以改變（即對個人的能力）做出估計，這就是次級評價。伴隨著次級評價，個體會同時進行相應的應對活動：如果次級評價事件是可以改變的，那麼個體常常應用針對問題的應對；如果次級評價壓力源是不可改變的，那麼個體往往採用針對情緒的應對。再評價是在初級和次級兩步評價的基礎上，對現實情境做出再度認知評價，判斷這種潛在的壓力源的性質及其是否具有現實意義。認知性再評價的結果是壓力或者是無壓力反應。對事件刺激的察覺可分為威脅、危害、喪失、挑戰，其中挑戰最富有積極意義。還有的將評價結果區分為「積極壓力」（eustress）與「不良壓力」（distress），前者可以適當提高皮層喚醒水平、集中注意，調動積極情緒和理性思維，正確使用應對防禦機制；而後者則過度喚醒大腦，導致焦慮、注意分散、自我意識模糊、情緒反應過度或低下、思維非理性、應對策略運用不當等。

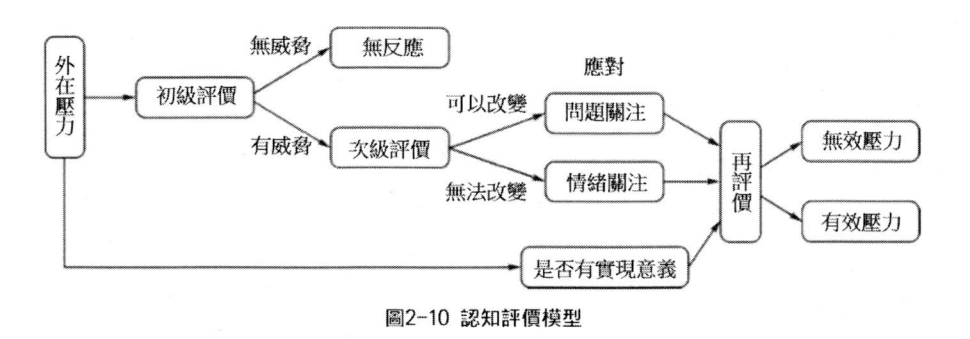

圖2-10　認知評價模型

健康心理學
第二章 健康心理學的主要理論

目前特別強調研究認知評價與壓力的不同情緒反應的關係，這比過去對壓力反應的彈性或伸縮性的壓力——張力物理性質的理解，更符合人性與心理學規律。了解在認知作用下壓力引起的情緒反應的特性，其意義更大。如艾利斯（Ellis）的非理性信念、福里曼（Friedman）及羅森曼（Roseman）的 A/B 型行為類型，以及馬特烏斯（Matthews）從 A 型行為類型分離出的「敵意」及「憤怒」兩個因子，以及抗壓力的「堅強人格」（hardy personality）等許多研究都與個體的認知性評價密切相關。

對壓力源的認知評估在於明確個體與其所處環境的關係。綜合各種研究結果，評價過程包括以下決定性因素：

①與個體直觀的利害關係；

②利害關係的大小；

③與個體價值觀的聯繫（引起羞愧憤怒等不同性質的情緒反應）；

④對壓力源形成的原因進行歸因，屬於可控性或不可控性的；

⑤個體能否應對；

⑥預期壓力事件的發展傾向。

擴展閱讀

認知評價的重要性

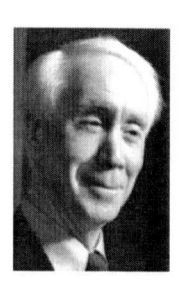

拉扎勒斯（Lazarus）因研究心理壓力、應對和適應以及認知、情緒和動機之間的關係而聞名。他提出，認知評價在壓力的應對過程中起著重要作用。為了證明這一觀點，拉扎勒斯做了一系列的經典研究。他讓人們去看宣

傳鋸木工人工作安全而有著許多恐怖事件的影片。其中有一位工人被鋸子鋸斷手指，還有一位工人操作圓鋸不當，而使木片飛出造成其同事的死亡。這種情況應該是客觀的事件，他使人或多或少感覺到壓力。他指出，人們產生的壓力與其如何看待此一經驗有關。有一群先經過指導的觀眾在觀看影片時易採取一種比較理性的態度，而未經過指導的觀眾則會產生心跳加快的感覺。相較之下，先經過指導的觀眾會將這些產生壓力的情況視為正常，所以不會像一般人一樣那麼怕見血，而會採取比較客觀的近乎醫學的觀點來看待這些意外。

3. 心理緊迫的認知評價過程

認知因素在壓力過程中的作用是認知評價研究中的重要內容，因為對生活事件的認知評價直接影響個體的應對活動和心身反應，因而認知評價是生活事件到壓力反應的關鍵中間因素之一。認知評價也是決定個體對環境刺激或預感到的威脅是否產生防禦性反應的關鍵。人生會遇到無數的壓力事件，只有那些與人發生利害關係的刺激物，或者雖然即使沒有直接利害關係但能引起人的興趣的事件，才能引起心理緊迫反應。而有些事物對於人而言屬於中性或無關緊要的，之所以能引起某些人的心理緊迫反應，是由於人們對其做出錯誤的認知評價和判斷的緣故。此外，人們對壓力源的態度直接影響認知評價的結果。例如，對待消極的生活事件，若採取積極主動的態度去認知評價，可能會避免心理緊迫反應的發生。薛利（Selye）將個體對壓力的認知評價分為兩種：一種是積極的壓力，它可以增強個體的自信心，提高個體的防禦能力；另一種是消極的壓力，它可以減弱個體的應對能力，降低軀體機能系統的反應能力，耗費機體的能量儲備。

二、心理神經免疫學理論

心理神經免疫學理論（psychoneuroimmunology，PNI）是指中樞神經系統、內分泌系統和免疫系統之間存在複雜的相互關係，神經、內分泌和免疫系統是相關的雙向網絡，細胞因子是訊息交流的重要物質，它對視丘—垂體—腎上腺素系統（HPA軸）的調節在視丘下部、垂體和腎上腺三個水平起作用。很多研究證明，外圍的細胞因子能透過血腦屏障作用於中樞神經系

統。HPA軸的活化和糖皮質激素的增多透過負回饋機制抑制由細胞因子引發的免疫炎症反應。

不良的心理因素已被證明可以抑制機體的免疫機能。國外研究發現權力慾望及支配別人的慾望強烈的人，其自然殺傷細胞（NK）活性比友愛慾望強烈的人低。一般來講心理因素可以透過影響中樞神經系統的功能，再促使神經—內分泌系統釋放神經遞質和激素，透過影響免疫細胞上的受體影響免疫機能。其中糖皮質激素和一些肽類神經遞質在此過程起著關鍵的作用。

此外，在壓力和其他一些心理因素影響下，機體還會產生免疫抑制因子對免疫系統產生抑制作用。研究發現不同性質的壓力源可引發不同的免疫反應。以大鼠為研究對象發現不可逃避的電擊可抑制免疫反應，而可逃避的電擊則不能。另外的一項研究表明，被咬傷的大鼠不一定表現為免疫功能的改變，但是被擊敗的大鼠表現為免疫功能的改變。研究者現已在幾乎所有的免疫細胞上發現神經遞質和激素的受體，反過來，大多數神經遞質和激素的受體都已在免疫細胞上發現。現在一般認為，心理因素可以透過影響中樞神經系統的功能，**再促使神經—內分泌系統釋放神經遞質和激素，透過影響免疫細胞上的受體影響免疫機能**。而糖皮質激素和一些肽類神經遞質在此過程起著關鍵的作用。值得注意的是，一些免疫物質也可以反過來影響神經—內分泌系統的活動。

總之，**心身關係**涉及從宏觀的社會文化因素到微觀的個體生理心理因素等過程，用單一的一種生物學過程難以解釋。目前，許多心理生物學家強調整體和系統的**研究方式**，其研究視野由宏觀的社會因素轉移到個體不同的心理過程，到各系統各器官直至分子細胞水平的軀體功能活動。這種較系統全面的研究符合新的**醫學模式**。目前的心理社會壓力研究就體現了這種研究模式，涉及社會生活事件（質和量）、個人應對、個性、社會支持、各系統各器官心理生理反應等一系列因素的系統作用。

複習鞏固

1. 簡述一般適應症候群模型（GAS）

2. 簡述壓力認知評價理論。

3. 簡述心理神經免疫學理論。

要點小結

1. 行為主義理論認為，人的一切行為都是透過學習建立條件反射的結果，人的不健康行為、精神病人的症狀都是習得的。

2. 行為分階段改變理論是一個動態的綜合的行為改變理論模型。這個模型變傳統的一次性行為事件干預模式為分階段干預模式，根據行為改變者的需求提供有針對性的行為支持技術，已成為健康教育、醫學臨床和社區行為干預廣泛應用的有效策略和方法。

3. 知—信—行理論認為：知識和資訊有利於建立正確的態度與信念，進而改變健康相關行為。也就是說只有當人們了解了有關的健康知識，建立起積極的、正確的態度與信念，才有可能主動地形成有益於健康的行為，轉變危害健康的行為。

4. 心身疾病的心理生理學說是指心理因素以生理活動為中介對疾病和健康產生影響，其中神經系統、內分泌系統和免疫系統是最主要的生理中介。

關鍵術語

經典條件反射 操作條件反射 模仿學習理論 合理行動理論

健康行為連續變化理論 自我效能理論 知—信—行理論 健康信念理論

壓力理論 壓力中介機制 心理神經免疫理論 J.B.Watson

B.F. Skinner Ivan Pavlov A. Bandura W.B.Cannon

複習題

1.1913 年，（ ）發表了《行為主義者所認為的心理學》一文，該文被認為是行為主義心理學正式誕生的宣言。

A. 華生

B. 巴夫洛夫

C. 史金納

D. 班度拉

2. 狗的唾液條件反射證明了（　）的經典性條件反射理論。

A. 華生

B. 巴夫洛夫

C. 史金納

D. 班度拉

3. 把行為分成應答性條件反射和操作性條件反射的是（　）。

A. 華生

B. 巴夫洛夫

C. 史金納

D. 班度拉

4. 社會學習理論是（　）提出的。

A. 華生

B. 巴夫洛夫

C. 史金納

D. 班度拉

5. 在巴夫洛夫的實驗中，鈴聲是（　）。

A. 中性刺激

B. 無條件刺激

C. 條件刺激

D. 無關刺激

6. 在巴夫洛夫的實驗中,食物是( )。

A. 中性刺激

B. 無條件刺激

C. 條件刺激

D. 無關刺激

7. 對於人類而言,( )的強化過程是個體學習的主要機制。

A. 無條件反射

B. 應答性條件反射

C. 操作性條件反射

D. 條件反射

8. 透過觀察別人而進行學習的是( )。

A. 動作再現過程

B. 強化學習

C. 參與性學習

D. 替代性學習

9. 透過控制某個特定的前提或者某個刺激群體中的一個刺激出現,使行為發生的可能性增加的是( )。

A. 刺激控制

B. 正強化

C. 負強化

D. 懲罰

10. 以下不屬於一般適應症候群階段的是( )。

A. 警覺

B. 保持

C. 抵抗

D. 衰竭

第三章 壓力與健康

　　壓力、緊張、創傷、無助……這是現今生活的鬼魅，無論你是家纏萬貫還是一貧如洗，無論你在不惑之年還是風華正茂，無論你是身居高位還是庸常平凡，無論你是學識淵博還是目不識丁，無論你是成就斐然還是碌碌無為，都避免不了生活中的壓力……那麼我們應該如何面對生活中的各種壓力和緊迫呢？本章將為你揭曉答案。

第一節 壓力概述

一、壓力的定義

　　「壓力」一詞的原意是指一個系統在外力作用下，竭盡全力對抗時的超負荷過程，薛利（Selye）將這個詞引入到生物和醫學領域，並根據對其本質認識的發展而不斷對它進行修正、補充和擴大。當前，在醫學心理學領域中，壓力的含義可概括為三大類：

　　1. 應激是一種刺激物。這是把人類的壓力與物理學上的定義等同起來。即金屬能承受一定量的「應力」（stress）。當應力超過其閾值或「屈服點」時就引起永久性損害。人也具有承受壓力的限度，超過它也會產生不良後果。

　　2. 應激是一種察覺到的威脅。這是拉扎勒斯（1976）綜合了「刺激與反應」兩種學說的要點而提出的。這種說法，可以解釋對壓力性刺激（壓力源）做出反應的個體差異，該理論認為，個體對情境的察覺和評估是關鍵因素。他指出，壓力發生於個體處在無法應對或調節的需求之時。它的發生並不伴隨特定的刺激或特定的反應，而發生於個體察覺或評估一種有威脅的情境之時。這種評估來自對環境需求的情境以及個體處理這些需求的能力（或應對機制，coping mechanism）的評價。

　　3. 應激是一種反應。壓力是對不良刺激或壓力情境的反應。這是由薛利（1956）的定義發展而來。他認為壓力是一種機體對環境需求的反應，是機

體固有的具有保護性和適應性功能的防禦反應，從而提出了包含三個反應階段（警戒期、阻抗期、衰竭期）的一般適應症候群學說。

綜上所述，壓力（stress）是機體「察覺」各種內外環境因素及社會、心理刺激時所出現的全身性非特異性適應反應，又稱為壓力反應。壓力是在出乎意料的緊迫與危險情況下引起的高速而高度緊張的情緒狀態，心理壓力是個體面臨或覺察到環境變化對自身有威脅或挑戰時做出的心理適應和應對的過程。

二、壓力源的種類

壓力源是指經個體認知評價後可以引起心理、生理反應的環境刺激或情緒。可分為四類：

1. 生理性壓力源（physiological stress）

生理性壓力源指直接作用於軀體的物理化學與生物刺激物，是薛利早年提出的生理壓力源，包括高溫、寒冷、噪音、電磁輻射、震動等物理化學刺激。最初只是把這些刺激物看作是引起生理反應的因素，現在則認為其可導致生理及心理反應。

2. 心理性壓力源（psychological stress）

心理性壓力源是指各種心理因素導致壓力反應的情況，包括人際關係衝突、個體的強烈需求或過高期望、性格缺陷、過度緊張、能力不足、認知障礙或情緒反應等。

3. 社會性壓力源（social stress）

社會性壓力源可以概括為兩大類：

（1）人口學指標：包括經濟條件、職業、婚姻、年齡、受教育程度等差異，這些因素往往會成為影響個體行為的基本因素，對人有重要影響。

（2）社會變動性與社會地位的不合適：包括世代間的變動（親代與子代的社會環境變異），上述社會學指標的變遷，個人的社會化程度、社會交往、生活、工作的變化，重大的社會政治、經濟的變動等。

4. 文化性壓力源（cultural stress）

文化性壓力源是指因評議、風俗、習慣、生活方式、宗教信仰等引起壓力的刺激或情境。如遷居異國他鄉，語言環境改變等「文化性遷移」。

應該看到，生活中一些不良的事件常常會成為個體的壓力源，其實一些明顯看起來正性的事情，如果個體沒有做好充分的心理準備也會成為壓力源，如范進中舉。

生活的心理學

范進中舉

這個故事是《儒林外史》中極為精彩的篇章之一。主人翁范進是個士人，他一直生活在窮困之中，又一直不停地應試，考了二十多次，到五十四歲才中了個秀才。該文寫他接著參加鄉試又中了舉人一事，文中運用誇張的手法生動地描繪了他那喜極而瘋的形象，深刻地揭露了封建社會科舉制度的弊端。這也是不良心理壓力反應的典型例子。

三、壓力對健康的影響

（一）壓力時機體的功能代謝變化

1. 中樞神經系統

壓力時糖、脂肪和蛋白質代謝的變化是壓力反應的調控中心，機體會出現興奮、緊張、專注程度升高、焦慮、害怕、憂鬱、厭食等症狀。

2. 心血管系統

交感—腎上腺髓質系統興奮會使心率加快、脈搏增強、外圍總阻力升高、血液重分布，有利於提高血輸出量、提高血壓、保證心腦骨骼肌的血液供應，但這種反應也使皮膚、內臟產生缺血缺氧。

3. 消化系統

主要表現為食慾降低、消化功能減退，但也出現進食增加的病例。壓力時交感—腎上腺髓質系統興奮，胃腸缺血是胃腸黏膜糜爛、潰瘍、出血的基本原因。

4. 免疫系統

壓力時機體的免疫系統活躍，大多數時候功能增強，但是持久而過強的壓力會造成機體免疫功能的紊亂。

5. 泌尿生殖系統

表現為腎血管收縮，腎小球濾過率降低，出現尿量減少等現象。壓力對生殖功能產生不利影響，如過強壓力源作用後婦女出現的月經紊亂、哺乳期婦女的泌乳停止等現象。

6. 血液系統

急性壓力時，出現外圍血中白細胞數目增多、部分凝血因子濃度升高等，表現出抗感染能力和凝血能力增強，對機體起保護作用。慢性壓力時，病人可能出現貧血，血清鐵降低，似缺鐵性貧血，但與之不同，補鐵治療無效。

可見，適度壓力可增進機體機能，對機體起有益作用，可以使機體保持旺盛的生命活力、處於新鮮的狀態；但是過度壓力卻會損害機體機能，降低機體靈敏度、反應度以及對危險的躲避能力而把機體置於危險當中，極易導致生病或崩潰。

擴展閱讀

如何應對精神創傷

對於身體疾病，一旦一個人患上某種特別的疾病，它通常是以抗體形式進行生理編碼，以建立對未來發生疾病的免疫力。同樣，對於創傷，極端消極的經歷將在倖存者的既定世界中留下心理印記，從而一定程度上確保對抗以後精神創傷的免疫力。最近由一位了不起的倖存者轉述給我的一段經歷是

心理已做好準備的表現，因為她講述了一個早期創傷如何使她建立起對抗今後極端創傷事件的鋼鐵意志。現在她 40 多歲，這位倖存者跟我講述了在她和她先生都 30 多歲的時候，她的先生因腦癌離她而去，她被壓垮了。她感到極度焦慮、憂鬱和脆弱，雖然如此，她依舊堅持做好每天的事務，竭盡全力照顧她的兩個孩子。然後另一個大災難降臨了——她家房屋被燒得面目全非，幾乎所有的物質財產都被破壞了。她告訴我這突如其來的大火，對她心理上造成的影響是多麼的小，以至於她的朋友和親戚都被她表現出來的鎮定和堅強所震撼。她解釋道，在她丈夫去世後她終於明白了生活中什麼才是最重要的，她知道怎麼樣去欣賞、感激一切美好的事物。

(二) 壓力與疾病

1. 壓力性潰瘍

由壓力引起的消化道潰瘍，稱為壓力性潰瘍。主要發生在胃和十二指腸黏膜，表現為黏膜缺損、多發糜爛，或表現為單個或多個潰瘍。機制：黏膜缺血缺氧，胃腔內氫離子的逆向瀰散，其他如酸中毒、膽汁反流等。

2. 壓力與心血管疾病

原發性高血壓、冠心病、心律失常與壓力密切相關。

心律失常與情緒壓力有著密切的關係。在心血管急性事件中，心理情緒壓力已被認為是一個「扳機」，成為觸發急性心肌梗塞、心源性猝死的重要誘因。

壓力時，交感—腎上腺髓質系統興奮、下視丘—垂體—腎上腺皮質激素軸活化，參與高血壓的發病過程；糖皮質激素持續升高可使膽固醇升高，也可使平滑肌細胞內鈉水瀦留，使平滑肌細胞對升高因素更敏感。

3. 其他壓力性疾病

壓力時，可出現自身免疫病和免疫抑制，慢性壓力作用於兒童可致呆小狀態如心因性侏儒等。

複習鞏固

1. 簡述壓力的概念。

2. 簡述壓力源的種類。

第二節 生活事件

一、生活事件的定義

霍爾姆斯（T.H.Holmes）和瑞赫（R.H.Rohe）認為生活事件是造成人們生活上的變化，並要求對其進行適應和應付的生活情境和事件。

在李心天編著的《醫學心理學》一書中，生活事件指「人們在日常生活中遇到的各式各樣的社會生活的變動，是測量壓力和心理健康的重要指標」。

大陸學者李月在《大學生生活事件與焦慮情緒的相關研究》中指出：生活事件是指個體在社會生活過程中所經歷的各種變動，包括正性（積極）和負性（消極）兩種，具體表現為生活中遇到的事件。正性生活事件可以使個體的情緒情感產生愉快體驗，促進其情緒向積極方面發展。負性生活事件可以使個體產生不安、消沉、焦慮等情緒情感體驗，致使個體的情緒向消極方面發展。

綜上所述，這些定義的共同點是：生活事件足以使絕大多數人改變其熟悉的生活方式。筆者更傾向於學者李月的觀點，即生活事件是指個體在社會生活過程中所經歷的各種變動，包括正性（積極）和負性（消極）事件兩種。

第二節 生活事件

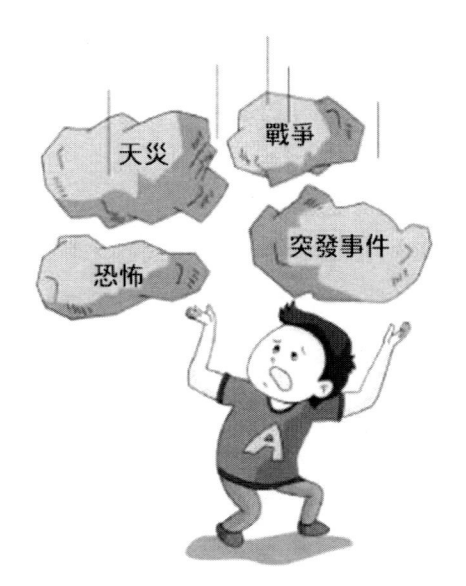

圖3-1　生活事件

　　按照對個體的影響，生活事件可以分為兩大類：壓力性生活事件和日常生活困擾。壓力性生活事件（stressful life events）是指生活中的重大變故，如地震、突發公共衛生事件等，壓力性生活事件的特點：不可預期、突然發生、強度巨大、影響深遠，包括即時影響——心理危機（psychological crisis）和餘波效應——創傷後壓力障礙（post-traumatic stress ；disorder, PTSD）。日常生活困擾（hassles of daily life）是指日常頻繁的困擾、挫折和苦惱，又稱微壓力源（microstressor），如人際衝突、學習壓力、工作壓力等。日常生活困擾的特點包括日常煩惱、強度較弱、作用頻繁、具有累加效應。

二、生活事件與壓力

　　由於生活事件的發生與生活環境及生活的各個方面密切相關，因此在人的一生中，不同時期其生活事件的特點各不相同，從出生到死亡各個生命階段人的壓力能力和防禦方式不斷發生變化，不同時期壓力性生活事件對人的身心健康的影響也有其獨特的特點。

1. 母孕期

生命從一個精子和一個卵子成功地結合為一個受精卵開始。儘管遺傳因素是導致嬰兒出生缺陷的重要因素，但生存環境也是導致嬰兒出生缺陷的主要原因之一，這包括母親的生存環境、身體健康狀況、營養狀況以及母親的情緒。生活事件常給母親造成精神創傷，使其產生焦慮、緊張、恐怖、憂鬱情緒，這種不良情緒不利於胎兒的發育和生長。蒙塔古在對德國畸形嬰兒的一個長期研究的分析中，為我們提供了一個重要而間接的證據：在希特勒上臺之前，5個醫院裡的嬰兒畸形率為 0.07%，在戰爭爆發前為 1.7%，在大戰中為 2.3%，而戰爭結束後不久則達到 6.5%。因此，母親經歷重大生活事件或精神創傷對胎兒的影響，主要表現為嬰兒的出生缺陷和適應困難。

2. 嬰幼兒

強烈的愛和對生存環境學習的需求，既是嬰幼兒健康成長的必不可少的條件，也是嬰幼兒心理健康和大腦生理結構發育的關鍵。因此，對於嬰幼兒來說，最大的不幸是愛和教育的剝奪。而且嬰幼兒對眼前的世界一無所知，幾乎沒有防禦能力，因此這一時期的孩子如果遭遇到明顯的生活事件，特別是愛和教育的剝奪，其身心健康方面所受到的損傷將是強烈而無法彌補的。在缺乏愛的環境中成長起來的孩子往往缺乏愛心，自私、孤僻，人際關係的社會適應能力較差。美國學者丹尼士曾從孤兒院挑選了 40 名嬰兒，對他們進行隔離哺育實驗。他將這些嬰兒分別關在嚴格控制的隔離的籠子裡餵養，完全剝奪其社會交往。幾年後，因受到社會強烈的譴責，丹尼士的實驗被迫終止，但這 40 名嬰兒全都成了智力低下兒。由於他們的生理機構（大腦）在出生後得不到家庭和社會環境的良性影響，缺乏周圍人的愛，儘管後來社會各界多方資助，花了許多精力加以挽救，也無濟於事。這就是早期愛和教育的剝奪對嬰兒所造成的嚴重後果。

3. 兒童期

兒童期常見的生活事件主要來自家庭，如單親家庭、家庭破裂、父母不和、家庭暴力、父母疾病、父母死亡，以及父母對兒童的虐待，性騷擾等。由於這一時期的孩子已對生存環境和社會有所認識，其認知結構和防禦方式

都處在不斷發展和不斷完善之中，壓力防禦能力和分辨是非的能力較差，所以兒童期遭遇不幸的生活事件時，其壓力反應比較簡單單一，如恐懼、緊張、焦慮、憂慮，甚至出現一些嚴重的情緒和行為障礙等。這一痛苦的體驗和經歷往往會透過「同化」和「異化」作用整合於其正在發展的認知結構之中，在其幼小的心靈中留下一個陰影。有研究表明，大多數患有精神障礙、多重人格、反社會人格和邊緣狀態的成人以及犯有謀殺罪的青少年，在童年期都曾受到虐待和驚嚇；那些經歷施暴於孩子的父母，自己也曾是父母的受害者；那些經歷父親或母親自殺死亡的孩子，在其遭遇創傷性生活事件時，也往往選擇自殺作為應對的方式。這一精神創傷具有反覆再現性記憶和行為再現等特點，所以童年期的生活事件和精神創傷對兒童及其今後一生的不良影響是非常久遠的。因此，兒童期的壓力性生活事件和精神創傷可引起一系列的情緒和行為問題，所產生的影響可持續多年，有時可轉變為成年期的各種行為障礙，與精神疾病的發生也密切相關。

4. 青年期

青年期是一個人的生長發育、認知結構和防禦方式趨於成熟和穩定的階段，同時也是面臨升學就業、戀愛婚姻、社會適應等諸多主題的階段。這一階段的主要負性生活事件，是升學失敗、就業困難、戀愛受挫、家庭矛盾、家庭破裂等。儘管青年人的認知結構和防禦方式趨於成熟，但由於其社會經驗少，生活閱歷淺，個性的穩定性相對較差，遇事常不能夠沉著冷靜，容易偏激，所以青年人一旦遭遇生活事件，哪怕不是很強烈的生活事件，其所產生的壓力反應也往往出人意料。

5. 中年期

中年人大多遇事沉著冷靜，自我約束和自我控制能力較強，處理問題的方法和措施相對來說比較恰當得體，是一生中最有建樹、最能施展自己才能和發揮自己潛力的時期。中年是一個人的認知結構、個性特點、防禦方式相對穩定和成熟的時期，同時也是事業有成、社會閱歷豐富、家庭結構和家庭生活方式得以完善和鞏固的階段。這一時期的生活事件主要表現在與同事、主管之間的矛盾和糾紛，家庭負擔過重，父母的贍養、疾病、死亡，子女的

升學、就業、戀愛、婚姻、離家，自身或配偶的軀體疾病甚至配偶的死亡等。馬格里（Magni）等將 55 名心肌梗塞的住院病人在發病前幾個月的生活事件，與 55 名年齡、性別、婚姻狀況及社會階層相匹配的患有急腹症的住院病人相比較，結果是心肌梗塞病人發生的生活事件較對照組多，而且對個體產生負性作用的事件明顯較高。另外，有關生活事件和憂鬱情緒與癌症之間的關係的研究，生活事件與飲食障礙和健康之間的關係的研究，也得出了類似的結果。由於中年人的壓力水平和防禦能力相對較強，所以壓力性生活事件對中年人的情緒和行為的影響似乎比青年人要輕，但他們往往將這種沉重的不幸和痛苦深深地埋藏在自己的心裡，強行壓抑自己的悲傷，控制自己的偏激行為。這種長期的情緒壓抑，常常會以種種精神或軀體疾病的形式表現出來。

由此看來，儘管中年人對生活事件有較強的壓力和防禦能力，但生活事件和精神創傷對其身心健康所產生的危害並未得到有效的扼制。

6. 老年期

老年期是人生的結束階段，往往由忙碌的上班生活轉為相對清閒的退休生活，導致諸多不適應。美國著名心理學家羅傑斯在關於生活圈的座談會上談了他的退休生活，評述了各種生活危機：妻子多年重病在身，他需要學習新的角色，還需要對別人進行心理治療。他說：「我們常說到或設想到老年是閒適安逸的時期，對我自己來說我發現這是騙人的。當我興奮時我變得非常傲慢，當我憂慮時卻又深深地感到煩惱。精神上的創傷似乎更明顯，痛苦也更強烈，時而落淚如雨，時而欣喜若狂。我相信在感情上我變得更加脆弱了。」隨著年齡的老化，老年人面臨著對退休生活的適應、感知和認知的衰退、疾病纏身、無用感和孤獨感的困擾和朋友、同事、甚至配偶的相繼死亡等眾多生活事件的精神創傷。

有研究表明，在西方國家，隨著年齡的增加，老年人自殺的發生率相應增加，老年人自殺是西方社會中一個比較普遍的問題。儘管由於老年人歷經生活的磨煉，閱歷豐富，心理承受能力較強，但他們的反應能力、體力素質

和對新環境的適應學習能力較差，所以壓力性生活事件對老年人的打擊是沉重而強烈的，這種悲哀和痛苦往往觸及其內心的深處。

三、生活事件與健康

（一）生活事件對健康的影響

尋求變化、追求新奇是人的一種基本心理特性，生活變化可以避免人在生活中那種單調、乏味的感覺，激勵人們投入行動，以適應新生活、新環境。由此可見，適宜的變化或刺激對人來說如同休息和安靜一樣重要。然而，如果生活變化過大、過多、過快和持續過久，就會加重人的心理負荷，超過人的心理承受能力，使人們心理上難以適應，引起嚴重的心理壓力，甚至損害健康。研究表明，生活事件是造成心理壓力並進而損害健康的主要壓力源。

學者們對有關生活事件與疾病之間的關係進行了研究。陳紅敏、趙雷、劉立新選取 468 名大學生為被試，調查並探討大學生負性生活事件與心理健康的關係。結果表明：負性生活事件與心理健康各維度都顯著相關，說明負性生活事件給大學生帶來的負性感受越多，心理健康狀況越不好。生活事件各因子中，學習壓力、人際關係對大學生心理健康的影響分列第一、二位。李建明、張小遠採用症狀自評量表（SCL-90）和自編生活事件量表，以某所大學 4786 名在校生為調查對象開展研究。兩位研究者指出，大學學員生活事件對心理健康的影響程度從重至輕依次是學習問題、適應問題、人際關係問題以及挫敗事件。魏義梅、張劍採用青少年生活事件量表（ASLEC）、認知情緒調節量表（CERQ）和自評憂鬱量表（SDS），選取 900 名大學生進行調查分析。結果表明：生活事件對憂鬱有直接的影響，即大學生面臨的生活事件越多，大學生的憂鬱程度越高。認知情緒調節在生活事件和憂鬱二者之間起中介作用。當大學生經歷負性生活事件後，較少地運用消極認知應對策略，而較多地運用積極認知應對策略，則會有效地改善大學生的憂鬱。可見，大陸學者的相關研究得出的結論較為一致：生活事件與心理健康具有顯著相關性。其中，學習壓力、人際關係兩因素對不同學業層次的學生都有顯著影響，但產生影響的程度不同。這可能與研究者選用的量表不同有關，也可能與不同學業階段學生特點不同有關。

健康心理學
第三章 壓力與健康

美國華盛頓大學醫院精神病學家赫爾姆斯（Holmes）等對 5000 多人進行社會調查，把人類社會生活中遭受到的生活危機（life crisis）歸納並劃分等級，編製了一張生活事件心理壓力評定表。評定表列出了 43 種生活變化事件，並以生活變化單位（life change units，LCU）為指標加以評分。他們在一組研究中發現 LCU 與 10 年內的重大健康變化有關。生活變故的人群中，37% 有重大的健康變化；有重大生活變故者中，70% 呈現重大健康變化。赫爾姆斯等提出，LCU 一年累計超過 300，則預示今後兩年內將有重大的病患；後來又進一步提出，若一年 LCU 不超過 150，來年可能是平安；LCU 為 150～300，則有 50% 的可能性來年患病；LCU 超過 300，來年患病的可能性達 70%。1976 年他們報導，心臟病猝死、心肌梗塞、結核病、白血病、糖尿病、多發性硬化等與 LCU 升高有明顯關係。一般變為伴發心理上喪失感（feeling of loss）的心理刺激，對健康的危害最大。這種喪失感可以是具體的事或物，例如親人死亡等；也可以是抽象的喪失感，例如工作的失敗等。其中，尤以親人（如配偶）喪亡的影響最大。有些研究工作者指出，喪失或親人的喪亡能引起個體一種絕望無援（helplessness，束手無策）的情緒反應，此時個體難以從心理學和生物學上來應付環境的需求。在這一方面，已經做了許多調查研究。如，有人對最近居喪的 903 名男性做了 6 年的追蹤觀察，並與年齡、性別相仿的對照組進行比較。結果表明，居喪的第一年對健康的影響最大，其死亡率為對照組的 12 倍，而第二、三年的影響已不甚顯著。另有研究發現，中年喪偶者與同年齡組相比，對健康的影響更為明顯。有一調查還發現，不僅是配偶死亡，而且子女或其他近親的死亡對健康也有相當大的影響，一年內的死亡率為對照組的 5 倍。當然，這種生活變故對於不同個體的影響不會是等同的。

第二節 生活事件

表3-1　社會再適應量表(social readjustment rating scale, SRRS)

序號	生活事件	壓力指數	序號	生活事件	壓力指數
1	配偶死亡	100	23	子女離家	29
2	離婚	73	24	吃官司	29
3	婚姻失敗(分居)	65	25	個人傑出的成就	28
4	監禁	63	26	配偶開始或停止工作	26
5	家庭親密成員死亡	63	27	學業的開始或結束	26
6	受到傷害或疾病	53	28	生活水準的改變	25
7	結婚	50	29	個人習慣上的修正	24
8	被解雇	47	30	和上司相處不好	23
9	與配偶重修舊好	45	31	工作時數或工作條件的改變	20
10	退休	45	32	搬家	20
11	家庭成員健康狀況改變	44	33	轉校	19
12	懷孕	40	34	娛樂的轉變	19
13	性生活障礙	39	35	宗教活動的改變	19
14	家庭中新成員的增加	39	36	社交活動的改變	18
15	職務重新調整	39	37	貸款(少於1萬美元)	17
16	收入狀況的改變	38	38	睡眠習慣的改變	16
17	親密朋友死亡	37	39	家庭聯歡時人數的改變	15
18	轉行	36	40	飲食習慣的改變	15
19	與配偶爭吵次數改變	35	41	渡假	13
20	負債超過一萬	31	42	過耶誕節	12
21	貸款或契據取消	30	43	輕微犯法	11
22	工作中職責變化	29			

評分標準：

0～149 分 = 沒有重大問題

150～199 分 = 輕微的健康風險（1/3 的可能性患病）

200～299 分 = 中度的健康風險（1/2 的可能性患病）

300 分以上 = 嚴重的健康風險（80% 的可能性患病）

以上《社會再適應評定量表》僅僅是生活事件對自己影響的一個判斷，這些生活事件有的馬上對人產生影響，還有一些將在以後一段時間內慢慢產

生影響。因此，對健康的影響一般來說是有一定規律的，但是也有一些例外。比如「家庭成員死亡」，包括突如其來的交通事故暴死與癌症久治不癒的最後死去，LCU 分數相同，但心理反應強度差別很大。在《社會再適應評定量表》中，有幾種生活事件的 LCU 分數比較接近，但對機體健康的影響有很大差別，這與個人的心理素質有關。

(二) 負性生活事件與疾病

1. 負性生活事件與癌症

致癌的因素十分複雜，而精神因素在癌症的發生和發展上起著重要作用。現代醫學發現，癌症好發於一些受到挫折後，長期處於精神壓抑、焦慮、沮喪、苦悶、恐懼、悲哀等情緒緊張的人。專家發現，情緒極度沮喪的人，血液中的 T 淋巴細胞數量明顯減少，免疫功能下降。研究還表明，當強烈的精神緊張刺激使人喪失應對能力而表現出憂鬱、沮喪的情緒時，會促使皮質類固醇激素分泌過度，從而抑制了免疫系統的功能，癌症就有可能在免疫系統功能下降時形成。可見，精神心理因素並不能直接致癌，但它卻往往以一種慢性的持續性的刺激來影響和降低機體的免疫力，增加癌症的發生率。這些刺激主要是透過神經生理、神經內分泌和免疫三個系統的相互聯繫起作用的，最後使腎上腺素皮質酮等內分泌增加，進入血液循環，從而損害人體免疫功能，導致正常細胞癌變。

大城市的一項 398 例胃癌配對調查發現一個共同點，即胃癌患者都有經常生悶氣的情況。從而說明不良的精神因素可以導致胃癌的發生，同時各地調查還發現性格開朗、精神健康的人不易患胃癌。醫學家在一項調查中發現，81.2% 的癌症病人在患病前曾遭受過負性生活事件的打擊。如配偶死亡、夫妻不和、生活規律重大改變、工作學習壓力大、子女管教困難、夫妻兩地分居等。中國醫學也認為「七情」的過度會導致氣滯血瘀而發生癌症，認為「百病皆生於氣」、「萬病皆源於心」。動物實驗也證明，在連續精神刺激下，動物體內可長出腫瘤。可以這樣說，心情糟糕、情緒緊張、憂鬱、悲觀的人是癌魔的青睞者。為了預防癌症的發生，我們不僅要防止各種致癌因素，還應當保持一種良好的心態和穩定的情緒，保證身心健康。

2. 負性生活事件與自殺

雖然國外的研究表明城市人口的自殺率遠高於鄉村，但在北京心理危機研究與干預中心和中國疾病預防控制中心共同完成的《全國性心理解剖研究》中，中國自殺者的特徵被概括為：84% 生活在鄉村，35% 從來沒有上過學，62% 服用農藥或滅鼠藥死亡，55% 遇到過與其有血緣關係的人或者相識的熟人的自殺行為，63% 有精神障礙，25% 有過自殺未遂史，僅 7% 看過精神心理專家。這一研究給出的結論：中國自殺死亡者的特徵與西方國家有相當大的不同。

在中國，自殺的危險因素相互之間有協同效應，憂鬱程度高、有自殺未遂史、負性生活事件產生的急性壓力強度和慢性心理壓力大以及生活在一個家人或熟人曾有自殺行為的環境中，是中國主要的危險因素，但自殺僅發生在這些因素中的幾個同時存在時。

因其量表設計的精細，這一研究找出了中國「獨立的自殺危險因素」，按其重要性由大到小排列分別為：死前兩週憂鬱嚴重程度，有自殺未遂史，死亡當時急性誘發生活事件導致的急性壓力強度大，死前一個月的生命質量，死前一年負性生活事件產生慢性心理壓力，死前兩天有急性生活事件，有血緣關係的人有過自殺行為，朋友或熟人有過自殺行為。美國 QPR 預防自殺培訓所主任昆尼特（Paul Quinnette）博士向記者評價這份報告時稱：「這一研究在量表設計中對憂鬱程度及負性生活事件進行了精細劃分，非常有創造性，同時能使我們觀察到中國自殺者的細節。」對這 8 個有統計學意義的自殺的預測變量，研究給出的結論是：自殺的危險性隨著危險因素的數目增多而顯著增加，暴露上述 1 個危險因素或不暴露的沒有一人死於自殺，而暴露 2～3 個者 30%，暴露 4～5 個者 85%、暴露 6 個以上者 96% 死於自殺。這一結論從某種層面上為關注並預防自殺者提供了重要判斷依據。

複習鞏固

1. 簡述生活事件的定義。

2. 簡述生活事件的分類。

3. 簡述 LCU 的含義及意義。

第三節 中介機制

刺激轉變為反應需要有中介機制（mediating mechanism），包括生理中介與心理中介兩種。

一、生理中介

目前，對「觀念的」心理社會因素如何轉變為「物質的」生理反應的關鍵部位及詳細機制尚未完全明了。但是，心身中介機制指壓力的生理反應以神經解剖學為基礎，最終可涉及機體各系統及器官；涉及神經系統、內分泌系統和免疫系統。但三個中介途徑實際是一個整體，為便於理解而做以下分析。

1. 心理—神經中介機制

該機制主要透過交感神經—腎上腺髓質軸調節。當機體處在急性壓力狀態時，壓力刺激被中樞神經接收、加工和整合，後者將衝動傳遞到下視丘，使交感神經—腎上腺髓質軸被活化，釋放大量兒茶酚胺，引起腎上腺素和去甲腎上腺素大量分泌，引發中樞興奮性增高，導致心理、軀體、內臟等功能改變，即所謂非特應系統功能增高，而與之相對應的營養系統功能降低。結果，網狀結構的興奮增強了心理上的警覺性和敏感性；骨髓肌系統的興奮導致軀體張力增強；交感神經的活化，會引起一系列內臟生理變化，如心率、心肌收縮力和心排血量增加，血壓升高，瞳孔擴大，汗腺分泌增多，血液重新分配，脾臟縮小，皮膚和內臟血流量減少，心、腦和肌肉獲得充足的血液，分解代謝加速，肝糖原分解，血糖升高，脂類分解加強，血中游離脂肪酸增多等，為機體適應和應對壓力源提供充足的功能和能量準備。必須指出，如果壓力源刺激過強或時間太久，也可造成副交感神經活動相對增強或紊亂，從而表現為心率變緩、心排血量和血壓下降、血糖降低、造成眩暈或休克等。

2. 心理—神經—內分泌中介機制

該中介途徑透過下視丘—腺垂體—靶腺軸進行調節。腺垂體被認為是人體內最重要的內分泌腺，而腎上腺是腺垂體的重要靶腺之一。研究發現，當人在飛行跳傘、陣地作戰、預期手術、參加考試等壓力情況下，上述兩軸系統即腎上腺皮質和腎上腺髓質被活化。

3. 心理—神經—免疫中介機制

此為最新認識的壓力中介機制，即確認壓力對機體免疫功能的顯著影響。一般認為，短暫、不強烈的壓力不影響或略增強免疫功能，如維斯（Weiss）等觀察到輕微壓力對免疫應答呈抑制趨向；中等度壓力可增強免疫應答；高強度壓力則顯著抑制細胞免疫功能。但長期較強烈壓力可損害下視丘，導致皮質激素分泌過多、機體內環境嚴重紊亂，從而導致胸腺和淋巴組織退化或萎縮，抗體反應抑制，巨噬細胞活動能力下降，嗜酸粒細胞減少和阻滯中性粒細胞向炎症部位移動等一系列變化，最終導致機體免疫功能抑制等，降低機體對抗感染、變態反應和自身免疫的能力。現有研究揭示，免疫系統並非功能自主的獨立體，而是在壓力反應過程中，與中樞神經系統進行雙向性調節。巴特羅普（Bartrop，1977）對澳洲某次火車失事遇難者配偶的研究顯示，被試在喪偶第五週的淋巴細胞功能抑制十分顯著，僅為對照組的 1/10，又如瑞利（Riley，1975）把同樣接種可致乳房腫瘤病毒的兩組小鼠分別放入有強烈壓力的擁擠環境、無壓力刺激的環境，結果顯示，其腫瘤發生率前者為 92%，後者僅為 7%。

二、心理中介

1. 認知評價（cognitive evaluation）

認知評價是指個體從自己的角度對遇到的壓力源的性質、程度和可能的危害情況做出估計，同時也估計面臨壓力源時個體可動用的應對壓力源的資源。對壓力源和資源的認知評價直接影響個體的應對活動和心身反應，因而是壓力源是否會造成個體壓力反應的關鍵因素。

福克曼（Folkman）和拉扎勒斯（Lazarus，1984）將個體對生活事件的認知評價過程分為兩步：初級評價和次級評價。初級評價是個體在某一事件發生時立即判斷其是否與自己有利害關係。一旦得到有關係的判斷，個體立即會對事件是否可以改變，即對個人的能力做出估計，這就是次級評價。伴隨著次級評價，個體會同時進行相應的應對活動：如果次級評價事件是可以改變的，常常應用針對問題的應對；如果次級評價壓力源不可改變，則採用針對情緒的應對。許多研究證明，對事件的認知評價在生活事件與壓力反應之間確實造成了決定性的作用。

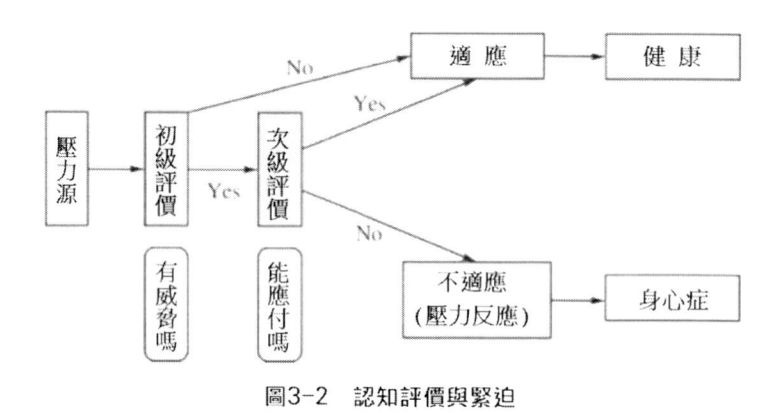

圖3-2　認知評價與緊迫

由於認知評價在壓力過程中的重要作用，使得認知因素在疾病發生發展中的意義已越來越被肯定。近年來已有許多心理病因學的研究工作證明，個體的認知特徵與某些心理疾病、心身疾病甚至軀體疾病的發生、發展和康復有密切的關係。人在認識客觀事物時，其認知的結果並非完全反映客觀現實，人們產生的認知結論常常與自己的認知特徵相關，所謂「仁者見仁，智者見智」就是這個道理。某一事件可能被某人認為是壓力性的，而對別人並非如此；同一個體可能在某時認為某事件是壓力性的，而在另一時候卻不這樣認為。當環境發生變化時，個體的主動注意與知覺選擇密切相關，而個體既往建構的認知模式、當時的情緒狀態、對變化的期望或對不完整訊息猜測的填補等均影響個體對客觀事件的客觀評價。此外，個體的人格特徵、價值觀、

第三節 中介機制

宗教信仰、健康狀態和既往經歷均會影響對壓力源的評價。社會支持一定程度上可以改變個體的認知過程，而生活事件本身的屬性與認知評價關係密切。

2. 人格特徵（personality character）

根據 20 世紀及 21 世紀的研究，研究者們從健康的角度總結出與壓力、健康相關的四種人格維度，分別是 A 型、B 型、C 型和 D 型人格，這些人格類型與健康的關係見表 3-2。

表3-2 人格與應激

	A型人格	B型人格	C型人格	D型人格
人格特點	易激起的敵意 時間緊迫性 競爭性	安寧鬆弛 抱負適度 合作順從	性格內向 情緒憂鬱 過分敏感 害怕困難 屈從權威、害怕競爭	消極情感(NA) 社交抑制(SI)
與健康關係	冠心病易感人格 易患冠心病、高血壓等心血管疾病	壓力耐受人格	癌症易感人格	易患偏頭痛、抑鬱、冠心病、心源性猝死、癌症等
對壓力的評價	放大、壓力源不可控	可知、可控	放大、壓力源不可控	放大、壓力源不可控

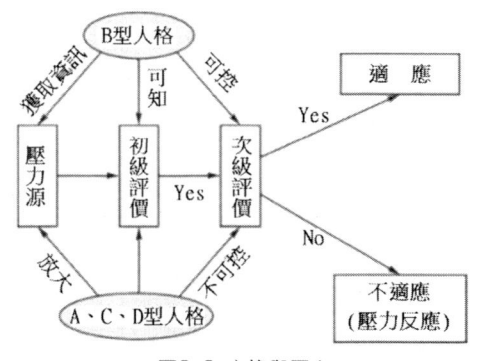

圖3-3 人格與壓力

3. 社會支持（social support）

社會支持（social support）的概念於 20 世紀 70 年代初由精神病學文獻中引入，研究者認為，良好的社會支持有利於身心健康，社會支持一方面對壓力狀態下的個體提供保護，即對壓力起緩衝作用，另一方面對維持一般的良好情緒體驗具有重要意義。

特別在進行壓力的研究中，社會支持在維持身心健康和預防疾病方面的作用引起了越來越多的研究者的興趣。而在有關工作壓力的許多研究中，社會支持和控制（control）一起被認為是兩個最重要的應對策略（coping strategies）。

分析有關研究可知，社會支持對於個體身心健康的作用形式有至少如下兩種不同的過程模式：

①社會支持的作用主要發生在處於壓力狀態下的個體身上，這叫做緩衝效應模型（buffering effect model）。即社會支持的作用是針對這種壓力性事件的，社會支持緩衝了壓力事件對個體的影響，使壓力狀態下的個體免遭傷害。

我們可以做這樣的假定，當個體感知到來自情景的威脅或出現某種過高的要求而又無法做出適當的反應時壓力就產生了，正如薛利所說，這種情景就是個體知覺到做出反應是必要的卻又無法做出恰當的反應。壓力知覺特有的效應包括**生理反應喚起和行為適應**。

在從壓力**源**到反應症狀之間的因果鏈上，社會支持在兩個環節上扮演著緩衝的角色：

社會支持**影響**著個**體**對潛在的壓力性事件的知覺評價。即個體知覺到他人能夠提供**應**付情景所引起的反應要求的資源，從而沒有把潛在的壓力源評價為壓力事件。

在壓力知**覺**之後，足夠的社會支持能夠導致壓力再評價、抑制不良反應或產生有利的調整性反應，從而降低甚至消除壓力反應症狀；或者直接影響生理過程。從而達到了緩衝的效果。例如，透過提供解決問題的方法，降低問題的重要程度，鎮定神經內分泌系統；或者提供健康的行為方式等使人減少壓力知覺後的反應。

圖3-4 社會支持與壓力

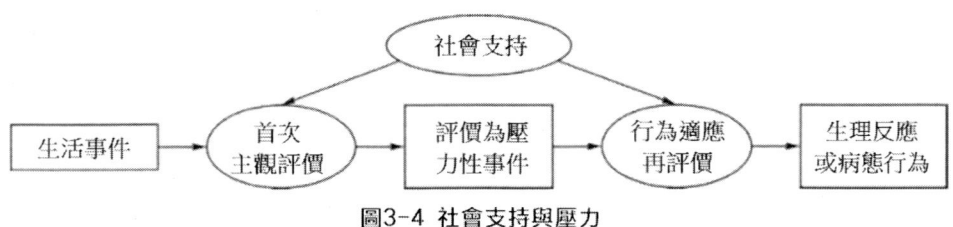

②另一個模型是一定的社會關係資源始終具有一種潛在的維護個體身心良好狀態的作用，而不論個體是否處於壓力狀態下，即社會支持的作用是穩定的、持續存在的。因為這一結論來自於研究的統計結果，即統計過程中只出現了社會支持對個體身心反應症狀作用的主效應，而未出現社會支持與不良生活事件之間的交互作用，所以稱之為主效應模型（main effect model）。

融入一種社會網絡可以幫助個體避免許多負面的體驗，如經濟上和法律上的問題等，這些負面的體驗都有導致心理或生理上出現問題的可能。一般來說，擁有一個大的社會關係網絡能夠經常給人提供積極的體驗和穩定的來自溝通的社會性回報行為，這種社會性支持與一個人整體的精神狀態相關。這種意義上的支持按照社會學的定義就是「經常性的社會互動」（regularized social interaction）或者「社會角色嵌入（em-beddedness）」；從心理學角度來說就是社會互動（social interaction），社會融入（social integration），關係性回報（relational reward），或者地位支持（status support）。

4. 應對方式（coping strategy）

（1）常見應對方式

應對方式又稱應對策略，是個體在壓力期間處理壓力情境、保持心理平衡的一種手段。

應對方式種類很多，常見的分類方式有：

1）從應對的主體角度分類應對方式可分為個體的心理活動（如再評價）、行為操作（如迴避）和軀體變化（如放鬆）。

2）從應對是否有利於緩衝壓力的作用，從而對健康產生有利或者不利的影響分類有積極應對和消極應對。

3）從應對的指向性分類看，有的應對策略是針對事件或問題的，有的則是針對個體的情緒反應的，前者稱為問題指向性應對（problem-focused coping），後者稱為情緒指向性應對（emotion-focused coping）。問題指向性應對是指直接指嚮壓力源的應對方式，包括事先應對和尋求社會支持。情緒指向性應對是指透過改變個體對「壓力事件」的反應，即改變或減輕不良情緒的應對方式，包括宣洩、放鬆、信教等方式。

①事先應對：是指學會可以在未來壓力情景中應用的技巧。主要指獲得資訊、建立計劃並行動和自我監控。由於壓力的產生，部分是因為環境需求（或挑戰）與個體應對能力的不均衡而產生的。因此增加人們的應對能力可以減輕壓力反應。

②尋求社會支持：社會支持可以有效地降低或減輕壓力強度，使壓力事件更易忍受。社會支持主要有 3 種主要形式：

a. 給予資訊及指導。當個體遭遇壓力時，壓力刺激可破壞其認知功能，使其難以對「壓力」事件做出恰當的判斷。社會支持網絡可以提供對付壓力事件的資訊並進行問題解決的具體指導。

b. 給予關懷與支持。研究指出，當壓力事件不可避免時，提供情感上和物質上的支持和幫助可以使壓力更易於忍受，這類支持有助於個體保持自尊。

c. 提供鼓勵與保證。告知當事人任何嚴重的事情都可以隨著時間的流逝而消失，也都可以尋找到相對可行的解決辦法。只要努力和自信，完全可以控制壓力，生活可恢復到基本正常的狀態。

（2）應對方式理論

通常，根據應對方式的內部構成，可以從三個方面來理解應對方式，即素質觀點、情境觀點及兩者融合的綜合性觀點。

1）素質觀點源於自我精神分析模式，假定人們在處理衝突時比較恆定地偏愛某種獨特的心理防禦機制和情緒調節方式。這一理論是一種潛意識的認知機制，其主要功能是心理防禦（歪曲現實）和情緒調節（減輕緊張）。過去，研究者一般採用精神分析法來了解個人的心理防禦機制，當今非精神分析研究者更多地採用訪談、人格測驗、素質性應對測驗等方式來評估個體的素質性應對策略。例如，在訪談中詢問來訪者在面對壓力情境時常做些什麼；在進行素質性應對測驗時，常要求受試者回答如何應付困難或壓力情境。

2）情境觀點也稱情境性應對，此觀點最早來自於 Lazarus 等的壓力認知評價模式（Folkman，1992）。Lazarus 等認為應對方式是對特殊的壓力情境的一種反應，而不是一種穩定的人格特徵，對潛在威脅的認知評價是生活中壓力源與個人應對反應的中間環節，隨著個人和環境的需要及其認知評價的變化而不斷變化。Feifel 和 Strack 他們曾設計 5 個衝突性情境：難以做出決定、在競爭性環境中失敗、挫折、與權威衝突、與同事意見不一致。要求被試回答真實的應對方法。另一些研究者要求被試描述如何真實地處理特殊的壓力事件或重要的問題。與精神分析的素質性應對不同，對情境性應對的評估採用思維和行動的指標，即要求來訪者（或病人）報告其實際採用的應付情境壓力的方法。

3）綜合性觀點是基於近年來一些新的理論認為上述兩種觀點在描述應對過程中可以互為補充而產生的。素質觀點涉及個體通常偏好的應對方式，以此改變壓力性情境對個體的影響（Epstein，Meter，1989）；而情境觀點強調個體如何應對特殊環境中的壓力性事件，反映了個體處於壓力時的應對努力狀況（Folkman，1992）。鑑於此，Moos 等人於 1993 年將這兩種應對概念融為一體，提出了應對的綜合概念，強調兩種觀點的共同點均是個體在與變化多端的壓力性因素相互作用中所做出的應對努力。此概念包括 5 個部分：

①環境系統，包括環境需求，如健康觀念的改變和可利用的社會資源，如社會支持；

②個人系統，包括性別、年齡、所處的社會階層和人格特徵，如自信心等；

③生活危機與個人變化，指個人生活的重大變化，如生病、失業等；

④個人的認知評價和應對反應，指個人對其變化的察覺、認知評價，然後做出相應的認知和行為努力；

⑤健康與康寧，指經過各種努力，克服了危機，適應了環境與自身的變化，使身心健康維持在最佳水平。綜合概念中所有通路都是雙向的，反映了在每個部分之間都存在互動作用。

(3) 心理防禦機制

心理防禦機制是自我受到超我、本我和外部世界的壓力時，自我發展出的一種機能，即用一定方式調解、緩和衝突對自身的威脅，使現實允許，超我接受，本我滿足。既要使現實能夠允許，又要使超我能夠接受，也要使本我有滿足感，這樣一種機能就是心理防禦機制。成熟的心理防禦機制能夠使人保持健康，而不成熟的心理防禦機制可能影響人際關係或損害個體的健康。生活中我們該建立起健康的心理防禦機制，創造出自己美好的生活。

我們可以把防禦機制的類型分為五大類。

①逃避機制。這是一種消極性的防禦，以逃避性和消極性的方法去減輕自己在挫折或衝突時感受到的痛苦。這就像鴕鳥把頭埋在沙堆裡，當作看不見一樣。這類防禦機制有以下四種形式：

壓抑（repression）。壓抑是各種防禦機制中最基本的方法。此機制是指個體將一些自我所不能接受或具有威脅性、痛苦的經驗及衝動，在不知不覺中從個體的意識中排除並抑制到潛意識裡去，是一種動機性的遺忘（motivated forgetting），個體在面對不愉快的情緒時，不知不覺有目的的遺忘（purposeful forgetting），與因時間久而自然忘卻（natural forgetting）的情形不一樣。例如，我們常說，「我真希望沒這回事」，「我

第三節 中介機制

不要再想它了」，或者在日常生活中，有時我們做夢、不小心說溜了嘴或偶然有失態的行為表現，都是這種壓抑的結果。

否定（denial）。否定是一種比較原始而簡單的防禦機制，其方法是藉著扭曲個體在創傷情境下的想法、情感及感覺來逃避心理上的痛苦，或將不愉快的事件「否定」，當作它根本沒有發生，來獲取心理上暫時的安慰。「否定」與「壓抑」極為相似。唯「否定」不是有目的的忘卻，而是把不愉快的事情加以「否定」。譬如，許多人面對絕症或親人的死亡，就常會本能地說「這不是真的」，用「否定」來逃避巨大的傷痛。其他如「眼不見為淨」、「掩耳盜鈴」，都是「否定」作用的表現。

退化（regression）。退化是指個體在遭遇挫折時，表現出其年齡所不應有的幼稚行為反應，是一種反成熟的倒退現象。例如，已養成良好生活習慣的兒童，因母親生了弟妹或家中突遭變故，而表現出尿床、吸吮拇指、好哭、極端依賴等嬰幼兒時期的行為。

潛抑（Latent inhibition）。在佛洛伊德精神分析中描述為心理防禦機制的一種表現，是指個體把意識中對立的或不能接受的衝動、慾望、想法、情感或痛苦經歷，不知不覺地壓制到潛意識中去，以至於當事人不能察覺或回憶，以避免痛苦。

②自騙機制。此類防禦機制含有自欺欺人的成分，也是一種消極性的行為反應。

它含有反向作用，走向另一極端，邪派的會扮成極正派的，去瞞過自己和別人。以下我們詳細闡明，明白了，可以協助我們了解自己或他人行為的背後動機。

反向（reaction formation）。當個體的慾望和動機，不為自己的意識或社會所接受時，唯恐自己會表現出，便將其壓抑至潛意識，並再以相反的行為表現在外顯行為上稱為反向。換言之，使用反向者，其所表現的外在行為，與其內在的動機是相反的。例如，一位繼母根本不喜歡丈夫前妻所生之子，但恐遭人非議，乃以過分溺愛、放縱方式來表示自己很愛他。反向行為，

109

如使用適當,可幫助個體在生活中的適應;但如過度使用,不斷壓抑自己心中的慾望或動機,且以相反的行為表現出來,輕者不敢面對自己而活得很辛苦、很孤獨,過度使用則將給自己帶來嚴重心理困擾。在很多精神病患者身上,常可見到此種防禦機制被過度使用。

合理化(rationalization)。合理化又稱文飾作用,是個體無意識地用似乎合理的解釋來為難以接受的情感、行為、動機辯護,以使其可以接受。這個理論有很著名的兩個案例:一個是酸葡萄心理—醜化失敗的動機,一個是甜檸檬心理—美化被滿足的動機。

一般,「合理化」可分為三種方式:

a. 酸葡萄(sour grapes)心理是指當自己所追求的東西因自己能力不夠而無法取得時,就加以貶抑和打擊。此機制引申自《伊索寓言》裡的一段故事:從前,有一隻狐狸走進葡萄園中,看到架上長滿了成熟了的葡萄,牠想吃,但因架子太高,跳了數次都摘不到而無法吃到葡萄,牠就說那些葡萄是酸的,牠不想吃了。其實葡萄是甜的,牠因吃不到,就說葡萄是酸的。在日常生活中像這樣的例子很多,例如,一個體育能力差的學生,說只有四肢發達的人,才會喜歡體育;容貌平平的女子特別愛說「自古紅顏多薄命」、「紅顏是禍水」;追不到女朋友的男孩說「這種女人品德不端、水性楊花,嫁給我,我都不要」。

b.「甜檸檬」(sweet lemon)心理與「酸葡萄」心理則相反。「甜檸檬」心理是指企圖說服自己和別人,自己所做成的或擁有的已是最佳的抉擇。上述《伊索寓言》裡所說的那隻狐狸,後來走到檸檬樹旁,因肚子餓了,就摘檸檬充饑,而且邊吃邊說檸檬是甜的,其實檸檬味道是酸澀的。引申到我們生活中所發生的一些不如意的事,有時我們也會像這隻狐狸一樣,努力去強調事情美好的一面,以減少內心的失望和痛苦。這種「塞翁失馬,焉知非福」、「知足常樂」的心態,有時適當地運用,能幫助我們接受現實,但這種方法,如過分使用,會妨礙我們去追求生活的步伐。

c. 推諉(projection)也是一種自禦機制,是指將個人的缺點或失敗歸咎於其他理由,找人承擔其過錯,個人心靈就會趨於平靜。例如,學生考試

失敗，不願承認是自己準備不足，而說老師教得不好、老師評卷不公或說考題超出範圍；又譬如，戰敗的將軍不願承認戰敗是因自己策略運用錯誤，而說是「天亡我也，非戰之過」。

儀式與抵消（ritual and undoing）。無論人有意或無意犯錯，都會感到不安，尤其是當事情牽連他人，令他人無辜受到傷害和損失時，的確會很內疚和自責，倘若我們用象徵式的事情和行動來嘗試抵消已經發生的不愉快事件，以減輕心理上的負疚感，這種方式，稱為儀式與抵消。例如，摔壞了東西，我們會說：「歲歲平安（碎碎平安）」以象徵壞事變好事；又如，一位工作繁忙無暇陪孩子的父親，提供孩子最好的物質來消除心中愧疚感，並且以這個行動來證明他是照顧孩子的，都是採用「儀式與抵消」的防禦機制。

隔離（isolation）。所謂「隔離」是把部分的事實從意識境界中加以分離，不讓自己意識到，以免引起精神上的不愉快。最常被隔離的是與事實相關的個人感覺部分，因為此種感覺易引起焦慮與不安。如，人死了，不說死掉而用「仙逝」、「長眠」、「歸天」或「去蘇州賣鴨蛋」，個體在感覺上就不會因「死」而悲傷或有不祥之感。「隔離」是把「觀念」與「感覺」分開，很多精神病患者常有此現象。

理想化（idealization）。在理想化過程中，當事人往往對某些人或某些事與物作了過高的評價。這種高估的態度，很容易將事實的真相扭曲化和美化，以致脫離了現實。例如，方老師常常在朋友面前稱讚自己的女朋友盈盈如何貌若天仙，以致大家都渴望早日可以見見他口中的美人。在上週日大夥兒一同去旅行時，方老師陪著一位又矮又瘦，相貌極為平凡的女士出現了。當他熱烈地向眾人介紹那女士就是盈盈時，每個人都失望了。在這個事件中，方老師是將自己的女朋友理想化了。

分裂（split）。有些人在生活中的行為表現，時常有矛盾與不協調的情況。且有時在同一時期，在不同的環境或生活範疇，會有相反的行為出現。在心理分析中，我們可以說他們是將意識割裂為二，在採用分裂防禦機制。例如，富甲一方的田先生不但是一位社會知名的慈善家，他的妻子和三位早已成材的兒女也常常在朋友面前稱讚他是一位難得的慈父，品德情操都令他

們景仰。但是，在他的工作中，他對自己的下屬卻十分苛刻、冷酷無情，為此人人都批評他是刻薄成家的。至於在商場上，他更是投機取巧，唯利是圖，也絕無道義可言。田先生並非虛偽，只是他在生活中採取了分裂防禦機制。

③攻擊機制

人心裡產生不愉快，但又不能向對象直接發洩，便會利用轉移作用，向其他對象以直接或間接的攻擊方式發洩，或把自己的不是轉嫁到別人身上，並判定是他人的錯。這類防禦機制有兩種方式：轉移和投射。

轉移（displacement）。轉移是指原先對某些對象的情感、慾望或態度，因某種原因（如不合社會規範或具有危險性或不為自我意識所允許等）無法向其對象直接表現，而把它轉移到一個較安全、較為大家所接受的對象身上，以減輕自己心理上的焦慮。例如，有位被上司責備的先生回家後因情緒不佳，就借題發揮罵了太太一頓，而做太太的莫名其妙挨了丈夫罵，心裡不愉快，剛好小孩在旁邊吵，就順手給了他一巴掌，兒子平白無故挨了巴掌，滿腔怒火地走開，正好遇上家中小黑狗向他走來，就順勢踢了小黑狗一腳，這些都是轉移的例子。

投射（projection）。精神分析學者認為投射是個體自我對抗超我時，為減輕內心罪惡感所使用的一種防禦方式。所謂「投射」是指把自己的性格、態度、動機或慾望「投射」到別人身上。有一首詞「我見青山多嫵媚，料青山、見我應如是」，及莊子與惠施「臨淵羨魚」的故事，都是投射的例子。

④代替機制

代替性防禦機制是用另一樣事物去代替自己的缺陷，以減輕缺陷的痛苦。這種代替物有時是一種幻想，因為現實上得不到實體的滿足，他便以幻想在想像的世界中得到滿足，有時用另一種對象去補償他因缺陷而受到的挫折。這類防禦機制分幻想型和補償型兩種。

幻想（fantasy）。當人無法處理現實生活中的困難，或是無法忍受一些情緒的困擾時，將自己暫時離開現實，在虛幻的世界中得到內心的平靜和達到在現實生活中無法經歷的滿足，稱為幻想。與常說的「白日夢」相似，

例如，幻想可以是一種使生活愉快的活動（很多文學、藝術創作都源自幻想中），可能有破壞性的力量（當幻想取代了實際的行動時）。幻想可以說是一種思維上的退化。因為在幻想世界中，可以不必按照現實原則（reality principle）與邏輯思維來處理問題。可依個體的需求，天馬行空、自行編撰，如安徒生童話中的《賣火柴的小女孩》。

補償（compensation）。當個體因本身生理或心理上的缺陷致使目的不能達成時，改以其他方式來彌補這些缺陷，以減輕其焦慮，建立其自尊心，稱為補償。就作用而言，補償可分為消極性的補償與積極性的補償。所謂消極性的補償，是指個體所使用來彌補缺陷的方法，沒有為個體本身帶來幫助，有時甚或帶來更大的傷害。例如，一個事業失敗的人，整日沉溺於酒精中而無法自拔。另一種積極性的補償，運用得當，會帶給我們人生一些好的轉變。所謂積極性的補償是指以合宜的方法來彌補其缺陷。例如，一個相貌平庸的女學生，致力於學問上的追求，而贏得別人的重視。除了上述兩種補償，還有一種補償方式，稱為「過度補償」（over compensation），指個人否認其失敗或某一方面的缺點不可克服性而加倍努力，企圖予以克服，結果反而超過了一般正常的程度。例如，有一個在學校被人嘲笑為「男人婆」的女老師，為了向別人證明，她是個有「女人味」的女人，就大量地購買各種名牌化妝品、名牌服飾，把自己打扮得花枝招展，每天換套新衣服，一反往昔襯衫、牛仔褲的打扮，她的行為就屬於過度補償。

⑤建設機制

防禦機制中較好的一類，是向好的方面去做補償，是屬於建設性的，它可分為認同和昇華兩種類型。

認同（identification）。「認同」意指個體對比自己地位或成就高的人的認同，以消除個體在現實生活中因無法獲得成功或滿足時，而產生的挫折所帶來的焦慮。就定義來說，認同可藉由心理上分享他人的成功，為個人帶來不易得到的滿足或增強個人的自信。例如，一位物理系學生留了鬍子，是因為他十分仰慕系中一位名教授，而該教授的「註冊商標」就是他很有性格的鬍子，此學生以留鬍子的方式向教授認同。

昇華（sublimation）。昇華是一種很有建設性的心理作用，也是維護心理健康的必需品，如果沒有它將一些本能衝動或生活挫折中的不滿怨憤轉化為有益世人的行動，這世界將增加許多不幸的人。昇華一詞是佛洛伊德最早使用的，他認為將一些本能的行動如饑餓、性慾或攻擊的內驅力轉移到一些自己或社會所接納的範圍時，就是「昇華」。例如，一位喜歡玩火的小男孩，長大後立志成為一名消防隊員；有打人衝動的人，藉鍛鍊拳擊或摔跤等方式來克制衝動；喜歡罵人，以成為評論家來滿足自己。上述例子都是一種昇華作用。

測一測

說明：以下列出的是，當你在生活中遭受挫折打擊，或遇到困難時可能採取的態度和做法。請你仔細閱讀每一項，然後在右邊選擇回答，A：不採取；B：偶爾採取；C：有時採取；D：經常採取。請在最適合你本人情況的數字上打鉤。

第三節 中介機制

遇到挫折打擊時可能採取的態度和方法	A(0)	B(1)	C(2)	D(3)
1. 透過工作學習或一些其他活動解脫				
2. 與人交談，傾訴內心煩惱				
3. 儘量看到事物好的一面				
4. 改變自己的想法，重新發現生活中什麼是重要的				
5. 不把問題看得太嚴重				
6. 堅持自己的立場，為自己想得到的進行爭取				
7. 找出幾種不同的解決問題的方法				
8. 向親戚朋友或同學尋求建議				
9. 改變原來的一些做法或自己的一些問題				
10. 借鑒他人處理類似困難情景的辦法				
11. 尋求業餘愛好，積極參加文化體育活動				
12. 儘量克制自己的失望、悔恨、悲傷和憤怒				
13. 試圖休息或休假，暫時把問題(煩惱)拋開				
14. 透過吸煙、喝酒、服藥和吃東西來解除煩惱				
15. 認為時間會改變現狀，唯一要做的便是等待				
16. 試圖忘記整個事情				
17. 依靠別人解決問題				
18. 接受現實，因為沒有其他辦法				
19. 幻想可能會發生某種奇蹟來改變現狀				
20. 自己安慰自己				

結果解釋：

積極應對維度由項目 1～12 組成，重點反映了積極應對的特點，如「儘量看到事物好的一面」和「找出幾種不同的解決問題的方法」等；消極應對維度由項目 13～20 組成，重點反映了消極應對的特點，如「透過吸煙喝酒來解除煩惱」和「幻想可能會發生某種奇蹟來改變現狀」。

複習鞏固

1. 簡述心理中介的主要方面。

2. 簡述心理防禦機制的分類。

3. 請簡述社會支持的兩個機制模型。

第四節 壓力應對

應對（coping）是指面對威脅性的壓力源時，需要運用各種適當的心理行為策略，透過努力、行動，克服困難、解決問題來消除或緩解自己的緊張狀態。應對可以從認知、情緒、行為三個方面進行。

一、認知應對

（一）糾正不合理認知

認知的缺陷很容易引起一系列心理健康問題，理性情緒療法和貝克認知療法都系統地闡述過現實中常見的不良認知及其特徵。不良認知的典型特徵可概括為以下幾個方面：

1. 絕對化的要求

這是一種極端式的認知方式，也是不合理信念中最常見的一種。它是指人們從自己的意願出發，對某一事物持有必定怎樣的不合理想法，常常帶有「必須」和「應該」的特點。這種「必須」和「應該」又表現為三個方面：

一是「我必須」、「我應該」。如「我必須每件事都成功」、「我必須使每個人都喜歡我」、「我必須是最優秀的」、「我絕對不能輸」等等。這些都是人們對自己提出的難以實現的目標，是過於追求完美和苛求自己的表現。所以，持有這種不合理信念的人很容易產生失敗感和挫折感，導致失落、自責或憂鬱等情緒。因為人們不可能事事成功、時時如願，人們也不總是一帆風順或是最優秀的，也不可能得到所有人的讚賞。理性的認知是努力做好每一件事，不過於追求完美，也不過於重視他人的評價，一切都保持一個適當的度。

二是「你（他）必須」、「你（他）應該」。比如「你必須對我誠實」、「大家都必須聽從我的安排」、「你應該成為最優秀的人」、「他必須受到懲罰」等等。這些都是人們對他人提出的絕對化要求，是苛求他人、控制他人的表現，也是以自我中心和高傲自大的一種傾向。每個人都有自己的喜好和主見，

都有自己的優點和不足，我們沒有理由去苛求、左右他人必須怎樣，有時也只能是希望或建議而已。

三是「事情必須」、「事情應該」。如認為「學校或家庭環境必須符合我的要求」、「那件事應該是明天做的」、「已經計劃好的事情是無法改變的」等等。其實，許多事情都可能存在迴旋餘地，不能看得太絕對。有些事情不是由我們某一個人所決定的，尤其是在社會的大環境中，要透過調整自我去積極適應。

2. 過分概括化

這是一種以偏概全、以一概十的片面思維方式，是一種「理智上的法西斯主義」。它指個體根據一件或很少幾件事情就武斷地得出關於個人能力或價值的普遍性結論，並將其應用到其他情境之中。

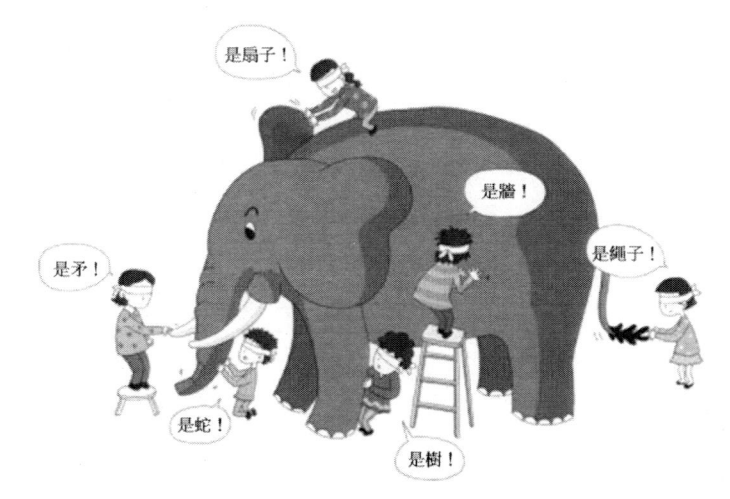

圖3-5　盲人摸象

這種思維方式主要表現在兩個方面：

一是個體對自身的片面認識和評價。有的人往往以自己做的某一件事或某幾件事的後果來評價自己整個人，斷定自身的價值，其結果常會導致自負或自卑等消極心理，產生相應的不良行為。如，稍有成就，就認為自己「很了不起，最聰明、最能幹」；偶遭失敗便認為自己「沒用，什麼也做不成，

是個廢物、窩囊貨」；某個人對自己不友好或者幾次與人打交道受挫，就覺得自己「人緣最差，缺乏人際交往能力，乃至具有人際交往障礙」等等。

二是對他人的片面認識與評價。例如，當別人稍有過失或不合自己的意願時就憤怒地認為其「一無是處」，從而導致一味地指責等。

3. 糟糕至極

這種不合理信念認為一件不如意的事情發生了，必定會非常可怕、非常糟糕、非常不幸，將事情想像為「滅頂之災」、「大難臨頭」，從而消極地預測未來而不考慮其他可能的結果。這種糟糕至極或災難化的想法是對自己的消極暗示，更會加重自己的焦慮，並且也常常會使個體由於對失敗和挫折的過度恐懼、焦慮而產生自暴自棄、悲觀消沉乃至輕生等行為。如考試前，有的同學會想「到時候我會很緊張的」，「我會徹底失敗的，那我就一切都完了」等等。

「塞翁失馬，焉知非福」。在同一件事情上，幸與不幸是彼此相隨的，沒有任何一件事情可以定義為百分之百的糟糕透了。且對於任何一件事情來說，也可能還有更糟糕的情形發生，我們的不幸與他人的遭遇相比或許只是「小巫見大巫」罷了，又何必妄自菲薄呢？若我們只看到暫時的結果、突發的因素部分，而忽視事件的全部，就會得出極其片面的認識。此外，挫折是客觀存在的，隨時隨地都可能發生。儘管我們渴望一帆風順，但總會出現事與願違的情形。所以，勇敢地接受現實，在可能的情況下去盡力改變不如意的狀況；在不可能時，則要學會適應這種狀況，並堅強地生活下去。在遭受挫折時，只要敢於面對而不是逃避，勇於堅持而不是放棄，我們就會取得成功。這正是心理健康教育要傳達給學生的合理認知。有這樣幾句話說得好：「絕望往往是希望的開始，危機的盡頭往往是轉機，山窮水盡的地方終會柳暗花明。」

4. 兩極性思維

這是一種極端的直線性思維。這種認知方式往往把事情看成是非黑即白、非此即彼；要麼全對、要麼全錯。常常以全或無的方式思考問題，其間沒有

任何的過渡和餘地，沒有彈性和彎曲，如「我總是失敗」、「所有人都總是跟我作對」、「我總是最棒的」等等。這種「都」、「總是」、「沒人」或「所有」的兩極性思維方式常常會導致個體對自己、他人及周圍事物過低或過高的評價，導致過度自負或自卑。事實上，任何事物都沒有絕對的完美，也沒有絕對的壞。我們要學會辯證思考。

5. 選擇性提取

僅考慮個別細節或部分而不顧及其他資訊，便草率地對某種事物做出片面的結論和判斷。自卑的同學只選擇性地提取和關注有關自己的消極、失敗的訊息，忽視自己的優勢和特長，對自己做出片面的評價，從而得出一個支持其憂鬱或焦慮的結論。相反，一個高傲自大的人，總是誇大自己的優點而縮小自己的不足，從而一味地自我陶醉。

6. 人格化

這類認知歪曲是指個體把那些與自己無關的事件看作是與自己相聯繫的，是具有人格意義的，並且把所有過錯都歸因於自己。持有這種認知歪曲的人在遇到挫折或失敗時不能看到客觀因素，而是一味地歸咎於自己的能力和責任，最終導致自卑或憂鬱。

7. 亂貼標籤

即在錯誤判斷和歸納的基礎上給自己做出一個「專業化」的結論，這種亂貼標籤會進一步強化自己的消極觀點。例如，「我是不討人喜歡的，我有人際交往障礙。」如此對自己貼標籤，就可能會導致個體對自己個性、能力、品質等方面的錯誤認知和評價，從而進一步引發其他不良情緒和行為。

測一測

合理情緒療法之父、美國心理學家艾利斯總結了關於不合理認知11項，請對照一下，你的認知中有哪些是屬於不合理的。

1. 在自己的生活環境中，每個人都絕對需要得到其他重要人物的喜愛與讚揚。如果把這當作是絕對需要的話，就是一個不合理信念了。因為它是不

可能實現的。假如一個人相信這個信念，就會花很多的心思與時間去取悅他人，以求得對自己的讚賞。這樣不但會使人喪失自己，使自己沒有足夠的時間去追求其他快樂，也會使人喪失安全感（如時時擔心能否被別人接納或接納的程度如何等），結果只能令自己感到失望、受挫、沮喪。

2. 一個人必須能力十足，在各方面至少在某方面有才能、有成就，這樣才是有價值的。如果要求自己十全十美，或過分要求自己在某一方面有成就，為自己制定不能達到的目標，只能讓自己永遠當個失敗者，在自己導演的悲劇中獨自悲傷。

3. 有些人是壞的、卑劣的、邪惡的，他們應該受到嚴厲的譴責與懲罰。但是，對犯錯誤的人，要做的是接納、幫助他，使之不再犯錯誤，而不能因此否定他的價值，對其採取極端的排斥與歧視態度。

4. 事不如意是糟糕可怕的災難。一個有理性的人應該正視不如意的事，尋求改善之法；即使無力改變，也要善於從困境中學習。

5. 人的不快樂是外在因素引起的，人不能控制自己的痛苦與困惑。外在事物並不能傷害我們，倒是我們自己對這些事物的信念與態度讓我們自己受到了傷害。

6. 對可能（或不一定）發生的危險與可怕的事情，應該牢牢記在心頭，隨時想到它會發生。考慮危險事物發生的可能性，計劃如何避免，或思慮不幸事件一旦發生如何補救，不失為明智之舉。但過分憂慮，反而會擾亂一個人的正常生活，使生活變得沉重而缺乏生氣。

7. 對於困難與責任，逃避比面對要容易得多。艾利斯認為，逃避困難與責任，固然可以得到暫時的解脫，但問題並沒有解決，而且會因貽誤時機而使問題變得越來越難以解決。

8. 一個人應該依賴他人，而且依賴一個比自己更強的人。在生活中，任何人都是具有獨特價值的個體，在大多數時候，他需要獨立面對生活中的種種問題，所以，獨立自主能力的發展對一個人的成長至關重要。

9. 一個人過去的經歷是影響他目前行為的決定因素，而且這種影響是永遠不可改變的。因為人是可以改變的，只要我們客觀地分析過去對現在可能存在的限制，善用自己的能力和機會，就可突破這種限制，使自己的現在與未來充滿希望與生機。

10. 一個人應該關心別人的困難與情緒困擾，並為此感到不安與難過。關心別人是一種美德，但我們無須為別人的困難與不安感到難過，需要的是幫助他們面對困難與情緒困擾，並使其早日走出陰影。

11. 碰到的每個問題都應該有一個正確而完美的解決辦法，如果找不到這種完美的解決辦法，那是莫大的不幸，真是糟糕透頂。世界上有些事物根本就沒有答案，凡事都要追求完美的解決是不可能的。完美主義只能使自己自尋煩惱。

（二）建立健康認知

用健康認知替代不合理認知是減輕壓力反應促進適應的有效方式。健康認知具有以下特點：

1. 客觀合理，不自欺

事情沒有絕對的黑與白。任何事情都沒有絕對的對和錯，因此對人的行為、態度、動機等要做一個絕對的正確與錯誤的決定幾乎是不可能的。我們只能在具體的條件下相對客觀地對事件做出自己的評判。

健康的認知能夠客觀地認識周圍世界，看到事件的本來面目，而不是自欺欺人，求得暫時心安。

2. 積極樂觀，不消極悲觀

積極的認知評價可以給人以力量並提高個體識別與作業的能力，消極的認知評價則使人產生頹廢、無助等負性情緒，降低個體行為能力。

健康的認知能以積極樂觀的態度認識世界，從而使人獲得更多愉快的情緒，在壓力面前表現出驚人的勇氣和自信。

健康心理學
第三章 壓力與健康

生活中的心理學

頑強的約翰·庫提斯

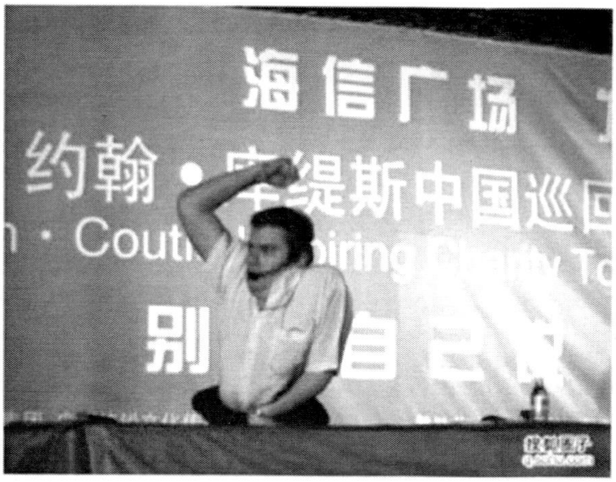

圖3-6　約翰·庫提斯

　　約翰·庫提斯，1969年8月14日出生於澳洲，天生雙腿自然殘廢，17歲因同學用小刀將毫無知覺的腿切得血肉模糊，傷口感染，被迫切去下半身。後來成為世界第一激勵大師的約翰·庫提斯，他的故事將會給你啟發，他的決心將會給你挑戰，他的生活歷練將會改變你。

- 他天生嚴重殘疾
- 但他以拒絕死亡來挑戰醫學觀念
- 他沒腿
- 也不依靠輪椅生活
- 卻形成了世界級的自尊、自信和自立
- 他拒絕向現實低頭
- 反而選擇堅強地活下去
- 這就是世界著名的激勵演講家約翰·庫緹斯

约翰·庫提斯大事記

1969 年 出生在澳洲

1988 年 9 月 用自己打工賺的錢買了人生中第一輛車

1992～1994 年 連續三年獲得澳洲殘障者乒乓球冠軍，世界排名十三

1994 年 接受南非總統曼德拉的接見

1996 年 開始學習舉重，最佳比賽成績 125kg

1999 年 患癌症

2000 年 5 月 癌症痊癒

2000 年 澳洲體育機構獎學金

2000 年 全國健康舉重比賽第二名

2000 年 獲得板球、橄欖球二級教練證書

2001 年至今 全世界巡迴演講

3. 獨立，不依賴

健康的認知具有獨立性，能超越外在無關因素。相反，不健康的認知常常受無關因素干擾。

4. 靈活，不僵化

健康的認知具有靈活性，在不斷地與新人、新事和新思想結交時，他的基本感受和觀念會不斷更新。這需要克服思維固著與習慣定勢，需要舉一反三、觸類旁通，提高自己的能力。

生活中的心理學

從前，山上的古廟裡有一個小和尚被派去山下打油，老和尚讓他一滴油都不許灑出來，於是，小和尚緊張地端著油碗，但他越緊張，油灑出去的越多。回到寺廟裡，另一個老和尚又讓小和尚去打油，並告訴他多觀察沿途風景，回來匯報。

小和尚只得再去一趟，但他沒想到，這次雖然左顧右盼地看風景，油卻是一點也沒有灑出來。

「心理問題往往有這麼一個特點，就是越注意它，它似乎就越嚴重。你就如小和尚買油，第一次買油，小和尚越是擔心摔跤，結果油灑得越多。第二次買油，在老和尚的建議下，轉移注意力，欣賞沿途的景緻、觀察過往的遊人，結果一滴油都沒有灑。」

其實有些道理是相通的，當生活中有很多不快，讓你難以開懷的時候，你也可以放下執著，轉移一下注意力，讓心看到另一種風景，一切煩惱就會煙消雲散。生活本是豐富多彩的，除了工作、學習、賺錢、求名，還有許許多多美好的東西值得我們去享受：可口的飯菜，溫馨的家庭生活，藍天白雲，花紅草綠，飛濺的瀑布，浩瀚的大海、雪山與草原，大自然的形形色色，包括遙遠的星系，久遠的化石……

（三）認知重評

認知重評（cognitive reappraisal）是認知改變的一種，指的是改變對情緒事件的理解，改變對情緒事件個人意義的認識。認知重評有兩種具體的調節方式：評價忽視和評價重視。評價忽視屬於減弱型調節方式，表現為個體以忽視、迴避和減弱等方式，對情境中可能誘發情緒的刺激進行評價，盡可能不去感受情境可能引起的情緒。而評價重視則屬於增強型調節方式，表現為個體透過提升對可能引起情緒的情境的評價，從而增強情境與個人之間的關聯性。認知重評試圖以更加積極的方式理解使人產生挫折、生氣、厭惡等負性情緒事件，或對情緒事件進行合理化。

認知重評的習慣性使用與積極的心理社會性結果聯繫在一起。例如，認知重評的習慣性使用並不會導致有限認知資源的損失，個體的人際關係將更為良好，並報告更高水平的幸福感。同樣，習慣性使用重評策略與潛在的危險性行為（如由吸煙以及酗酒引起的鬥毆）之間存在負相關。究其原因，有研究者認為，由於諸如憤怒等消極情緒存在很強的認知成分，因此如果個體能在認知上重構消極情緒刺激的意義，則更有可能下調消極情緒強度，導致積極的心理社會性結果，使個體對壓力的適應水平更高、程度更徹底。

認知重評對情緒體驗、行為表達和生理反應有影響。目前，大部分有關認知重評領域的研究在消極情緒刺激的情境條件下展開。例如，有研究表明，認知重評降低了厭惡情緒的體驗和行為表達，但對心血管和皮膚電系統的交感神經活化沒有產生明顯的影響。對認知重評的個體差異研究也發現，在憤怒情境下，與認知重評程度較低的被試相比，對情緒性刺激認知重評程度較高的被試在情緒體驗和心血管反應上更具有適應性。這些被試報告了更少的消極情緒（如憤怒）和更多的積極情緒，並在生理反應上顯示出更好的心排血量、心血管收縮以及更小的總外圍阻力。這就表明，即使在高強度的消極情緒（如憤怒）情境下，使用認知重評策略的被試仍能成功地下調消極情緒。

想一想

某天，你與同事面對面走過，自己對他微笑，他卻面無表情地過去了，你會怎麼想呢？

實際情況1：他是高度近視，平時都戴隱形眼鏡，今天出門匆忙忘記戴了，所以他的眼睛看不清楚，此種情況下你會怎麼想呢？

實際情況2：他剛接到電話得知自己的父親或母親病重，對他來說猶如晴天霹靂，所以看見你的時候他魂不守舍、精神恍惚，全然沒有注意到你從對面走過來，這種情況你又會怎麼想呢？

（四）合理歸因

在對事物的認知評價中，一些學者認為持悲觀歸因模式者對消極事件作內部的、穩定的和一般的歸因，降低了個體的自尊和自信，增加了對環境變化評價為壓力源的可能性。

美國心理學家伯納德·韋納（B.Weiner，1974）認為，人們對行為成敗原因的分析可歸納為以下六個原因：

（1）能力，根據自己情況，評估個人對該項工作是否勝任；

（2）努力，個人反省檢討在工作過程中曾否盡力而為；

（3）任務難度，憑個人經驗判定該項任務的困難程度；

(4) 運氣，個人自認為此次各種成敗是否與運氣有關；

(5) 身心狀態，工作過程中個人當時身體及心理狀況是否影響工作成效；

(6) 其他因素，個人自覺此次成敗因素中，除上述五項外，尚有其他事關人與事的影響因素（如別人幫助或評分不公等）。

以上六項因素作為一般人對成敗歸因的解釋或類別，韋納按各因素的性質，分別納入以下三個向度之內：

(1) 控制點（因素源）：指當事人自認影響其成敗因素的來源，是來自個人條件（內控），抑或來自外在環境（外控）。在此一向度上，能力、努力及身心狀況三項屬於內控，其他各項則屬於外控。

(2) 穩定性：指當事人自認影響其成敗的因素，在性質上是否穩定，是否在類似情境下具有一致性。在此一向度上，六因素中能力與任務難度兩項是不隨情境改變的，是比較穩定的。其他各項則均為不穩定者。

(3) 可控性：指當事人自認影響其成敗的因素，在性質上是否由個人意願所決定。在此一向度上，六因素中只有努力一項是可以憑個人意願控制的，其他各項均非個人能力所為。

韋納等人認為，我們對成功和失敗的解釋會對以後的行為產生重大的影響。如果把考試失敗歸因為缺乏能力，那麼以後的考試還會期望失敗；如果把考試失敗歸因為運氣不佳，那麼以後的考試就不大可能期望失敗。這兩種不同的歸因會對生活產生重大的影響。

表3-3　韋納的歸因理論

	暫時	穩定
內因	情緒、身心狀態、努力、疲勞	智慧、能力
外因	天氣、幸運、機運	社會背景、任務難度、環境條件

二、情緒應對

（一）說一說

傾訴是一種能力。將心中的苦悶憂鬱向他人訴說，他人的理解和友愛會消除個體心中的淤塞。

傾訴需要一點勇氣。女性比較善於傾訴，也最容易被他人接受。當她們眼淚一流，讓心中的憂憤排空，也贏得男人憐愛，博來女人同情。但身為男性，具有征服性的雄性特徵，遇到天大的難事，礙於面子和強者無敵的心態，從不願意向人坦露心聲。於是有淚往心裡流的男人被譽為剛毅硬漢，被塑造成英雄鐵漢的形象卻使他們的憂憤難以排解。

傾訴還要掌握對象和方法，不是任何人都可以作為你傾訴的對象，也不是任何場合都適合進行傾訴。在適當的場合向適當的人傾訴，才會達到傾訴的效果和目的。如，傾訴在夫妻間就是牽心的飛虹、翩翩的信使；在朋友中就是傾心的聆聽、善意的規勸。初為父母時，我們會在傾訴中體味長輩的艱辛而感慨良多；壯志暮年時，我們會在傾訴中找回年輕時的身影而揚鞭奮蹄；當摘取成功的桂冠時，我們會傾訴成功之路上的甘苦和收穫後的喜悅；當坎坷不如意時，我們會傾訴遇挫的怨尤，進而會坦然地立志而起；當在複雜的人際網絡中感到疲乏時，我們會在傾訴中使身心鬆弛；當魂不守舍、情迷異路時，我們會在傾訴後幡然醒悟。傾訴可以是口若懸河，也可以是寥寥數語；既可信手拈來，也可深思熟慮。只要緊張的心情得到釋放，傾訴也可伴我們從失敗走上成功。

傾訴使我們獲得安詳、寧靜、釋放和心靈的慰藉，使我們看到一個安然的世界，孤獨在傾訴中化為煙雲，痛苦在風中漫天飛舞，裊裊飄散……傾訴者在傾訴中，獲得了快樂和輕鬆的幸福。

生活中的心理學

快樂說出來變成兩倍；

悲傷說出來變成一半！

（二）寫一寫

記錄能讓人抒發個人感受，有利於心理健康。有些話，即使是再好的朋友或自己的親人，也不能完全告知，他們也不一定有耐心聽你訴說和完全理解你的感受。把一些不能說與他人聽的事情寫下來，這既可以讓我們毫不顧及地訴說情感，也可以隨意地宣洩不滿和憂鬱。同時，也記載著所見所聞和工作筆記及一些有價值的發現。偶爾有一天，你會發現，你不再沉湎於不現實的情感，也不會再輕易產生不滿和憂鬱。

（三）笑一笑

《笑退病魔》的作者在四十歲的時候患了罕見疾病——脊髓炎，痛苦萬分，醫生告訴他此病無治。於是他租了個飯店房間，然後買了大量的喜劇電影光碟，住在飯店裡每天除了觀看這些光碟，就是吃飯和睡覺。半年後，去找他的主治醫生複查身體，醫生驚訝地發現他的病全好了。他用笑聲治好了自己的病，於是寫了《笑退病魔》。

每當我們大笑，**體內就會分泌一種類似「止痛劑」的「腦內啡」**，它會讓我們感到**一種愉悅感**，同時有止痛、鎮靜的功效，還可以幫助我們加強免疫系統的功能，並讓我們保持樂觀的情緒。

（四）哭一哭

一個人在不高興時，得到的勸慰大多是「笑一笑」。很少有人勸其「哭一哭」。哭在人們的認知中被定格為一種對身體有害的情緒反應。然而，最近科學家們的**實驗**與研究結論卻是：哭對緩解情緒壓力是有益的。

哭作為一種常見的情緒反應，對人的心理起著一種有效的保護作用。當你的精神蒙受突如其來的打擊時，當你的心情抑鬱不樂時，不妨痛痛快快地哭一哭。不要強忍淚水，那樣會加重憂鬱。強烈的負性情緒會造成心理上的高度緊張，而當這種緊張被壓抑下去得不到釋放時，勢必成為一種累積待發的能量，引起機體植物神經系統功能的紊亂，久而久之，會造成身心健康的損害，促成某些疾病的發生與惡化。而哭泣則能提供一種釋放能量、緩解心

理緊張、解除情緒壓力的發洩途徑，從而有效地避免或減少了此類疾病的發生和發展。

（五）唱一唱

當你很傷心或者很憤怒的時候，最好放聲高歌。傷心、憤怒會使人體產生很多危害物質，而唱歌恰恰能將這些物質排除，在歌唱的過程中，人的情緒也就慢慢地緩和了。唱歌也能使人性情產生變化，一個脾氣暴躁的人，要是經常唱一些輕柔的歌曲，壞脾氣多少會得到收斂。自卑的人，多唱激動人心的歌曲，那麼自信也會一天一天找回來。

（六）叫一叫

在日常生活中，不良情緒對人的身體健康極為有害。日本北海道56歲的江成長夫先生採取的一種方法有較好的效果：大吼大叫。「現在可好了，兩三天我就去海灘吼上幾分鐘，有時高興了再唱上幾首歌，4年下來，精神與過去大不一樣了。」

（七）打一打

人型出氣包能讓個體在一個安全的地方將心裡的焦慮、苦悶、憤怒等消極情緒釋放出來，透過任意地擊打出氣包，為不良情緒提供一個出口，達到心理放鬆和減壓作用。個體在可控的範圍內將消極情緒宣洩出來，這是一種積極的、極為有效的壓力釋放方法。

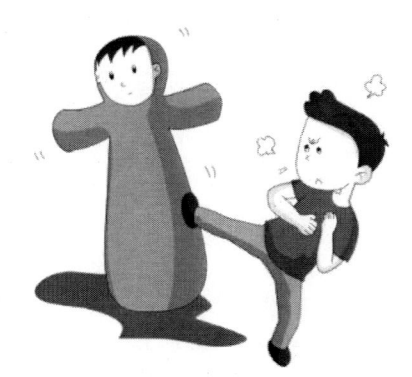

圖3-7　人型出氣包

三、行為應對

（一）運動技術

運動對個體有多種正面效應。運動具有調節人體緊張情緒的作用，能改善生理和心理狀態，恢復體力和精力，減輕壓力後的情緒反應。

不同的運動方式對機體的影響不同，因此，不同的情緒狀態應該選擇不同的運動方式。

1. 情緒狀態——焦慮

焦慮，是以反覆出現的憂鬱不安等為特徵的一種情緒狀態，還會伴有植物神經功能紊亂的情況，比如心慌、出汗、心跳加速等。在這種狀態下最好做一些能夠讓身心舒緩，幫助我們靜下來的一些運動項目，慢跑、瑜伽、游泳都是不錯的選擇。

2. 情緒狀態——緊張

對應運動：足球、籃球、排球等項目。這些項目場上形勢多變，緊張激烈，只有冷靜沉著地應對，才能取得優勢。若能經常在這種激烈的場合中接受考驗，遇事就不會過於緊張，更不會驚慌失措，從而給工作和學習帶來好處。

3. 情緒狀態——憂鬱

對應運動：快速跑、網球。憂鬱常常使人感到自己整個人都被悲觀和絕望的情緒淹沒，此時，人的思維緩慢，固著，行動力差。過於複雜的運動項目常常使憂鬱者感到難以進入狀態從而更加悲觀自責。所以，當你感到憂鬱時，最好選擇簡單、易於操作、有一定強度的運動。有利於幫助你轉移注意力，走出憂鬱的困擾。

4. 情緒狀態——憤怒

對應運動：器械運動、登山、快速跑、網球。憤怒的心理就是你想要某些東西，有人阻止你去得到它。你的整個能量想要去得到什麼東西，而有人在中間阻礙了那個能量，因此你無法得到你想要的東西。這個受挫的能量就變成憤怒，變成對那個破壞你去達成慾望的人生氣。所以，這種能量需要宣

洩。因此，憤怒的時候可以做一些消耗性的體育運動，負性的能量宣洩掉了，憤怒自然也就消失了。

（二）放鬆訓練（relaxation training）

放鬆訓練是指使有機體從緊張狀態鬆弛下來的一種練習過程。放鬆有兩層意思，一是肌肉鬆弛，二是消除緊張。放鬆訓練的直接目的是使肌肉放鬆，最終目的是使整個機體活動水平降低，達到心理上的鬆弛，從而使機體保持內環境平衡與穩定。

1. 呼吸放鬆（breathe relaxation）

我們可以先鍛鍊我們清楚地覺察和意識到的自己的呼吸狀況。我們在躺著的時候採用的是腹式呼吸，因此可以躺下來體驗下。

（1）要穿舒適寬鬆的衣服，保持舒適的躺姿，兩腳向兩邊自然張開，一隻手臂放在上腹，另一隻手臂自然放在身體一側。

（2）緩慢地透過鼻孔呼吸，感覺吸入的氣體有點涼涼的，呼出的氣息有點暖。吸氣和呼氣的同時，感受腹部的漲落運動。

（3）保持慢而深的呼吸動作，吸氣和呼氣的中間有一個短暫的停頓。

（4）幾分鐘過後，坐直，把一隻手放在小腹，把另一隻手放在胸前，注意兩手在吸氣和呼氣中的運動，判斷哪一隻手活動更明顯。如果放在胸部的手的運動比另一隻手更明顯，這意味著我們採用的更多的是胸式呼吸而非腹式的呼吸。我們要提高腹式呼吸。

可以用呼吸提示自己身上哪些部位還緊張，想像氣體從那些部位流過，帶走了緊張，從而達到放鬆的狀態。

2. 肌肉放鬆（muscle relaxation）

肌肉放鬆訓練對於應付緊張、焦慮、不安、氣憤的情緒與情境非常有用，可以幫助人們振作精神，恢復體力，消除疲勞，穩定情緒。這與中國的氣功、太極拳、站樁功、坐禪等很相似，有助於全身肌肉放鬆，形成自我抑制狀態，

促進血液循環，平穩呼吸，增強個體應付緊張事件的能力。而且在方法上放鬆訓練比氣功等更為簡便易行，不需要很多時間的學習。

訓練程序

(1) 準備工作：治療者要幫助來訪者先學會這一程序，進而自行練習。

· 找到一個舒服的姿勢，這個姿勢使來訪者輕鬆、毫無緊張之感，可以靠在沙發上或躺在床上。

· 要在安靜的環境中進行練習，光線不要太亮，儘量減少無關的刺激，以保證放鬆練習的順利進行。

(2) 放鬆的順序：頭部→手臂部→軀幹部→腿部。

放鬆順序可以自行調整。亦可對此順序進行新的編組排列，治療者可根據情況下達放鬆指令。

治療者教來訪者放鬆時可做兩遍，第一遍治療者邊示範邊帶來訪者做，第二遍由治療者發指令，來訪者先以舒服的姿勢閉眼躺好或坐好，跟隨治療者指令進行練習。

· 頭部的放鬆

皺起前額部肌肉，似老人額前部一樣皺起；

皺起眉頭；

皺起鼻子和臉頰（可咬緊牙關，使嘴角儘量向兩邊咧開，鼓起兩腮，似在極度痛苦狀態下使勁一樣）。

· 手臂部的放鬆

伸出右手，握緊拳，緊張右前臂；

伸出左手，握緊拳，緊張左前臂；

雙臂伸直，兩手同時握緊拳，緊張手和臂部。

· 軀幹部位的放鬆

聳起雙肩，緊張肩部肌肉；

挺起胸部，緊張胸部肌肉；

拱起背部，緊張背部肌肉；

屏住呼吸，緊張腹部肌肉。

· 腿部的放鬆

伸出右腿，右腳向前用力，像在蹬一堵牆，緊張右腿；

伸出左腿，左腳向前用力，像在蹬一堵牆，緊張左腿。

（3）放鬆的方法：國外有研究者把每一部分肌肉放鬆的訓練過程總結為如下 5 個步驟：集中注意—肌肉緊張—保持緊張—解除緊張—肌肉鬆弛。

這幾個步驟結合每部分肌肉的緊張—放鬆過程，治療者可按下述方法給來訪者以放鬆指示：

如手臂部的放鬆，治療者可以這樣發出批示：「伸出你的右手，握緊拳，使勁握，就好像要握碎什麼東西一樣，注意手臂緊張感覺（集中注意和肌肉緊張）……堅持一下……再堅持一下（保持緊張）……好，放鬆……現在感到手臂很放鬆了……（解除緊張和肌肉鬆弛）。」

又如軀幹部位的放鬆，指示語亦可如下述：「聳起你的雙肩，使肩部肌肉緊張，非常緊張，注意這種緊張的感覺……堅持一下……再堅持一下……好，放鬆……非常放鬆……」

當各部分肌肉放鬆都做完之後，治療者還可繼續給出指示語：「現在你感到很安靜、很放鬆……非常非常安靜、非常放鬆……全身都放鬆了……（然後等來訪者從 1 數到 50—事先教好對方或由治療者掌握時間）……請睜開眼睛。」

治療者在給出放鬆的指示語時，特別要注意利用自己的聲調語氣來創造出一個有利於來訪者放鬆的氣氛。從開始到最後，語速是逐漸變慢的，但也不能太慢，注意發出的指令要與來訪者的呼吸協調一致。每部分肌肉由緊張

到放鬆的過程都要有一定的時間間隔，為對方更好地體驗緊張和放鬆留有適當的餘地。

另外，學習後，來訪者可根據在治療中學習的放鬆方法回去自行練習（一般每日 1～2 次），亦可由治療者提供錄好的有指示語的錄音，據此進行練習。

3. 想像放鬆（（imagination relaxation）

選一個安靜的房間，平躺在床上或坐在沙發上。

閉上雙眼，想像放鬆每部分緊張的肌肉。

想像一個你熟悉的、令人高興的、具有快樂聯想的景緻，或是校園或是公園。

仔細看著它，尋找細膩之處。如果是花園，找到花壇、樹林的位置，看著它們的顏色和形狀，儘量準確地觀察它。

此時，敞開想像的翅膀，幻想你來到一個海灘（或草原），你躺在海邊，周圍風平浪靜，波光熠熠，一望無際，使你心曠神怡，內心充滿寧靜、祥和。

隨著景象越來越清晰，幻想自己越來越輕柔，飄飄悠悠離開躺著的地方，融進環境之中。陽光、微風輕拂著你。你已成為景象的一部分，沒有事要做，沒有壓力，只有寧靜和輕鬆。

在這種狀態下停留一會兒，然後想像自己慢慢地又躺回海邊，景象漸漸離你而去。再躺一會兒，周圍是藍天白雲，碧濤沙灘。然後做好準備，睜開眼睛，回到現實。此時，頭腦平靜，全身輕鬆，非常舒服。

4. 冥想放鬆（meditation relaxation）

（1）要求

①非判斷性：不管有什麼樣的想法，不去評判他，只是體驗。

②耐性：我們不必以每時每刻的運動來填充自己的生命。讓事物按自己的時間展現出來。

③不要對自己下一刻會發生什麼有什麼期待。只是時時刻刻對自己開放。

④信任：比如說你感覺到不舒服就調整姿勢，相信自己的感覺和直覺。

⑤無為：不想努力獲得什麼或到達什麼地方。

⑥接納：不要擔心結果，只集中注意力接納此刻發生的事情，即便出現了分心也要接納，只要再重新把注意力集中到呼吸或那個詞彙上就好了。

⑦放任：如果出現了評判想法，那麼就放任這種想法並去觀察這種想法。

冥想要求投入，就像運動訓練。

（2）實施建議：

①要有一個空間，可以一個人安靜地待著。

②確保感覺舒適、房間溫暖，穿舒適的衣服，排空腸胃，餐後一個小時內不做練習。

③後背挺直，身體放鬆，眼睛全閉或半閉。

④呼吸透過鼻腔向下進入腹腔，確保呼吸規則、緩慢、均勻。

⑤集中注意力在一個風景、物體、單字、短語或自己的呼吸上。

⑥對外界引起分心的事情養成被動、放鬆的態度。

⑦有規律地進行練習，至少一週六天，堅持三個星期。

（三）踐行森田療法

1.「順應自然」

森田認為，要達到治療目的，說理是徒勞的。正如從道理上認識到沒有鬼，但夜間走過墳地時照樣感到恐懼一樣，單靠理智上的理解是不行的，只有在感情上實際體驗到才能有所改變。而人的感情變化有它的規律，注意越集中，情感越加強；任其自然不予理睬，反而逐漸消退；在同一感覺下習慣了，情感即變得遲鈍；對患者的苦悶、煩惱情緒不加勸慰，任其發展到頂點，也就不再感到苦悶煩惱了。因此，要求患者對症狀首先要承認現實，不必強

求改變，要順其自然，認識情感活動的規律，接受情感，不去壓抑和排斥它，讓其自生自滅，並透過自己的不斷努力，培養積極健康的情感體驗。

2.「為所當為」

森田療法把與人相關的事物劃分為兩大類：可控制的事物和不可控制的事物。所謂可控制的事物是指個人透過自己的主觀意志可以調控、改變的事物；而不可控制的事物是指個人主觀意志不能決定的事物。森田療法要求神經質症患者透過治療，學習順應自然的態度，不去控制不可控制之事，如人的情感；但還是注意為所當為，即控制那些可以控制之事，如人的行動。在順應自然的態度指導下的「為所當為」，有助於陶冶神經質性格。這種陶冶並非徹底改變，而是對其性格的不同部分進行揚棄。即發揚神經質性格中的長處：認真、勤奮、富有責任感等，摒棄神經質性格中的致病之處：神經質的極端的內省及完善欲。即「為所當為」是指在順應自然的態度指導下的行動，是對順應自然治療原則的充實。

由此可見，順應自然既不是對症狀的消極忍受，無所作為，也不是對症狀放任自流、聽之任之，而是按事物本來的規律行事，憑症狀存在，不抗拒排斥，帶著症狀積極生活。這種原則還反映了森田療法對意志、情感、行動和性格之間的關係的看法，即意志不能改變人的情感，但意志可以改變人的行為；透過改變人的行為來改變一個人的情感，陶冶一個人的性格。順應自然、為所當為治療原則的著眼點是，打破精神交互作用，消除思想矛盾，陶冶性格。

複習鞏固

1. 簡述不合理認知的典型特點。
2. 簡述健康認知的特點。
3. 簡述放鬆訓練的種類。

第四節 壓力應對

擴展閱讀

約翰·奈許的故事

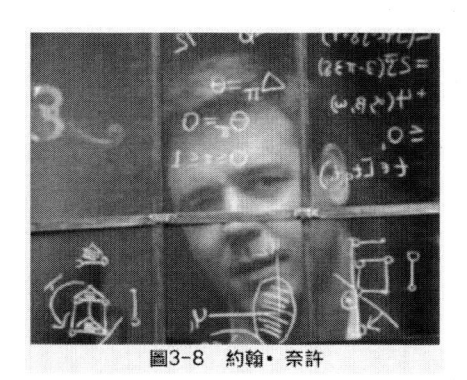

圖3-8 約翰·奈許

　　約翰·奈許（John Nash），生於 1928 年 6 月 13 日。任普林斯頓大學數學系教授。1950 年，約翰·奈許獲得美國普林斯頓高等研究院的博士學位，他那篇僅僅 27 頁的博士論文中有一個重要發現，這就是後來被稱為「奈許均衡」的博弈理論。正當他的事業如日中天的時候，30 歲的奈許得了嚴重的精神分裂症。他的妻子艾莉西亞——麻省理工學院物理系畢業生，表現出鋼鐵一般的意志：她挺過了丈夫被禁閉治療，孤立無援的日子，走過了唯一兒子同樣罹患精神分裂症的震驚與哀傷……漫長的半個世紀之後，她的耐心和毅力終於創下了了不起的奇蹟：和她的兒子一樣，奈許教授漸漸康復，並在 1994 年獲得諾貝爾經濟學獎。

　　有人說，站在金字塔尖上的科學家都有一個異常孤獨的大腦，奈許發瘋是因為他太孤獨了。但是，奈許在發瘋之後卻並不孤獨，他的妻子、朋友和同事們沒有拋棄他，而是不遺餘力地幫助他，挽救他，試圖把他拉出疾病的深淵。儘管奈許決心辭去麻省理工學院教授的職位，但他的同事和上司們還是設法為他保全了保險。他的同事聽說他被關進了精神病醫院後，向當時美國著名的精神病學專家打電話說：「為了國家利益，必須竭盡所能將奈許教授復原為那個富有創造精神的人。」越來越多的人聚集到奈許的身邊，他們設立了一個資助奈許治療的基金，並在美國數學學會發起一個募捐活動。基金的設立人寫道：「如果在幫助奈許返回數學領域方面有什麼事情可以做，

哪怕是在一個很小的範圍，不僅對他，而且對數學都很有好處。」對於普林斯頓大學為他做的一切，奈許在清醒後表示，「我在這裡得到庇護，因此沒有變得無家可歸。」守得雲開見月明，妻子和朋友的關愛終於得到了回報。80年代末的一個清晨，當普林斯頓高等研究院的戴森教授像平常一樣向奈許道早安時，奈許回答說：「我看見你的女兒今天又上了電視。」從來沒有聽到過奈許說話的戴森仍然記得當時的震驚之情，他說：「我覺得最奇妙的還是這個緩慢的甦醒，漸漸地他就越來越清醒，還沒有任何人曾經像他這樣清醒過來。」奈許漸漸康復，從瘋癲中甦醒，而他的甦醒似乎是為了迎接他生命中的一件大事：榮獲諾貝爾經濟學獎。

要點小結

1. 壓力的概念：機體「察覺」各種內外環境因素及社會、心理刺激時所出現的全身性非特異性適應反應。

2. 生活事件的定義：個體在社會生活過程中所經歷的各種變動，包括正性（積極）和負性（消極）事件兩種。

3. 壓力源的種類：生理性、心理性、社會性、文化性壓力源。

4. 生活事件的分類：壓力性生活事件和日常生活困擾。

5. LCU的含義及意義：LCU即生活變化單位。LCU得分越高，來年患病的可能性越大。

6. 心理中介的主要方面：認知評價、人格特徵、社會支持、應對方式。

7. 心理防禦機制的分類：逃避機制、自騙機制、攻擊機制、代替機制、建設機制。

8. 社會支持的兩個機制模型：緩衝效應模型和主效應模型。

9. 不合理認知的典型特點：絕對化的要求、過分概括化、糟糕至極、兩極性思維、選擇性提取、人格化、亂貼標籤。

10. 健康認知的特點：客觀合理，不自欺；積極樂觀，不消極悲觀；獨立，不依賴；靈活，不僵化。

11. 放鬆訓練的種類：呼吸放鬆、肌肉放鬆、想像放鬆、冥想放鬆。

關鍵術語

壓力 壓力源 生活事件 生活變化單位 緩衝效應模型 主效應模型 應對方式 心理防禦機制 認知重評 放鬆訓練 呼吸放鬆 肌肉放鬆 想像放鬆 冥想放鬆 順應自然 為所當為

複習題

1. 人際衝突屬於（ ）

A. 生理性壓力源

B. 心理性壓力源

C. 社會性壓力源

D. 文化性壓力源

2. 婚姻狀況改變屬於（ ）

A. 生理性壓力源

B. 心理性壓力源

C. 社會性壓力源

D. 文化性壓力源

3. 屬於壓力性生活事件的是（ ）

A. 人際矛盾

B. 學習壓力

C. 工作壓力

D. 地震

4. 屬於日常生活困擾的是（ ）

A. 人際矛盾

B. 地震

C. 突發公共衛生事件

D. 海嘯

5. 被稱為壓力耐受人格的是（ ）

A.A 型人格

B.B 型人格

C.C 型人格

D.D 型人格

6. 下列不屬於主要心理中介的是（ ）

A. 認知評價

B. 人格特徵

C. 社會支持

D. 歸因方式

7. 下列**屬於**積極心理防禦機制的是（ ）

A. 逃避機制

B. 自騙機制

C. 攻擊機制

D. 建設機制

8. 壓抑屬於下列哪種心理防禦機制（ ）

A. 逃避機制

B. 自騙機制

C. 攻擊機制

D. 建設機制

9. 酸葡萄效應屬於下列哪種心理防禦機制（　）

A. 逃避機制

B. 自騙機制

C. 攻擊機制

D. 建設機制

10. 投射屬於下列哪種心理防禦機制（　）

A. 逃避機制

B. 自騙機制

C. 攻擊機制

D. 建設機制

11. 昇華屬於下列哪種心理防禦機制（　）

A. 逃避機制

B. 自騙機制

C. 攻擊機制

D. 建設機制

12. 盲人摸象屬於下列哪種不合理認知（　）

A. 糟糕至極

B. 過分概括化

C. 選擇性提取

D. 亂貼標籤

13. 下列哪項屬於不合理認知（ ）

A. 客觀合理

B. 積極樂觀

C. 獨立不依賴

D. 絕對化的要求

第四章 人格與健康

　　一個人的人格會影響自身的認知和行為，當人格不健全時，他的認知和行為會出現偏差，這種情況嚴重的話會出現錯誤的行為，這就不僅影響到他自身的生活也可能影響到他人的生活。一個健全的人格不僅是自身的一種幸福，也能給周圍的人帶來歡樂，所以說健康的人格對自身還是有著深遠的影響，包括生理、心理和社會的層面。什麼樣的人格會影響一個人的判斷能力和選擇，一個健全的人格可以使他做出最適合的人生選擇。健康的人格關係自身的身心健康，希望每個人都有一個健全的人格，開展我們美麗的人生！

　　那麼如何識別並完善自己的個性、促進身心健康呢？古往今來，對人格有不同的劃分方法，如艾森克提出人格的內外傾向（E）、神經質（N）、精神質（P）三維度理論，希波克拉底提出人格的多血質、黏液質、膽汁質、憂鬱質四維度理論。但是，人格的這些維度的劃分與健康的關係都不密切，根據20世紀及21世紀的研究，研究者們從健康的角度提出四種人格維度，分別是A型、B型、C型和D型人格。本章將著重講述這四種人格特點及其與健康的關係。

第一節 A型人格

一、人格特點

　　1.A型人格（type A personality）的人對達到預定目標有強烈願望，有大而不切實際的抱負；他們擁有過高的抱負和雄心壯志，成功慾望強、執著、工作效率高，希望在儘量少的時間內取得儘量多的成績。通常A型人格的人能夠取得很大成績。常常非常敬業，對於所取得的成績他們總是以數量而不是以質量來評價，而且常常會對工作的數量感到不滿意。

　　2.生活節奏快，從不閒逛；多有時間緊迫感和匆忙感。

　　3.說話快、走路速度較快、駕車時喜歡高速行駛和超車。

4. 好勝心強，熱衷於競爭，渴望在競爭中獲勝；常常處於攻擊狀態，很喜歡挑戰別人、與別人競爭，表現出有闖勁、好鬥、敏捷。

5. 希望得到他人的重視，期望有表現的機會。

6. 有同時做幾件事的習慣；習慣做艱苦緊張的工作，即便休息時也難以鬆弛下來。與別人相比，他們的工作時間總是更長，加班的時間更多、休息的時間更短。

7. 喜歡參與有時間限制的複雜活動，並希望做得比他人好。

8. 做事喜歡速戰速決；言語與動作節奏快。他們對別人的慢節奏很不耐煩，當別人的話還沒有說完時就幫著別人把話說完。

9. 情緒易波動，容易激動和煩躁焦慮。

10. 思維活躍，反應靈敏，常進行多種思維和動作。

因此，A型人格可以歸納為三個組成成分：易激起的敵意、時間緊迫性和競爭性。

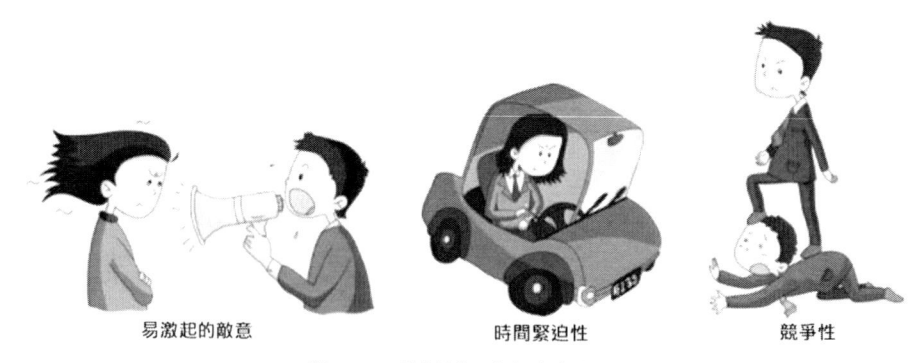

圖4-1　A型人格的三個組成成分

A型人格可謂利弊參半。一方面，A型人效率高、進取心強，能充分利用時間和發揮自己的才能；另一方面，A型人過於緊張、急躁，自我加壓過大，但也正因為這樣，所以他們面臨比別人更大的壓力，他們常常處於一種高度緊張的狀態。如果長期處於高度壓力狀態，身體內分泌系統、神經系統、免疫系統都會受到影響。

二、與健康的關係

A 型人格更偏向於外向不穩定型。A 型人格的人大都是很優秀的人才，爭強好勝，對己對人要求嚴格，對新事物有好奇心，尤其喜歡迎接挑戰，常以出類拔萃為榮。但由於性情急躁，遇有不順心的事愛憤怒發火，再加上對自己期望值過高，只能贏不能輸，整天處於過重壓力和過度緊張之中，拉滿的弓弦難免有朝一日不被繃斷。一旦受到挫折，就容易心理失衡，導致神經、內分泌系統功能紊亂，血壓上升，心肌耗氧量也大大增加。此外，血液中的血脂蛋白成分也發生改變，血黏稠度增加，促使或加重動脈粥樣硬化，極易誘發高血壓和冠心病，甚至發生急性心肌梗塞而危及健康和生命。

1. A 型人格與冠心病（coronary heart disease）

研究顯示 A 型人格與冠心病的發生密切相關。A 型人格在冠心病的發病中起著扳機作用和增益效應，大量研究結果表明，A 型人格人群冠心病、高血壓的患病率（9.76%）明顯高於非 A 型人格人群（3.81%），在老年人群中心身疾病患病率高達 78.1%。在心臟病患者中，A 型人格達 98%。屍體解剖檢驗證明，A 型人格的人，心臟冠狀動脈硬化的，要比 B 型人格的人高 5 倍。有關專家認為，其原因是：A 型人格能激起特殊的神經內分泌機制，使血液中的血脂蛋白成分改變，血清膽固醇和甘油三脂平均濃度增加而導致冠狀動脈硬化。福里曼（Friedman）等早在 1959 年就提出「具有 A 型人格的人群易患冠心病」的假說。美國心臟和血液研究協會在 1978 年確認 A 型人格是引起冠心病的一個獨立的危險因素。中國關於 A 型人格與疾病的關係中有關冠心病的研究要多些，目前的研究主要集中在 A 型人格與冠心病的關係、誘發冠心病的發病機制、冠心病 A 型人格的護理、訓練及療效等幾個方面。A 型人格中不同的因子對冠心病的發生起著不同的影響，探討冠心病致病的 A 型人格因子成為目前研究的一個方向。研究表明（吳學勤、朱霞、羅正學，2007），A 型人格模式在總體上與冠心病有關，細化後結果顯示，A 型人格的時間匆忙感、時間緊迫感、活動速度等因子與冠心病有關，而爭強好勝、成就感、競爭意識、暴躁、敵意等因子與冠心病無關。事實上，A 型人格的

某些方面,如雄心勃勃、爭勝好強等,並非均是負面行為,在一定範圍內有激勵作用,可使人動機增強而獲得一定的成就,因此不能一概而論。

2. A型人格與高血壓 (hypertension)

高血壓 (HT) 的發病率呈逐年增加的趨勢,原發性高血壓在21世紀心血管病中占第一位。研究結果發現,透過對A型人格的矯正訓練,有助於血壓的控制,從而減少或避免A型人格對人體心腦血管系統造成的危害。

對200例原發性高血壓患者和200例健康對照組進行A型人格調查發現(楊菊賢,2001),A型人格在高血壓患者中占79.5%,而健康對照組僅占42.2%。大量研究與楊菊賢研究結果基本一致。A型人格與血壓晝夜節律改變顯著相關,這可能是高血壓患者靶器官損害的危險因素之一。A型人格在原發性高血壓患者中有焦慮情緒者多見,而矯正焦慮與否可對降壓效果產生明顯的影響(聶效雲、劉梅顏、陳紅等,2004)。A型人格與高血壓的患病率之間存在著密切聯繫,A型人格人群高血壓發病率明顯高於非A型人格人群。研究發現,高血壓組A型人格人數比例明顯高於非A型人格,兩組比較有統計學意義,且A型人格患者血漿中的去甲腎上腺素、腎上腺素水平明顯高於非A型人格患者。

三、如何優化A型人格

心理學研究認為,「經常想到有許多事情要做,卻沒有時間去做」,這種左右為難的複雜心態,會使我們緊張、憂慮得心力交瘁,高血壓、心臟病、潰瘍病便會隨之發生。

怎樣才能解除A型人格者在心理上和生理上的過度緊張和壓力呢?

1. 合理制定目標

A型人格者往往對成就感有著不懈的追求,心裡經常喜歡與他人做比較,高於人家就高興,矮一頭便覺得內疚,不管是在什麼方面,愛定位於一個高目標,心無旁騖地朝著既定的方向努力。如果沒有實現心中的願望,就會自責不安,產生焦慮、悲觀、失望等不良情緒。因此,制訂計劃目標切忌要求

過高,也不要和他人攀比。應根據自己的實際能力來衡量,或將目標定得稍低一些,留有迴旋餘地,以免因完成不了任務而懊惱。

2. 培養業餘愛好

A型人格者多為工作狂,夜以繼日地埋頭苦幹,過度壓力帶來的心身疲憊,易使心血管受到傷害。經常參加體育鍛鍊和豐富多彩的文化娛樂活動,既可陶冶情操,超越「成就」、「事業」的束縛,又能在大樂趣、大自在之中提高肌體的承受能力,對維護心血管健康大有裨益。因此,要為自己安排好生活、工作與休息,創造一個積極有序、寬鬆和諧的生存環境,做到張弛有度,勞逸結合,以增加生活情調。

3. 加強內心修為

A型人格者把輸贏看得比命還重要,其實是要學會逐漸磨練自己的性格,改變脾氣。如平時可常找高手下棋,或和比自己強的人競賽,在輸棋時多聽一兩回刺耳的話語,儘量調控好自己易激動的情緒,並自我告誡:勝不驕,敗不餒,不要發火,不要動怒。這樣一來二去,就像有稜角的石頭被磨得圓滑,性格也就慢慢地變得隨和了。當遇到來自不同方面的刺激時,能以平和心態去應對,便會感到自由暢快,自然血脈通暢。

4. 建立彈性思維

無論做什麼事,成功與失敗都有可能發生,或進或退,應靈活機動,該放棄時要勇於放棄,不可一頭撞到牆上,碰得頭破血流而悔恨不已。一旦遇到困境時,切莫急躁,應冷靜地思考,或向親朋好友請教,找出緣由,拿出辦法來應付各種變化,方能化逆境為順境、變挫折為動力,心態也就變得愉悅灑脫。

5. 合理安排時間

明確工作時間的設限是為了提高工作的效率和能力,一旦表現出急躁不安的狀態,應及時合理地調整工作和生活的節奏。

6. 劃清工作和休息的界限

一味埋頭苦幹不僅對身心有害，也會影響到正常的生活。休息並非浪費時間，而是一種自我調節，因而需注重勞逸結合，主動尋求放鬆的狀態。

複習鞏固

1. 請簡述 A 型人格的主要特點。

2. 請簡述 A 型人格者易患的疾病。

3. 請簡述 A 型人格的優化措施。

第二節 B 型人格

一、人格特點

1. 安寧鬆弛

生活按部就班、不喜歡過於緊張的情境，總是以比較鬆弛、穩健的方式來處理問題和完成任務。不會加班加點、雙手不顫動，經常放鬆地坐著談話，把生活看成是某種享受而不是戰鬥。

2. 抱負適度

不爭強好勝，在面對很多事務時，會先認真地加以權衡，然後做出抉擇，必要時，會明智地放棄。B 型人格的人在所屬的領域內，可能不是最突出的，這與價值觀和處世哲學有關。比較關注自己的身心狀態甚於外部事物帶來的得失，因此，可能對名利比較淡然。

3. 合作順從

沒有強烈的支配欲、占有欲和控制慾。這些行為方式可能使其具有一種大隱於市的君子的氣質。在遇到挫折時，也能很好地進行自我調節，不會產生過激的情緒反應。

二、與健康的關係

B 型人格（type B personality）在壓力面前能保持冷靜，極少有強烈而持久的負性情緒產生，能長期保持比較穩定的情緒狀態，並擁有較好的健康水平，因此 B 型人格被稱為壓力耐受人格。B 型人格因壓力造成的心理疾病較少，工作中感到高度緊張的情況會較少，下班後更容易得到放鬆，感到自己的健康影響工作效率的情況會較少。

三、如何培養 B 型人格

1. 抱負適度

不切實際的目標會帶來巨大的精神壓力，常使人處於緊張焦慮狀態，影響工作效率。

2. 合作順從

在現代社會競爭比較激烈的環境中，具有良好的合作意識、與人相處能適當順從他人的意願可以減輕焦慮，獲得更多的社會支持。

3. 安寧鬆弛

在快節奏生活的城市，凡事能擁有寧靜的心態，以不急不緩的速度解決問題、完成任務可以緩解緊張，獲得更多心靈上的平靜。

4. 勞逸結合

俗話說「休息是為了更好地工作」，不會休息的人也不會投入地工作，所以要「play hard, work hard」（好好玩，認真工作）。既可以放鬆緊張的心情，也能有效提高工作效率，有利於保持健康的身心狀態。

健康心理學
第四章 人格與健康

生活中的心理學

B 型人格的典型代表——司馬懿

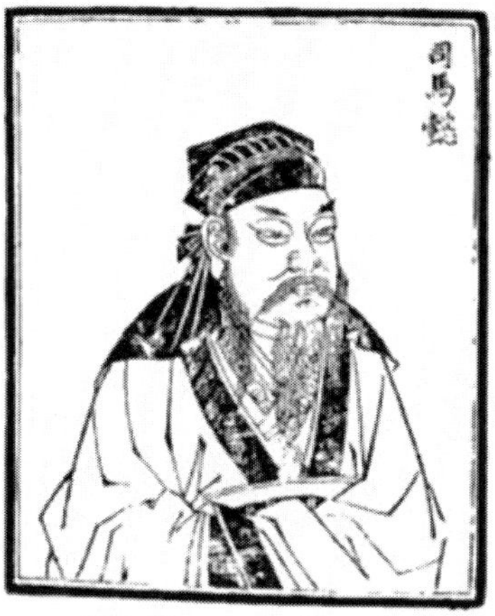

圖4-2　司馬懿

　　司馬懿出生於官宦之家，面對動亂不斷的東漢末期，司馬懿「常慨然有憂天下心」。建安六年，曹操聽到他的名聲後，召他到府中任職。延康元年（220 年），孫權率軍西進。司馬懿主張堅守二城，曹丕未依其言，命曹仁放火燒毀二城。後來孫權果然沒有入侵，曹丕悔之不已。作為一流的謀士，計策未被採納，多少會令人倍感失落和不得志。但司馬懿卻低調而為，並無惱怒與怨憤之言，而是盡心做好自己手頭的工作，可見他的沉穩與謙遜。

　　司馬懿的隱忍與從容的人格特質在軍事策略上突顯甚明。建安二十四年，關羽圍困曹仁，水淹七軍，斬殺龐德，可謂「威震華夏」。曹操為避關羽鋒芒，一度準備遷都河北。司馬懿和蔣濟及時勸阻，並指出了孫劉聯盟外親內疏的弊端。曹操從其計，果然孫權派呂蒙襲取江陵，俘殺了關羽。司馬懿的策略，突出表現他遇事冷靜，從容自得的人格特質，這是他「小不忍則亂大謀」的典範。

　　司馬懿能夠得到曹氏集團的信賴和重用，一方面源自於他的非凡氣度，另一方面也由於他敢作敢當，果斷堅決。例如，諸葛亮四出祁山時，司馬懿不負使命，以明帝的昭示平息眾人對於諸葛亮「巾幗婦人之飾」羞辱的怒氣。

而在勸阻不成的情況下，只好任其自便。結果，追擊蜀軍的魏軍中了埋伏，大將張郃被亂箭射死。司馬懿悲傷不已，更是自責於自己的過錯，並替部下承擔責任。正是司馬懿的寬容之心，才會虛心接受反對的聲音，並勇於承認自身的錯失，做到從善如流。

　　司馬懿不求聞達，不計得失；隱忍從容，後發制人；寬容部下，勇擔責任。這些特點都使他坦然面對各種逆境，並最終取得成功。

A 型人格與 B 型人格的對比

圖4-3　　A型人格與B型人格的對比

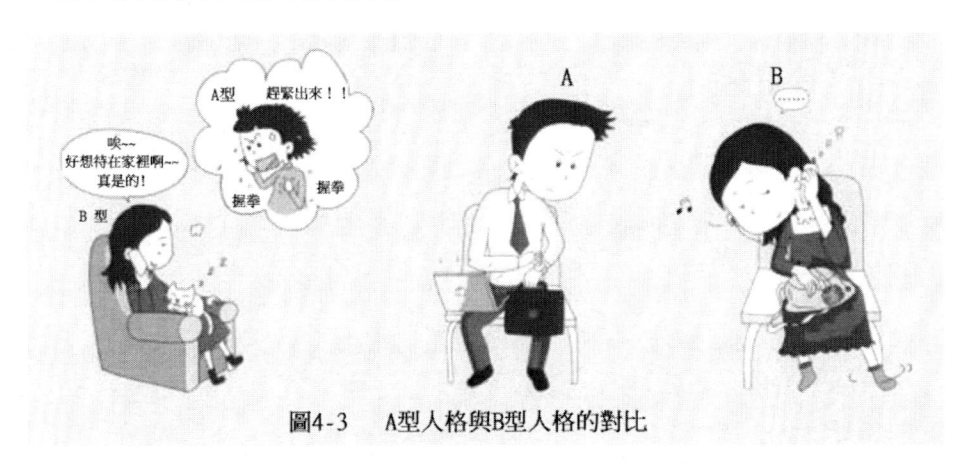

碑文測試

請在以下的表中選出自己的碑文，問自己到底願不願這樣被人悼念。

健康心理學
第四章 人格與健康

表4-1　　碑文測試

A型碑文	B型碑文
一位成功的人在此安息	一位心懷摯愛的人在此安息
一位能人在此安息	一位智者在此安息
一位生前忙碌的人在此安息	一位與人為善者在此安息
一位令人敬畏的人在此安息	一位令人信任的人在此安息
一位有影響力的人在此安息	一位有強烈的團隊精神的人在此安息
一位了不起的養家者在此安息	一位對生活充滿好奇的人在此安息
安息者生前得到了他能得到的一切	安息者滿意地離開了這個世界

　　如果別人認為對你最貼切的碑文在 A 型碑文欄內，那麼你也許就需要改變了。比如，如果對你最貼切的碑文是「一位生前富有的人在此安息」，那你需要結交一些新朋友來豐富自己的生活——最好是一些和你的工作沒有關係的朋友。

　　如果你的 A 型碑文是「一位令人敬畏的人在此安息」，你需要去社區大學參加一個學習班，學習一門你以前一無所知的課程，這樣人們就會因為你知道他們不知道的知識而尊敬你，而不會因為畏懼你而對你敬而遠之。

不同信念

　　下面的內容說明了指導和推動 A 型人格者和 B 型人格者的不同的信念。如果你是 A 型個性，那你應該採納一些 B 型的人生哲學。

　　A 型：我必須要比其他人做得更好。

　　B 型：在日常生活的各個方面我要儘量達到人們普遍認可的效率標準，如果能達到這種標準我就滿意了。

　　A 型：只有努力才能成功，付出的努力越大，你就會越成功。

　　B 型：我能不能成功主要取決於我的能力，那些能力比我強的人不管努力程度如何，總會比我做得更好。

　　A 型：生活的主要意義就是為了成功而和別人競爭。

B 型：合作，而不是競爭，才是確保我在生活中取得成功的長久之計。

A 型：社會中的任何一個人在任何時候都要為自己的成功而承受負擔。

B 型：社會的凝聚力使我們彼此相連和協作。當我們為了集體的成功和生存而同心協力的時候，這種凝聚力就會減輕我們每個人身上的負擔。生活的意義在於我們的所為，而不僅僅是我個人的所為。

測一測

你是 A 型（或 B 型）人格？

人格問卷

指導語：在下面各特質中，你認為哪個數字最符合你的行為特點？

1. 不在意約會時間	1 2 3 4 5 6 7 8	從不遲到
2. 無爭強好勝心	1 2 3 4 5 6 7 8	爭強好勝
3. 從不感覺倉促	1 2 3 4 5 6 7 8	總是匆匆忙忙
4. 一時只做一事	1 2 3 4 5 6 7 8	同時要做好多事
5. 做事節奏平緩	1 2 3 4 5 6 7 8	節奏極快(吃飯，走路等)
6. 表達情感	1 2 3 4 5 6 7 8	壓抑情感
7. 有許多愛好	1 2 3 4 5 6 7 8	除工作之外沒有其他愛好

記分：累加 7 個問題的總分，然後乘以 3。分數高於 120 分，表明你是極端的 A 型人格。分數低於 90 分，表明你是極端的 B 型人格。

分數 人格類型

120 以上 A+

106～119 A

100～105 A-

90～99 B

90 分以下 B+

複習鞏固

1. 簡述 B 型人格的主要特點。
2. 簡述 B 型人格與健康的關係。

第三節 C 型人格

一、人格特點

- 情緒憂鬱：好生悶氣，通常不表達任何負性情緒。

- 性格內向：待人過度友善，極力避免發生任何人際衝突。表面上是個「好好先生」，可是內心卻憤世嫉俗；表面上處處犧牲自己為別人著想，但內心卻極不情願。

- 過分敏感：生活中極小的事情便可使其忐忑不安，總處於焦慮、緊張的情緒狀態之中。

- 害怕困難：遇到困難，起初因畏懼不盡全力去克服，拖到最後卻又要做困獸之爭。

- 屈從權威、害怕競爭：企圖以逃避方式來達到虛假的心理平衡。

而與此相應的是一系列退縮的表現，如屈從於權勢，過分自我克制，迴避矛盾，姑息遷就，忍耐、謙讓、寬容、依順，為取悅他人或怕得罪人而放棄自己的需要，容易滿足等。

C 型人格（type C personality）的心理特徵是不善於宣洩和表達，具有嚴重的焦慮、憂鬱情緒。尤其是竭力壓抑自己本應該發洩的憤怒情緒，他會表現得過分自我克制，迴避矛盾，姑息遷就。以極大的忍耐去取悅他人或怕得罪他人而委屈自己。

二、與健康的關係

善於韜光養晦的 C 型人格人群，突出表現為「息事寧人」，處事以退讓、保守為主。他們往往喜歡抑制煩惱、絕望或悲痛；害怕競爭，逃避現實，企

圖以姑息的方法來達到虛假的和諧；這種逆來順受、毫無怨言，內心卻怨氣沖天，痛苦掙扎的人，折磨久了，不僅會干擾內分泌系統功能，而且會削弱機體的免疫功能，導致細胞變異致癌細胞的生長繁殖。因此，C 型人格也稱為癌症易感人格。

據統計顯示，90% 以上的腫瘤患者患上腫瘤與精神、情緒有直接或間接的關係。那麼，為什麼說精神因素與腫瘤的發病相關呢？這是因為精神因素與人體免疫功能密切相關。人體免疫系統受神經和內分泌的雙重調控。精神憂鬱等消極情緒作用於中樞神經系統，會引起植物神經功能和內分泌功能的失調，使機體的免疫功能受到抑制，失去清除癌變細胞的能力，促成原癌基因向癌基因轉化。由於機體的平衡被打破，使細胞失去正常的狀態和功能，不斷變異，於是便產生了癌細胞。

三、如何優化 C 型人格

1. 改變「完美主義」：不要總想著把事情做得完美，因為不可能有十全十美的結果。

2. 自我肯定：儘管常遇到那些不如意的事情，但你一直是個有價值的人。

3. 表達憤怒：當你感到強烈的不平和憤怒時，把它表達出來。表達的方式可以是找人傾訴，也可以寫日記。用語言反映你的心情，比如「我今天受到了非常不公的待遇」等。絕不能一味地壓抑、克制，折磨自己、為難自己。

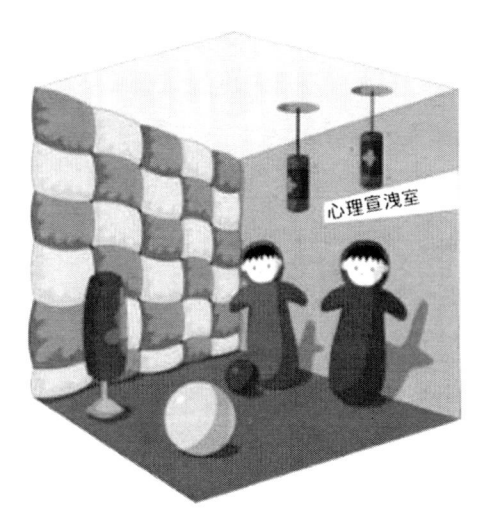

圖4-4　宣洩室

4. 記錄心情：用「情緒溫度計」每天檢測自己的心情。把「心情不錯」定義為「1」，把「極端憤怒」定義為「10」，中間的「2～9」從弱到強，表明自己的憤怒程度，在日記中記錄下來。

5. 學會轉移：人是具有主觀能動性的，所以，要有意識地培養鍛鍊自己從惡劣心境和無助無望狀態中走出來的能力。

6. 正確看待權威：人不能過分以自我為中心，但也不能沒有獨立人格。為人處事絕不能以扼殺自己的潛能為最終代價。

7. 建立社會支持：建立良好的人際關係網絡。當今科技迅猛發展，一個人的力量已顯得微不足道，培植自己的社會支持系統就顯得相當重要。這樣，人才會自信，才會成熟。

具有C型人格的人，消極情緒長期積蓄，很容易造成神經功能和內分泌功能失調。最終，機體的免疫力下降，癌細胞突破免疫系統的防禦形成了癌症。

在生活中注意發現事物好的一面，學會新的適應生活的行為方式，C型人格其實並不可怕。

擴展閱讀

C型人格突發狀況宣洩法

理性情緒法強調認知上的轉變，這是一個長期調整觀念的過程，而對於突發的憤怒、痛苦、委屈等情緒，可以採取一些小的方法及時疏解。負性情緒有兩種疏導方式：有損宣洩與無損宣洩。採取猛抽煙、喝悶酒、報復等行為，屬於於人、於己，皆無益的有損宣洩，減壓效果往往不如下列無損宣洩：

No.1：亂語

找一個安靜的房間，或對著一棵大樹，閉上眼睛，說出一些無意義或不連貫的話。由於大腦是用語言思考的，亂語可以打破常規的表達模式，你不用考慮任何語法或內容，可以自由表達內心需要宣洩的東西，把任何不舒服的東西都扔出來。

No.2：視覺想像

人在欣賞美景時，會喚起很高的情緒愉悅水平，因此，閉上眼睛，深呼吸……縱情馳騁你豐富的想像力，越身臨其境越好，抖掉先前沾滿的塵埃之後，你會感受到心靈寧靜的欣喜，想像你來到一個世外桃源，盡情享受著微風的吹拂，靜靜聆聽著流水的樂音，深深吸著迷人的花香。

No.3：寫告白書

如果你有寫日記的好習慣，那就趕快毫無掩飾地抒發幾頁吧！找一張紙，把你所有的憤怒或不滿揮毫紙上，然後燒掉。如果某個人特別惹你生氣，你可以找來信紙，痛快淋漓地責罵對方一番，然後裝進信封裡，但千萬不要寄出去，而是把信鎖在抽屜裡，等將來氣消了再撕掉。

No.4：長吁短嘆

焦慮時，心率和呼吸會加速，緩慢地深呼吸有助於鎮靜。人們常將「唉聲嘆氣」理解為貶義，其實，它造成了深呼吸的放鬆作用。心情不佳時，選一處清靜的地方，先透過鼻腔吸氣以擴張肺部，然後，將肺內氣體慢慢呼出，如此一番「長吁短嘆」，效果不錯。

No.5：聽悲傷音樂

負性情緒久居心中時，若強求聽一些歡快的音樂，終究只是強顏歡笑。你不妨放上一段很「悲慘」的音樂，隨著憂鬱旋律的緩緩流淌，內心的不快可能隨之傾瀉而出，換得一身輕鬆。

No.6：嘮叨

約上一兩個朋友，找個清淨的地方，就著一盞清茶、一杯咖啡，將積壓的委屈嘮叨上半天，其實是一種很有效的調節方式。然而，切忌找那些唯恐天下不亂的「損友」，一定要選擇可以保守祕密的朋友，最好是那種能幫你理性分析問題的人，否則只怕愈訴苦愈煩亂。

No.7：號啕大哭

現代研究發現，因感情變化而流出的眼淚，排出了體內兩種神經傳導物質，從而緩解了緊張情緒，可以減輕痛苦和消除憂慮。因此，痛哭是一種心理保護措施，強忍眼淚等於慢性自殺。不過，如果遇事就哭，經常悲悲泣泣，反而會體驗到**更嚴重的負性情緒**。

此外，**閱讀**、運動、怒吼、旅遊等方式，都是不錯的情緒宣洩途徑。C型人格的人，可以根據自身的特點和喜好，選擇適合自己的調節方式。但是，C型人格的人不能無視這項警報：如果負性情緒不從心裡扔出來，就會從身體表達出來。

總之，C型人格雖然可能是癌症的致病因素之一，但它必須透過各種神經內分泌、免疫系統的參與才能最終發揮作用。因此，改善性格，改變你的為人處事方式和態度，就會程度不同地調節你的神經內分泌及免疫功能，提高機體抵制疾病的能力，從而降低或避免疾病的發生，還你一個健康的心態和體魄。

測一測

你是 C 型人格嗎？

1. 很難公開地表達自己的情緒，內心總是伴隨著難以解脫的壓力，常常心情緊張焦慮。

2. 怕面對人群，尤其是怕自己受傷害，謹言慎行。

3. 當做一件事沒有成功時，常常自咎，懊悔不已。

4. 對每一個有創新的計劃都持悲觀態度，極怕失敗。

5. 患病不肯求醫，認為病是自生自滅。

6. 當發覺自己有可能患病時，拒絕告訴醫生。

7. 當覺得自己不如別人時，極度不安，老懷疑別人捉弄自己。

8. 不愉快的時候常強顏歡笑。

9. 沒有很密切的人際關係。

10. 認命，認為無力改善現狀。

11. 認為生活無意義，無價值，無樂趣。

12. 由於怕失敗，不肯做嘗試。

13. 從小就認為和家人有很深的隔膜。

14. 失意時靠鎮靜藥來麻醉自己。

15. 認為不把心事向人傾訴是強人的表現。

16. 情緒不安時，找不到人傾訴自己的心聲。

如果在以上所描述的 16 種性格特徵中占有 14 項的話，那麼你便屬於 C 型人格；如果占有 7～14 項，那麼你有轉向 C 型人格的較大可能性；如果你占有 7 項以下，你是比較安全的。

複習鞏固

1. 簡述 C 型人格的主要特點。

2. 簡述 C 型人格者易患的疾病。

3. 簡述 C 型人格的優化措施。

第四節 D 型人格

一、人格特點

1996 年荷蘭學者德羅勒特（Denollet）在研究中指出應該採用一種人格觀察法來評估高危險病人，他發現有的病人康復速度慢，容易再發作，而且死亡率高。於是提出了 D 型人格概念，D 型人格又稱為憂傷型人格，包括消極情感（negative affectivity，NA）和社交抑制（social inhibition，SI）兩個維度。

D 型人格的人和 C 型人格的人看起來有一點像，也有點悶，但更突出的表現是看待問題很悲觀，就算是大家都開心的事情，他們也很容易看到其中的負面訊息；同時又不善於在社交場合表達自己的感情，所以體驗到的總是挫敗感和自卑感。這種看起來有點「憋屈」的模式，就被定義為 D 型人格（type D personality），或者 D 型行為模式。

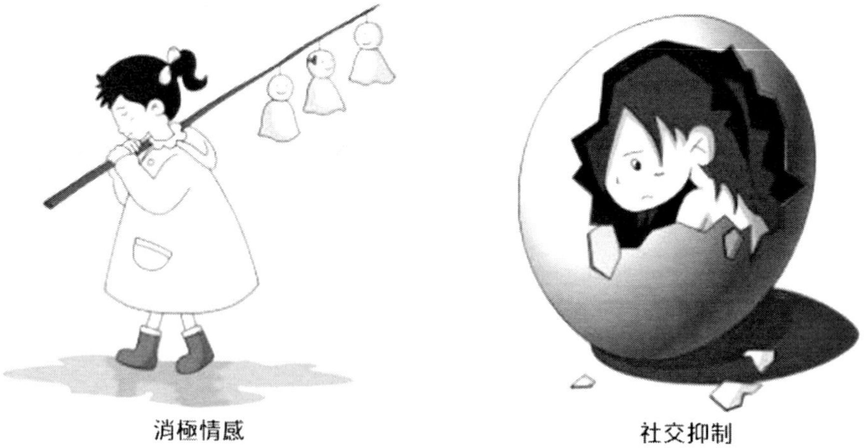

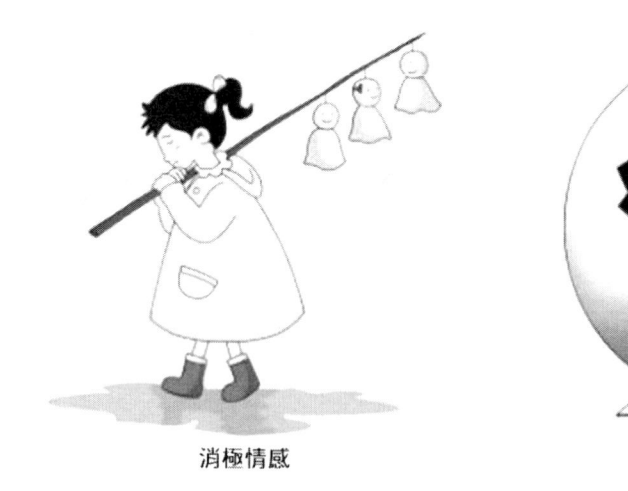

消極情感　　　　　　　　社交抑制

圖4-5　D型人格的個體表現

第四節 D 型人格

1. 消極情感

指人們長期經歷消極情感，並且這種經歷往往比較穩定，不受時間和情境的影響。他們比一般人更容易生氣，而且不易體驗到正性情感。同時，他們往往憂慮，對生活抱有悲觀想法。高消極情感的人在大五人格量表（NEO-FFI）中的 N 因素和艾森克人格問卷（EPQ）的神經質維度上會得高分。

2. 社交抑制

D 型人格中的社交抑制是指人們在社會交往中壓抑自己對情感和行為的表達。他們言談舉止很沒自信，在交往中始終與人保持心理距離。因為他們與別人接觸時感覺緊張、不安全，便會有意識地維持自我壓抑的狀態。高社交抑制特質的人在大五人格量表中的 E 因素和艾森克人格問卷的外向性維度上得低分。他們認為，世界充滿了威脅，所以與人交往時極不自如，儘量逃避可能出現的危險，如別人的拒絕和尷尬。

D 型人格的人性格特點關鍵詞：擔心、緊張、愛獨處。

（1）在社交場合非常羞澀，不知道如何與他人交往，因此惶惶不安；

（2）對人生的看法十分悲觀和沮喪；

（3）不敢主動接近他人，沒有朋友；

（4）經常性的焦慮，無緣無故為某些事情憂慮；

（5）心情總是很惡劣，愛發脾氣，導致情緒十分低落。

D 型人格的人往往會體驗到很多的不愉快、憂傷、焦慮、緊張和擔心等。比如經常擔心某些問題等；遇到一點煩心的事，然後就一整天想著這件事；思想上對生活中的負性刺激，如對一些不愉快的事情更為關注，並體驗到更多的壓力；在社會交往中，總是壓抑自己表達情感，以免他人的不認可或拒絕；看上去性格孤僻，愛獨處，不合群；與他人相處時，總感到緊張和不安全。

二、與健康的關係

　　D 型人格的提出是對以往與疾病相關的 A 型、B 型、C 型人格概念的擴展，是對已有人格和心血管疾病關係研究證據的整合。大量的研究結果表明，真正對心臟病起作用的心理因素，可能不單純是消極情感，而是慢性的心理憂傷。具有高社交抑制特點的人，心臟不良反應增多、心臟復原能力減弱、心率變化縮小，長此以往就會形成動脈粥樣硬化，引發冠心病，甚至死亡。消極情感與胸痛感有關；而對於冠心病患者來說，消極情感則與其身體症狀有關。與 D 型人格密切相關的疾病：偏頭痛、憂鬱、冠心病、心源性猝死、癌症等。

　　十幾年以前，比利時心理學家德羅勒特在一項心臟病康復計劃中，對 300 名不同類型性格的病人，進行跟蹤觀察，想了解焦慮、憂鬱等不良情緒對各種類型性格病人的健康有多大的危害。結果，10 年後，這 300 名病人中，D 型人格的病人有 27% 的人已經死亡，其中大多數死於冠心病和中風。而其他性格的同類病人中，只有 7% 的死亡率。2005 年，荷蘭的研究人員對剛接受過心臟支架手術的近 900 名冠心病人的調查發現，D 型人格的病人，在接受手術後的 6 至 9 個月內，心臟病再次發作或因發作導致死亡的人數，是其他類型性格者的 4 倍。研究還發現，在控制了心臟病症狀、不健康的行為方式（如吸煙飲酒）等危險因素以後，D 型人格組病人的死亡率仍遠高於對照組。他們在心肌梗塞後心臟病的發病率提高 6 倍，患創傷後壓力障礙（post-traumatic stress disorder，簡稱 PTSD）的可能性提高 4 倍。這種人更容易復發心血管疾病，無法堅持治療。而對於得過心臟病的 D 型人格患者來說，他們的復發率提高了 4 倍，得心臟驟停的危險性提高了 7 倍，而且更容易引發梗塞等致命的或其他非致命的心臟病。在治療過程中，他們的左心室射血分數也會大幅度下降，需要特殊的護理。這類病人多會體驗到長期的心理悲痛，缺乏積極情感，自尊心不強，不滿於生活現狀，生活質量也會下降。另外，D 型人格也是影響人們情緒和社會健康的重要因素。並且即便多年以後，D 型人格患者的健康狀況仍不如對照人群，他們一直抱怨自己胸痛，並長期依賴於鎮靜藥，沒有能力重返工作。

鑑於 D 型人格的研究剛剛興起，現有的證據還不足以對人格—心血管疾病的作用機制做出充分的解釋。從生理學血液循環方面的研究結果來看，D 型人格患者的血小板功能障礙、心率變化幅度縮小、心肌突然缺血等都會導致他們心血管疾病的再次發作。而精神神經內分泌學方面的證據指出（Habra，Linden，Anderson，2003），在壓力狀態下，D 型人格被試的交感腎上腺系統（sympathetic-adrenal-medullary system，簡稱 SAM 系統）和下視丘-垂體-腎上腺軸（hypothalamic-pituitary-adrenal axis，簡稱 HPA 軸）發生協同刺激活化，產生強烈的唾液皮質激素反應，這種生理方面的超強反應可能是心血管疾病的直接原因。而德羅勒特（Denollet，2000）卻認為，D 型人格對心血管疾病起作用的機制，在於負性情感和壓抑應對起了中介作用。因為情感的抑制使個體不能成功地適應壓力事件，這種情況反覆出現，就會形成長期的壓力狀態，進而對心血管系統的正常功能造成不利影響。另外，免疫學方面的研究表明（Denollet，Con-raads，Brutsaert，2003），D 型人格能刺激活化缺血性心臟病病人的前炎症細胞因子、腫瘤壞死因子（TNF）-α 及其受體，而這種受體本身正是預測慢性心臟病致死的最準確、最可靠的指標，這種慢性心理免疫系統的功能紊亂可能就是 D 型人格患者預後不佳的一個原因。此外，D 型人格患者的其他不健康行為方式和心理因素（如自我孤立、缺乏社會支持等），可能也是致病的間接原因。

三、如何優化 D 型人格

改變 D 型人的人格，就是讓他對生活抱有希望，多從積極面看問題，有問題多和朋友、家人分擔，尋求幫助和支持。

1. 學會樂觀：停下來，仔細想一想，生活中的這些不快、焦慮是不是真的值得憂慮。

生活中的心理學

學會樂觀

賣鞋故事

健康心理學
第四章 人格與健康

有個鞋商到一個島上考察鞋子市場，他看到島上的居民祖祖輩輩有赤腳的傳統習俗，便失望地走了。不久，又有一個鞋商到了島上，當他得知島上居民沒有穿鞋子的習慣後喜出望外，認為大有挖掘開拓的潛力。果然，經過努力，他大獲成功，賺個盆滿缽滿。

哭婆婆

有一個老太太，整天坐在路口哭，被稱為「哭婆婆」。一天，一位禪師路過此地，問其緣由。老太太告訴禪師：她有兩個女兒，一個嫁給了賣傘的，一個嫁給了賣鞋的。每當天晴的時候，她就想起了賣傘的女兒，想到她的傘會賣不出去，因此傷心而哭；而每當天下雨的時候，她又想起賣鞋的女兒，想她的鞋一定不好賣，因此也傷心落淚。所以，無論天晴下雨，她總是在哭。禪師聽罷，對婆婆說：下雨的時候，你要想賣傘的女兒生意好，天晴的時候你要想賣鞋的女兒賣得好，這樣你自然就不會哭了。聽了禪師的一番話，老太太頓悟。從此，街頭便有了一個總是樂呵呵的「笑婆婆」。

兩個故事啟迪我們，生活中遇到問題難題需要冷靜分析，要透過現象看本質，善於**轉變**思維角度，更新觀念，不要總是在死胡同裡轉圈，一個角度看百事，一條**路**走到底。

生活需要智慧，生活充滿了智慧，看似平凡的小事就可折射出智慧的光芒，只有細心的人才會把握瞬間的禪機，不斷提高辨別是非得失、好壞美醜的能力，才會把人生看得明明白白，清清楚楚，真真切切。

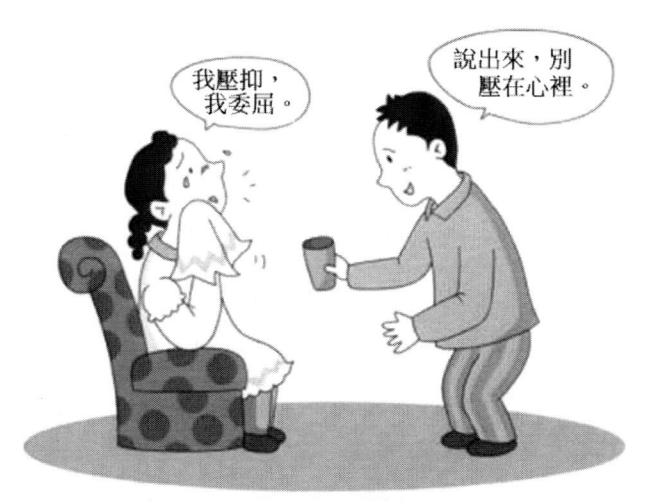

圖4-6　傾訴

2. 勇敢去做：社會交往中，不要害怕別人的拒絕，不要為此而失去與人交往的機會。

3. 多交朋友：可主動改變離群獨處的習慣，多培養興趣愛好，多參加集體活動。

4. 學會宣洩：學會向親友或其他信任的人傾訴自己的情感。

5. 患有冠心病的人，可特別留心一下自身是否存在D型人格的特徵；可請心理專業人員診斷一下，確診為D型人格者可接受行為療法和心理、藥物干預，治療焦慮和憂鬱情緒。這樣做能一定程度地改善冠心病的預後。

擴展閱讀

正確面對憤怒

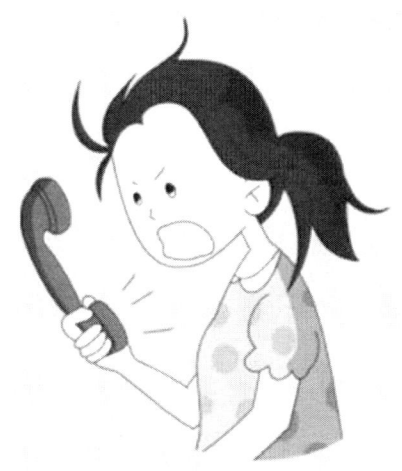

圖4-7 憤怒

第一步：確定自己生氣後想要的狀態

如果你為了得到積極的結果而選擇建設性地利用自己的憤怒，首先要清楚自己生氣之後想要達到的狀態。

第二步：承認自己生氣

你要抬起頭來告訴對方你心裡有情緒，而這種情緒就是憤怒。要做到這一點其實很簡單，比如你可以說：「我不認識你，但我覺得剛才發生的事情令人生氣，而且我覺得你有必要知道這一點。」

第三步：對事不對人

小說《教父》中有一句經典臺詞：「這是生意，不是個人問題。」這句話可以用在建設性的憤怒表達上。

第四步：分析問題的根源

你所有的情感都是你自身的反映。如果你因為某個員工反覆遲到而生氣，那你生氣的根源是：你覺得你如數付給了他一天的工資，他卻沒有足量地為你幹一天的活。

第五步：相信問題可以解決

糾正一個問題比起改變一個人來說要容易多了。而你遇到的只是一個問題，所以要保持樂觀，相信你能夠解決這個問題。

第六步：學會換位思考

要了解對方為什麼產生某種想法、感覺或者做出某種行為，最簡單的方法就是讓他們告訴你。

第七步：與對方合作

要做到建設性地表達自己的憤怒，另外一個關鍵步驟是想辦法讓對方跟你合作來解決問題。你應該問：「我們怎樣才能找到一種對我們雙方都可行的解決方法呢？」

第八步：注意語調

引起麻煩的往往不是你在生氣的時候說了些什麼，而是你說話的語氣。如果你能保持一種禮貌的語氣，你就會更容易聽見對方在說些什麼，而你自己的意思也能更好地傳達到對方那裡。

第九步：不妨暫時休息，以後接著討論

要敢於對對方說：「這個問題我們這次也只能談到這個程度了，但我希望以後我們可以繼續談這個問題。你同意嗎？」

健康心理學
第四章 人格與健康

推薦電影

《刺激1995》（The Shawshank Redemption）

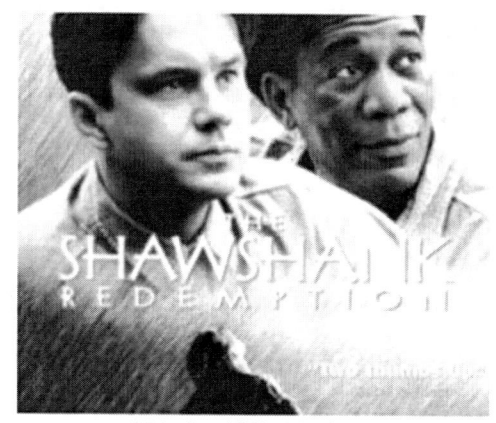

圖4-8 刺激1995劇照

一位年輕有為的銀行家安迪被懷疑殺害了偷情的妻子和情人，被判兩次終身監禁，服刑於鯊堡監獄。鯊堡就是一個弱肉強食、強權統治的黑獄。監獄長諾頓陰狠老辣。看守長哈利兇狠殘暴，當晚就將和安迪同來的胖子打爆了頭。瑞德20歲因命案被終身監禁於鯊堡。1947年時，他40歲，已經是一個監獄裡的大能人，能替獄友們弄到各種監獄內禁止流通的商品：香煙、白蘭地、甚至大麻。安迪的學識讓他與瑞德成了朋友，他讓瑞德幫他弄到了一把手錘。

1949年監獄長招募志願人員前去勞動，安迪利用自己精通稅務知識的優勢幫助監獄長成功逃避了一次遺產稅，令他開始對安迪刮目相看。後來他開始幫所有的獄警填報稅表，後來監獄長的所得稅申報也交給他處理。之後監獄長的黑錢也透過安迪一一轉化為財富。隨後安迪從洗衣房被調到了圖書室，幫助老博斯整理圖書。他想增加圖書館的經費，被監獄長拒絕後開始每週一封信寄往州府。1959年州議員們因為無法忍受安迪每週兩封信的騷擾，終於決定每年給他撥款500美元以及其他必要支持。安迪買來大量的書，擴展圖書館，教育獄友。很快安迪已經待了10年。瑞德每十年一次的第三次假釋審批被拒絕了。安迪送給他一把小口琴，作為回贈，瑞德送給安迪一張瑪麗

蓮夢露的海報。犯偷竊罪的湯米 1965 年來到鯊堡服刑兩年。一次偶然的機會，從湯米口中安迪知道了真正的凶手，他立即去找監獄長諾頓。諾頓假惺惺的同情了安迪一番，擔心安迪出去後自己就沒有做假帳的幫手和洩露他洗黑錢的事，他害死了湯米。湯米的死讓安迪明白只有越獄才能救自己。他利用小鋤頭在海報後的牆上挖了一個大洞，在一個風雨交加的晚上，帶上監獄長的帳簿和轉帳支票成功逃出鯊堡。聯邦警署馬上根據安迪舉報的帳簿粉碎了諾頓獄長的勢力。獲得假釋的瑞德按照與安迪的承諾找到了安迪留給他的留言，他決定出發去找安迪。在德州邊境的小鎮，兩個好朋友終於團聚。鏡頭從空中升起鳥瞰遠拍，他們的旁邊就是那廣袤的太平洋，那藍色的大海多麼的明亮，多麼的深沉，多麼的美麗！

複習鞏固

1. 簡述 D 型人格的主要特點。

2. 簡述 D 型人格者易患的疾病。

3. 簡述 D 型人格的優化措施。

健康心理學
第四章 人格與健康

要點小結

	A型人格	B型人格	C型人格	D型人格
人格特點	易激起的敵意 時間緊迫性 競爭性	安寧鬆弛 抱負適度 合作順從	性格內向 情緒憂鬱 過分敏感 害怕困難 屈從權威、害怕競爭	消極情感(NA) 社交抑制(SI)
與健康關係	冠心病易感人格 易患冠心病、高血壓等心血管疾病	壓力耐受人格	癌症易感人格	易患偏頭痛、憂鬱、冠心病、心源性猝死、癌症等
優化措施	合理制定目標 培養業餘愛好 加強內心修為 建立彈性思維 合理安排時間 劃清工作和休息的界限		改變完美主義 自我肯定 表達憤怒 記錄心情 學會轉移 正確看待權威 建立社會支持	學會樂觀 勇敢去做 多交朋友 學會宣洩

關鍵術語

A型人格 易激起的敵意 時間緊迫性 競爭性 冠心病 冠心病易感人格 高血壓 B型人格 壓力耐受人格 A型人格問卷 C型人格 癌症易感人格 D型人格 消極情感（NA） 社交抑制（SI）

複習題

1. 被稱為冠心病易感人格的是（ ）

A.A型人格

B.B型人格

C.C型人格

D.D型人格

2. 被稱為癌症易感人格的是（ ）

A.A 型人格

B.B 型人格

C.C 型人格

D.D 型人格

3. 被稱為壓力耐受人格的是（ ）

A.A 型人格

B.B 型人格

C.C 型人格

D.D 型人格

4. 容易得癌症的是（ ）

A.A 型 +B 型人格

B.B 型 +C 型人格

C.C 型 +D 型人格

D.A 型 +C 型人格

5. 容易得心血管疾病的是（ ）

A.A 型 +B 型人格

B.B 型 +C 型人格

C.C 型 +D 型人格

D.A 型 +D 型人格

6. 易激起的敵意屬於下列哪種人格（ ）

A.A 型人格

B. B 型人格

C. C 型人格

D. D 型人格

7. 屈從權威、害怕競爭屬於下列哪種人格（ ）

A. A 型人格

B. B 型人格

C. C 型人格

D. D 型人格

8. 典型的社交抑制屬於下列哪種人格（ ）

A. A 型人格

B. B 型人格

C. C 型人格

D. D 型人格

9. 生活安寧鬆弛屬於下列哪種人格（ ）

A. A 型人格

B. B 型人格

C. C 型人格

D. D 型人格

10. 下列哪項屬於典型的 A 型人格（ ）

A. 典型的社交抑制

B. 易激起的敵意

C. 屈從權威、害怕競爭

D. 生活安寧鬆弛

11. 下列哪項屬於典型的 B 型人格（　）

A. 典型的社交抑制

B. 易激起的敵意

C. 屈從權威、害怕競爭

D. 生活安寧鬆弛

12. 下列哪項屬於典型的 C 型人格（　）

A. 典型的社交抑制

B. 易激起的敵意

C. 屈從權威、害怕競爭

D. 生活安寧鬆弛

13. 下列哪項屬於典型的 D 型人格（　）

A. 典型的社交抑制

B. 易激起的敵意

C. 屈從權威、害怕競爭

D. 生活安寧鬆弛

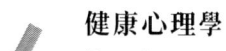

第五章 職業與健康

　　工作壓力大、身體透支、睡不好覺、身心俱疲的你，是否曾感嘆自己入錯了行？

　　潘潔是一名初級審計員，生前在四大會計師事務所之一的事務所工作。由於長時間的加班、熬夜、出差、連續工作，25 歲便香消玉殞了。潘潔去世前不只一次透露自己「很累、很疲憊、工作很多」，引發了大家「是工作逼死潘潔」的猜想。

　　35 歲的林醫生是醫院急診外科的醫師。2012 年 7 月 8 日，與朋友喝茶聊天時，突發心臟病，送醫搶救無效後死亡。急診科主任張偉透露，林醫生身體一向很好，且屍檢未發現有任何基礎病變，屬於突發心臟病猝死。醫生強調，如果高強度的工作壓力長期累積超出人體所能承受的範圍，就容易出現心臟驟停、心肌梗塞等猝死意外。

　　這類例子還很多。統計顯示，每年過勞死亡的人數達 60 多萬，越來越多的職場人士處於「亞健康」狀態，職業與健康也越來越受到人們的重視。

　　本章將從職業選擇、職業壓力、職業倦怠以及職業效能感四個方面入手，分析職業當中危害健康的因素以及自我調適的方法。

第一節 職業選擇與壓力

一、職業選擇

　　職業選擇（occupational choice）是個體對於自己所從事職業的種類、方向的挑選和確定。它是人們進入社會生活領域的重要行為，更是人生的關鍵環節。良好的職業選擇，有利於個體順利進入社會勞動崗位，實現社會化，促進自身全面發展。

（一）職業選擇理論

1. 帕森斯的人—職匹配理論

首次提出職業選擇理論的是美國波士頓大學的帕森斯教授，帕森斯「人—職匹配理論」又稱帕森斯的特質因素論，該理論明確闡釋了職業選擇的三大要素和條件。第一，個體特性評價：性向、成就、興趣、價值觀和人格特質等。第二，職業因素分析：職業的描述、工作條件、薪水、職業所要求的特質和因素。第三，上述兩個條件的平衡。帕森斯的理論內涵是在清楚認識、了解個人的主觀條件和社會職業崗位需求條件基礎上建立起來的。

帕森斯認為職業與人的匹配，分為兩種類型。第一，條件匹配。即所需專門技術和專業知識的職業與掌握該種特殊技能和專業知識的擇業者相匹配，如累、險等勞動條件差的職業，需要吃苦耐勞、體格強壯的勞動者與之匹配。第二，特長匹配。即某些職業需要具有一定的特長，如具有敏感、易動感情、不守常規、有獨創性、個性強、理想主義等人格特性的人，宜於從事審美的、自我情感表達的藝術創作類型的職業。

帕森斯的**特質因素論**，是用於職業選擇與職業指導的最經典的理論之一，至今仍然有效，並對職業生涯規劃和職業心理學的發展具有重要的指導意義。

2. 霍蘭德的職業性向理論

這個學說是由美國著名職業指導專家霍普金斯大學教授約翰·霍蘭德創立，他把千差萬別的人格特徵歸納為六個基本類型，同時把成千上萬的職業劃分為相應的六大類，每一個人格類型對應於一個職業類型，所以該理論又叫做「人格類型與職業類型理論」。

(1) 社會型

共同特徵：喜歡與人交往、善言談、願意教導別人；關心社會問題、渴望發揮自己的社會作用；尋求廣泛的人際關係，比較看重社會義務和社會道德。

典型職業：從事提供資訊、啟迪、幫助、培訓、開發或治療等事務，如教育工作者（教師、教育行政人員），社會工作者（諮詢人員、公關人員）。

(2) 企業型

共同特徵：追求權力、權威和物質財富，具有領導才能；喜歡競爭，敢冒風險，有野心、抱負；為人務實，習慣以利益得失、地位、金錢等來衡量做事的價值，有較強的目的性。

典型職業：要求具備經營、管理、勸服、監督和領導才能，以實現機構、政治、社會及經濟目標的工作，如專案經理、銷售人員、營銷管理人員、政府官員、企業領導、法官、律師。

(3) 常規型

共同特點：尊重權威和規章制度，喜歡按計劃辦事，習慣接受他人的指揮和領導；喜歡關注實際和細節情況，通常較為謹慎和保守，缺乏創造性，不喜歡冒險和競爭，富有自我犧牲精神。

典型職業：要求注意細節、精確度、有系統有條理，具有記錄、歸檔、根據特定要求或程序組織數據和文字資訊的職業，如祕書、記事員、會計、行政助理、圖書館管理員、出納員、打字員、投資分析員。

(4) 實際型

共同特點：願意使用工具從事操作性工作，動手能力強，做事手腳靈活，動作協調；偏好具體任務，不善言辭，做事保守，較為謙虛；缺乏社交能力，通常喜歡獨立做事。

典型職業：對要求具備機械方面才能、體力或從事與物件、機器、工具、運動器材、植物、動物相關的職業有興趣，如技術性職業（電腦硬體人員、攝影師、製圖員、機械裝配工），技能性職業（木匠、廚師、技工、修理工、農民、一般勞動者）。

(5) 研究型

共同特點：抽象思維能力強，求知慾強，肯動腦，善思考，不願動手；喜歡獨立的和富有創造性的工作，有學識才能；考慮問題理性，做事喜歡精確，喜歡邏輯分析和推理，不斷探討未知的領域。

典型職業：要求具備智力或分析能力，並將其用於觀察、估測、衡量、形成理論、最終解決問題的工作，如科學研究人員、教師、工程師、程式設計人員、醫生、系統分析員。

(6) 藝術型

共同特點：有創造力，渴望表現自己的個性；做事理想化，追求完美，不重實際；具有一定的藝術才能和個性，善於表達、懷舊，心態較為複雜。

典型職業：要求具備藝術修養、創造力、表達能力和直覺，並將其用於語言、行為、聲音、顏色和形式的審美、思索和感受，如藝術方面（演員、導演、藝術設計師、雕刻家、建築師、攝影家、廣告製作人），音樂方面（歌唱家、作曲家、樂隊指揮），文學方面（小說家、詩人、劇作家）。

然而，大多數人都並非只有一種性向。比如，一個人的性向中很可能是同時包含著社會性向、實際性向和研究性向這三種。霍蘭德認為，這些性向越相似，相容性越強，則一個人在選擇職業時所面臨的內在衝突和猶豫就會越少。

3. 舒伯的職業發展理論

著名職業生涯規劃大師舒伯經過二十多年的大量實驗研究，根據自己「生涯發展研究」的結果，依照年齡將每個人生階段與職業發展配合，將生涯發展階段劃分為成長、探索、建立、維持和衰退五個階段。

(1) 成長階段：0～14歲。

兒童透過家庭和學校中關鍵人物的影響並加以認同，發展自我概念。此階段早期，需要和幻想占統治地位，隨著參與社會和了解現實的增加，興趣和能力也變得更加重要。

第一節 職業選擇與壓力

主要任務：發展自我概念，也就是認識自己是個什麼樣的人，建立對工作世界的正確態度，並了解工作的意義。

這個階段共包括三個時期：

①幻想期（4～10歲），它以「需要」為主要考慮因素，幻想中的角色扮演很重要；

②興趣期（11～12歲），它以「喜好」為主要考慮因素，興趣是個體抱負與活動的主要決定因素；

③能力期（13～14歲），它以「能力」為主要考慮因素，能力逐漸具有重要作用，開始考慮自己的能力及工作要求。

（2）探索階段：15～24歲。

探索階段屬於學習打基礎階段。透過學校學習、休閒活動和短期工作，進行自我考察、角色鑑定和職業探索。

主要任務：使職業偏好逐漸具體化、特定化並實現職業偏好；形成與事實相符的自我概念，學習開創生涯機會。

這個階段共包括三個時期：

①試探期（15～17歲）。考慮興趣、需要、能力、價值觀以及就業機會，透過幻想、討論、課外工作等方式，嘗試著選擇職業，判斷可能適合自己的職業領域和層次；

②過渡期（18～21歲）。進入就業市場或接受職業培訓，更重視現實，發展自我概念，將一般性的職業偏好轉化為明確的職業傾向；

③初步試驗承諾期（22～24歲）。初步確定了職業選擇，探索其成為終身職業的可能，並在必要時會重新選擇，再次探索。

（3）建立階段：25～44歲。

建立階段屬於選擇、安置階段。找到合適的職業領域，努力建立鞏固的地位。以後發生的變化將主要是職位、工作內容的變化，而不是職業的變化。

主要任務：找到機會從事自己喜歡的職業；學習處理人際關係；鞏固地位，力爭提升；穩定地發展職業生涯。

這個階段共包括兩個時期：

①承諾和穩定期（25～30歲）。在選擇的職業上安頓下來，可能因滿意程度的差別略有調整；

②建立期（31～44歲）。致力於職業生涯的穩定；大多數人在此時期富有創造性，在工作中做出好的業績，資歷、輩分攀升。

（4）維持階段：45～64歲。

維持階段屬於專精和升遷階段。個人不斷地付出努力來獲得職業生涯的發展和成就，避免產生停滯感。面對新人的挑戰，全力應對；很少或不去尋求在新領域中的發展。

主要任務：接受自身的局限性，找出需要解決的新問題，開發新技能，專注於最重要的活動，維持並鞏固既得的職業地位。

（5）衰退階段：65歲以上。

衰退階段屬於退休階段。由於生理及心理機能日漸衰退，面對現實時個體不得不從積極參與到隱退。這一階段往往注重發展新的角色，尋求不同方式以替代和滿足需求。

主要任務：縮減工作投入，發展非職業角色，為退休做準備，做一直期望做的事。

這個階段共包括兩個時期：

①衰減期（65～70歲）。按照自身能力的下降，減緩工作節奏，轉移責任，以兼職代替全職；

②退休期（71歲以後）。完全退休或轉為部分時間工作、義工或休閒活動。

職業發展理論的階段模型認為,階段之間可能有交叉重疊,並不完全受年齡的限制,也不存在嚴格的界限。同時,在個人生涯的不同時期,都可以經歷由這五個階段構成的「小循環」。

(二) 職業選擇與人格

人格(personality),源自於希臘語 Persona,原指演員在舞臺上所帶的面具,類似中國京劇中的臉譜。後來心理學借用這個概念來說明在人生這個大舞臺上,人們會根據社會角色的不同來轉換面具,而這些面具就是人格的外在表現。但是,往往面具的後面還有一個可能與外在表現截然不同的真實的人格,它具有自我意識和自我控制能力,是區別於他人的獨特而穩定的思維方式和行為風格。人格的常見特點包括害羞、熱情、進取、順從、懶惰、雄心、忠誠以及畏縮等。

人格與職業有著密切的關係,不同的職業對從業者的人格特徵有不同的要求,選擇與自己人格特徵相符合的職業,能夠最大限度地發揮個人主觀能動性,取得更大的成就。所以了解自己的人格特徵,有助於對職業的選擇做出正確的判斷。

(三) 職業選擇與興趣

興趣(interest)是指個體積極地認識、掌握某種事物,並主動參與到這種活動當中的心理傾向,這種心理傾嚮往往和一定的情感相聯繫。興趣在人們的擇業行為中起著非常重要的作用,在面臨選擇的時候,不妨先問問自己「我喜歡做什麼」「我擅長做什麼」。如果一個人對某一項工作有較強的興趣,那麼,他就能夠很好地發揮他的才能,並且能夠長時間保持較高的效率而不感到疲倦;然而,對某一項工作沒有興趣還要硬著頭皮去做的人,不僅不能夠發揮自己的才能,而且更容易疲乏。

人們往往一時很難弄清自己的興趣所在,這就需要在實踐中不斷地發現、了解自己能做什麼、擅長什麼,揚長避短,對自己的興趣做出準確的判斷。在此基礎上,與相對應的職業對比,就可以找出適合自己興趣的職業了。

（四）職業選擇與能力

能力（ability）是指影響活動效率、能夠使活動順利進行所必須具備的個性心理特徵。能力常被分為一般能力和特殊能力。一般能力是指在不同種類的活動中表現出來的共同能力，如觀察力、思維力、記憶力、注意力、操作能力等，通常把它叫做智力，其核心是邏輯思維能力。特殊能力是指在某些特殊領域中所表現出來的能力，如色彩鑑別力、準確估計比例關係等。特殊能力建立在一般能力的基礎之上，兩者相互作用，構成有機整體。要順利完成某項活動，往往需要結合多種能力，比如豐富的想像力、流暢的創造思維能力和文字表達能力，而後者對作家、藝術家則是非常重要的。

從能力的量的方面來講，能力的個體差異表現在能力發展水平的高低，以及不同的優勢能力上。在職業選擇時，能力的量的因素起篩選的作用，比如從事音樂創作工作的人需要鮮明的想像力、記憶力、豐富的情感等。所以，要根據個體的能力高低和能力優勢，選擇適合自己，並能夠發揮出自身特長的職業。

從能力的質的方面來講，能力的差異表現在不同的人具有不同的特殊能力。任何一種職業活動都有與該種職業相吻合的一種或者多種特殊能力，比如從事音樂創作工作，除了需要鮮明的想像力、記憶力、豐富的情感這樣的一般能力以外，還需要具備較強的曲調感、節奏感和聽覺表象等特殊能力。

對自己的能力有一個正確客觀的自我認知和評價，使各種能力在活動中有效地結合，那麼個體將會最大限度地實現自己的人生理想，創造更多的社會價值。

二、職業壓力的表現

職業壓力（occupational stress）是指當職業要求迫使個體做出偏離常態機能的改變時所引起的壓力。

引起職業壓力的因素主要有：過高的抱負水平，長期高強度的工作，身體與心理的嚴重透支，持續的緊張狀態，沒有歸屬感，與上司、同事、下屬

人際關係緊張，事業與家庭不能兼顧的心理衝突，擔心失業及裁員、重組等組織變革，對職業前景的憂慮等。

職業壓力可分為急性職業壓力和慢性職業壓力。前者是突發性的職場事件或政策變化所造成的，後者則與長期累積的職場人、事、物所導致的個人工作經歷耗損有關。職業壓力對個體造成的影響可以表現在生理上、心理上和行為上。

1. 生理上，職業壓力會引起胃腸道失調、呼吸系統問題、頭痛、肩頸問題、皮膚機能失調、心血管疾病，過大的職業壓力，還可能引起冠心病、癌症、過勞死等。

2. 心理上，職業壓力會表現為焦慮、厭倦、疲憊、沮喪、不滿、壓抑、自我疏忽、注意力無法集中、不良情感等。當處在高強高壓的環境下，還可能出現職業性精神疾病，常見的有睡眠或飲食障礙、焦慮症（如恐慌症、強迫症等）、憂鬱症、適應障礙症、軀體化疾病等。

3. 行為上，職業壓力常常會透過一些反常的方式表現出來。如煙酒成癮、頻繁就診、濫用藥物、暴飲暴食或者厭食、無故攻擊他人（言語和行為）、故意破壞他人或公共財物、偷竊、人際關係緊張、自殺或企圖自殺等。

經受高度職業壓力的人可能會單獨或者同時出現以上的一些反應，這些比較突出的反應會給個體的生活帶來或多或少的負面影響。即使一個人擁有再多的精力，如果不懂得為自己減壓，就意味著其未來的職業生涯乃至生活之路將會異常坎坷。所以，及時的合理的職場減壓就顯得相當重要。

三、職業壓力的心理調適

壓力就像一根小提琴弦，沒有壓力，就不會產生音樂。但是如果琴弦繃得太緊，就會斷掉。所以，人們需要將壓力控制在適當的水平，使壓力的程度能夠與生活協調。

會造成職業壓力的原因有很多，比如高度集權化的部門組織，嚴重空氣汙染的工作環境，高競爭、不斷衝突的人際關係，有時間限制的工作要求，

責任負荷過重的角色特徵，對自身條件的不自信等，都是潛在的壓力來源。在這些職業壓力的誘因當中，有一部分是工作性質本身造成的，這是很難避免的。但是，工作環境當中的一些惡劣條件是可以透過人們努力去改善的。也就是說，職業壓力是可以透過管理或者控制加以消除的，個人在工作中也可以運用一些策略對自己進行心理調適。

1. 正確認識自我，調整工作期望值

心理學家多德拉認為：「如果一個環境給你帶來了不良症狀和障礙，那麼你在這個環境中就會遇到許多心理上的衝突。要解決這些症狀和障礙就得去認識你身上存在的衝突。」換句話說，就是要先認清自己，然後根據主客觀因素調整自己的期望。最重要的是你如何看待你自己。

假如你是一個追求完美的人，總是希望自己的工作做得十全十美，而事實上，主客觀因素又總是制約著工作的結果，那麼你就要正視現實，調整自己的工作期望值，修正完美主義觀。為此，應客觀評價自我，正確定位，為自己設定的目標要與個人學識、能力、精力相吻合。過高的目標只能使人徒增壓力感、挫折感。

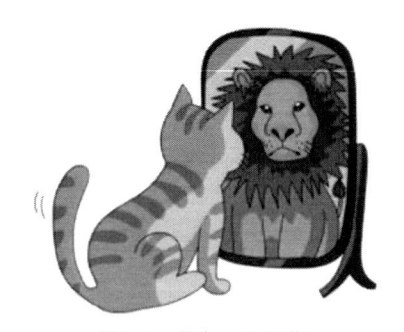

圖5-1　是獅子還是貓？

除了認清自己，找準自己的位置，還要學會把注意力放在自己做得好的一面，停止批評自己。學會欣賞自己的優點，做積極正面的自我評價。珍惜自己所擁有的，停止和別人做比較。

2. 勇於改變自我，適應工作新挑戰

（1）努力提高職業能力

具體來說，職場競爭就是個人能力的競爭。壓力是在個人能力不能成功應對工作需求時產生的一種威脅。所以，不斷地吸收新知識新資訊、與時俱進，才能使自己應對自如。

（2）改變認知

用積極的認知和樂觀的態度看待事物、分析情境，既要看到有利的一面，也要看到不利的一面。比如，工作難度大，使人感到緊張和壓力，但它更能激發個人充分發揮潛能，更能體現自身的價值，是不斷自我成長、不斷開拓新領域的動力。否則，就只能看到「苦」「累」「難」，而產生厭倦、懼怕、焦慮的負性情緒。

（3）改變個人行為特徵

比如，Ａ型性格特徵者是天生的「著急分子」，生性缺乏耐心，總想同時做幾件事情，較少放鬆自己，因此Ａ型性格的人要注意嘗試新的行為方式，讓自己生活得更輕鬆一些。

（4）適當地運用心理防禦機制

比如「合理化」「轉移」「昇華」等。例如，遇到獎金分配中的不合理，當事人可以持淡泊名利的態度，悟透生活的真諦在於追求一份心靈的寧靜與開心的道理，從而求得心理的平衡。

3. 當做不下去時果斷離開，做自己真正喜歡的工作

一個人若從事的是自己喜歡的工作，必然興趣盎然，樂在其中，心甘情願全身心投入，很少會因為加班而感到厭煩。他們視工作壓力為挑戰和刺激，充滿工作的慾望，始終保持旺盛的精力和最佳的狀態。

然而當一個人不喜歡甚至是討厭自己的工作的時候，會出現態度消極、在工作上不作為、不能處理好工作中的人際關係等現象，這不僅給單位造成不好的影響，也會嚴重影響到自己的心理健康。

當你也被壓力壓得喘不過氣來，當你已經無法改變現在的處境，就不要再空耗下去，果斷離開是最明智的選擇。

4. 主動釋放壓力

感到壓力太大，就應該主動尋找適合的途徑釋放。

（1）保持與朋友的經常性聯繫和交往。心理學研究表明，「社會支持水平會直接影響個體的心理健康水平。社會支持水平越高，心理健康水平越高，主觀幸福度越高，心理症狀越少。」當受到壓力威脅時，與朋友探討壓力情境，能得到認真負責的建議和真心的理解、幫助。因此，在工作單位內外擁有能夠推心置腹、坦誠相待的摯友，是應付職業壓力的一個有效手段。

（2）暫時「逃離」壓力環境。離開使你感到壓力的是非之地，到走廊、樓道或者戶外去，換個環境呼吸一下新鮮空氣，整理一下自己的思路。

（3）寫作減壓。把自己對生理、心理上的壓力體驗當成寫作內容，持續一段時間，會讓自己發現問題，變得心態積極。

（4）培養興趣。增加自己的興趣愛好，也是把注意力從壓力當中拉出來的有效方法。做自己喜歡的能夠感到放鬆的事情，比如唱歌、跳舞、畫畫等。

（5）運動減壓。積極參加體育活動不僅可以增強體質，還可讓身體產生腦內啡效應，愉悅神經、消除壓力，讓人充滿活力、精力充沛、狀態良好。尤其是對辦公室上班族，鍛鍊健身無疑是釋放工作壓力的一種有效途徑。

（6）做一些工作之外的帶有創造性的活動或自己感興趣的事。如栽花、養魚、唱卡拉 OK、跳舞或到大自然中去登山、垂釣、郊遊、風浴、雨浴、日光浴等，對調節來自工作的緊張情緒、放鬆身心均有實實在在的作用。

5. 音樂治療法

利用音樂來減壓，是有效且便捷的方式。

憂鬱時：莫札特的《b小調第四十交響曲》、李斯特的《匈牙利狂想曲》。

急躁和渴望時：海頓的《皇家焰火音樂》、羅西尼的《威廉·泰爾》。

希望明朗輕快時：巴哈的《A大調義大利協奏曲》、史特勞斯的《藍色多瑙河》。

情緒極度惡劣時：《藍色多瑙河》。

失眠時：《春江花月夜》、《平沙落雁》、《花之圓舞曲》，海頓的《小夜曲》等。

焦慮時：《塞上曲》、韓德爾的組曲《焰火音樂》、聖桑的《天鵝》等。

消除疲勞：《一個夢》、《夏日聖地》、《撫摸》、《藍色的愛》、《獻給愛麗絲》等。

6. 飲食保健法

（1）有醫學研究表明，少吃鹽就能使你的壓力激素水平下降30%，換句話說也就是，少吃鹽能緩解從腎上腺分泌出的大部分壓力。

（2）每天補充各類新鮮的穀物和豆類，可以減少你一天中的壓力。

（3）在兩週內，每天補充1000毫克的維生素C、維生素B6和其他多種礦物質，可以幫助我們減少55%的壓力。

測一測

表5-1 心理壓力量表（PSTR）

仔細考慮下列每個項目，看它究竟有多少適合你，然後將你對每一個項目的評分累加起來，然後參照表5-2，即可判斷自己的心理壓力程度。

項目	頻率					
	從未-0	很少-1	有時-2	經常-3	總是-4
1.我受背痛之苦					
2.我的睡眠不定,且睡不安穩					
3.我有頭痛					
4.我頸部疼痛					
5.若須等候,我會不安					
6.我感到後頸疼痛					
7.我比少數人更神經緊張					
8.我很難入睡					
9.我感到脖子痛					
10.我的胃有病					
11.我對自己沒有信心					
12.我對自己說話					
13.我憂慮財務問題					
14.與人見面時,我會窘迫					
15.我怕發生可怕的事					
16.白天我覺得累					
17.下午我感到喉嚨痛,但並非憂鬱得上感冒					
18.我心情不安,無法靜坐					
19.我感到非常口乾					
20.我心臟有病					
21.我覺得自己不是很有用					
22.我吸菸					
23.我獨自不舒服					

續表

項目	頻率				
	從未-0	很少-1	有時-2	經常-3	總是-4
24.我覺得不快樂					
25.我流汗					
26.我喝酒					
27.我很自覺					
28.我覺得自己像四分五裂似的					
29.我的眼睛又酸又累					
30.我的腿或腳抽筋					
31.我的心跳過速					
32.我怕結識人					
33.我手腳冰涼					
34.我患便秘					
35.我未經醫師指示使用各種藥物					
36.我發現自己很容易哭					
37.我消化不良					
38.我咬指甲					
39.我耳中有嗡嗡聲					
40.我小便頻繁					
41.我有胃潰瘍					
42.我有皮膚方面的病					
43.我的喉嚨很緊					
44.我有十二指腸潰瘍病					
45.我擔心我的工作					
46.口腔潰爛					
47.我為瑣事憂慮					
48.我呼吸淺促					
49.我覺得胸部緊迫					
50.我發現很難做決定					

表5-2 心理壓力量表說明

分數	PSTR壓力程度分析
98 (93 或以上)	這個分數表示你確實正以極度的壓力反應傷害你自己的健康。你需要專業心理治療師給予一些忠告他可以幫助消減你對壓力的知覺,並幫助你改良生活的品質
87 (82~92)	這個分數表示你正承受太多的壓力,它正在損害你的健康,並令你的人際關係出現問題。你的行為會傷害自己,也可能會影響其他人。因此,對你來說,學習如何減除自己的壓力反應是非常重要的。你可能要花很多的時間做練習,學習控制壓力,也可以尋求專業的幫助
76 (71~81)	這個分數顯示你的壓力程度中等,可能正開始對健康不利。你可以仔細反省自己對壓力如何做出反應,並學習在壓力出現時,控制自己肌肉緊張,以消除生理啟動反應。好老師會對你有幫助,要不然就選用適合的肌肉鬆弛教學影片
65 (60~70)	這個分數指出你的生活中的興奮與壓力量也許是相當適中的。偶爾會有一段時間壓力太多,但你也許有能力去享受壓力,並且很快地回到平靜狀態,因此對你的健康並不會造成威脅。做一些鬆弛的練習仍是有益的
54 (49~59)	這個分數表示你能夠控制你自己的壓力反應,你是一個相當放鬆的人。也許你對於所遇到的各種壓力,並沒有將它們解釋為威脅,所以你很容易與人相處,可以毫無懼怕地擔任工作,也沒有失去自信
43 (38~48)	這個分數表示你對所遭遇的壓力很不以為然,甚至是不當一回事,好像並沒有發生過一樣。這對你的健康不會有什麼負面的影響,但你的生活缺乏適度的興奮,因此趣味也就有限
32 (27~37)	這個分數表示你的生活可能是相當沉悶的,即使刺激或有趣的事情發生了,你也很少做出反應。你可能要參與更多的社會活動或娛樂活動,以增加你的壓力啟動反應
21 (16~26)	如果你的分數只落在這個範圍內,也許是意味著你在生活中所經歷的壓力經驗不夠,或是你並沒有正確地分析自己。你最好更主動些,在工作、社交、娛樂等活動上多尋求些刺激。做鬆弛練習對你沒有什麼用,但做一些輔導也許會有幫助

複習鞏固

1. 怎樣做出合適的職業選擇?

2. 職業壓力有哪些表現?

3. 怎樣降低職業壓力?

第二節 職業倦怠與工作成癮症候群

一、職業倦怠定義

職業倦怠（job burnout）是弗洛登伯格（Freudenberer）於 1974 年首次提出的，是指個體在工作重壓下，對工作內容或環境失去興趣、激情，而產生的身心疲憊與能量耗盡的感覺，這與肉體的勞累而產生的疲倦感是不同的。

職業倦怠一般包含以下三個特點，也就是說，如果個體具有這三個主要的特徵，便說明其正處於職業倦怠之中。

情感衰竭：被定義為職業倦怠的核心維度，指個體情緒上及生理上的枯竭和疲憊，失去熱忱而情緒極度低落的狀態。也就是說，不論原先抱有多大的熱忱和理想，職業倦怠的人通常都會沒有活力，逃避工作，害怕面對上班的時間。

去人格化：指個體刻意在自身與工作對象間保持距離，對工作敷衍了事，對工作對象和環境採取冷漠、忽視的態度。職業倦怠的人，通常會以去人格化來處理自己的情緒，包括對自己和他人持負性看法，喜歡批評、冷嘲熱諷，個人發展停滯，行為怪癖等。而工作環境中的其他人在互動中，容易受到職業倦怠者的感染，性格上產生去人格化的變化，使得職業倦怠的危害在工作環境中擴大化。

低個人成就感：指個體傾向於消極地評價自己，並伴隨成就體驗的下降，認為工作不僅不能發揮自身才能，而且是枯燥無味的繁瑣的事情。當一個人感到有太多的障礙阻擋在他的目標前，認為狂熱的投入跟什麼也不做之間沒有差別，從而不再抱有理想，並讚許自己降低投入的精力，保持較低的生產量。

職業倦怠容易在工作時間已經較長的環境裡發生，有時也會在新的工作環境裡出現。產生的原因主要有兩個方面：一是個人因素，包括過於理想化的期望、過強的個人責任感、完美主義、性格與工作不符合、個人能力不足

等；二是職場因素，包括缺乏獎勵、考核制度不合理、缺乏明確的職責劃分、角色衝突、上級領導情緒化、晉升無望、工作前景不好、工作負荷過重等。

在弗洛登伯格提出職業倦怠的概念後，很多學者從不同的角度對職業倦怠進行了描述和解釋，並提出了不同的理論模型，其中三種得到了普遍認可。

（一）資源保存理論（conservation of resources theory，COR）

哈勃佛（Hobfoll）於1989年提出資源保存理論，該理論認為個體具有努力保護和獲取資源的傾向，這些資源包括物品、地位、能量等，資源的流失會使人產生不安。當工作所需的資源消耗率大於補充率的時候，就會產生職業倦怠。李（Lee）和阿西佛斯（Ashforth）於1996年進一步指出，職業倦怠的影響因素可以分成需求和資源兩大類，與需求相關的因素是造成情感衰竭和去人格化的主要原因，而與資源相關的因素可以用來支持個人，減緩個人成就感降低。

（二）工作要求—資源模型（job demand-resources，JD-R）

工作要求—資源模型是德米路堤（Demerouti）於2001年正式提出的，其理論基礎是資源保存理論。該模型主要假設職業倦怠是由於工作要求和工作資源不平衡造成的，而且許多工作資源可以補償工作要求過高對工作倦怠的影響。有研究結果支持了這一理論模型，工作要求和工作資源的平衡會提升員工的身體健康水平，並使其工作效率得以維持（Bakkeret，2003）。

（三）付出—回報失衡模型（effort-reward imbalanc emodel，REI）

斯格里斯特（Siegrist）提出的付出—回報失衡模型是從職業健康角度為出發點的一個理論模型。該理論以付出與回報作為重要參數，強調工作所需要的付出與回報之間不平衡會帶來身心衰竭。基於互惠的原則，個體付出努力，就期望獲得回報，付出包括對員工的要求或者職責等，回報包括金錢、尊重和晉升機會等。當付出過高，而回報過低時，個體被認為處於緊張狀態；反之，低付出高回報狀態，則沒有工作緊張的發生。當出現高付出、低回報，

互惠的通路就被打斷,個體自尊就會受到威脅,進而產生消極情緒,出現倦怠,更會影響到人體健康。

二、職業倦怠的表現

面對職業倦怠,我們首先可以從具體症狀上判斷它。經受著職業倦怠的職員一般表現出四個方面的症狀:身體方面的、心理(情緒)方面的、人際方面的、工作方面的。每一方面所描述的症狀都不是孤立的,而是與其他方面緊密結合、相互關聯的,來看看具體的內容:

1. 身體方面的表現

職業倦怠常常表現出身體慢性衰竭,包括頭昏眼花、頭痛、睡眠紊亂(失眠或睡眠過度)、肌肉疼痛和僵直、噁心、過敏、呼吸困難、反覆得流感、消化不良、厭食、暴飲暴食、潰瘍、高血壓等,其中呼吸系統的疾病和頭痛會持續較長時間。

2. 心理(情緒)方面的表現

職業倦怠者,通常有巨大的壓力感,容易產生挫折、憤怒、緊張、焦慮、神經質、恐懼、壓抑、注意力難以集中、拖延、逃避、對抗、偏執、猜疑等。

大部分職業倦怠的人,在最初是不願意承認職業倦怠的存在的,他們往往會把問題歸結為「由於能力不足而導致無法改變現狀」。所以常常還會伴隨個人成就感降低、自責、喪失自尊心、自卑、沮喪、缺乏創造力和活力等現象。

3. 人際方面的表現

出現職業倦怠後,人們在情感上對同事和工作對象疏遠和冷漠,感到同事之間有太多的競爭、太多的矛盾、客戶不好合作、故意刁難等。這樣一來就會不願意與同事和客戶交往,把自己封閉起來,嚴重阻礙了人際關係的良好發展。

4. 工作方面的表現

職業倦怠者喪失了工作熱情和興趣，做事敷衍，不願承擔責任，職業道德感下降。工作時沒有耐心，抱怨多，對自己工作評價和工作滿意度都比較低，常常遲到早退，甚至開始計劃跳槽。

職業倦怠的負面影響比較多，對於個人而言，可能會降低上進的動力、影響人際關係和業績考核，導致一些身心疾病的出現。對於組織而言，則會導致團隊士氣低落、互相傳染消極的情緒、降低總體工作效率和削弱工作質量。

三、職業倦怠的心理調適

（一）針對情感衰竭的調適方法

1. 積極的自我認識

客觀評價自身價值，了解自己的優勢和缺點，自檢有無職業倦怠的跡象，有無做好積極的準備等。做好這一步，才能有針對地對自己進行心理調適，並儘量與周圍環境保持積極的平衡，成為自身行動的主人。因此，只有從自我的陰影中擺脫出來，正確而積極地認識自己及周圍環境，才能不斷接受變化的刺激，主動地迎接生活的挑戰，走出職業倦怠。

2. 正視職業倦怠

當職業倦怠表現出來的時候，要對它有明確的認識，持接受的態度。意識到在壓力和**職業倦怠**之下做出的反應，並不是個人能力差的表現，而是人人都可能出現的狀況，是正常的心理現象。正視職業倦怠，不要過於責備自己，不要輕視自己，化消極迴避為積極主動，唯有解決實際困難，才能規避負面影響。

(二) 針對去人格化的調適方法

1. 適當改變自己以適應環境

從自己身上找原因，尋求改變，來適應現實環境。比如，這個月的業績沒有完成，可以加加班，努力向目標靠近。改變不難，只要用心地工作，不懈怠，不把負面的情緒帶進工作裡來，就會大大降低職業倦怠。

2. 加強溝通，及時傾訴

當需要一些實際幫助的時候，不妨求助於主管和同事；當感受到壓力而產生職業倦怠的時候，不妨與家人和朋友一起討論目前的狀態，把自己心裡的癥結說出來，尋求中肯的建議和解決方法。此外，及時地傾吐消極的情緒，對舒緩緊張和壓抑的情緒是很有必要的。

3. 鍛鍊和放鬆

進行適度的、有節奏的鍛鍊，能夠緩解職業倦怠，換來舒暢而平穩的心情。注意勞逸結合，保持足夠的睡眠，將閒暇和各種娛樂活動作為工作的必要補充。適時、適當的休假，讓身心恢復，也可藉此機會思考，然後再重新出發。如果短期之內沒有休假的機會，嘗試一些放鬆方法，如游泳、運動操、散步、洗熱水澡、聽音樂等也十分有效。長此以往，能夠有效地降低職業倦怠感。

(三) 針對低個人成就感的調適方法

1. 心理暗示策略

暗示對人的心理和行為產生著很大的影響，這種心理影響表現在使人接受一定的意見、信念，並按一定的方式行動。積極的暗示可幫助自己穩定情緒、樹立信心，每個人可以把自我暗示作為提高自己應付職業倦怠的策略。當面對倦怠情緒時，不要退縮、自怨自艾，而是要反覆暗示自己「我一定能把這件事做好」，「工作著就是快樂的」，「與其痛苦地做，不如快樂地做」，「苦樂全在主觀的心，不在客觀的事」，「太陽每天都是新的，即使是陰天

也是別樣的美好」,「積極的生活態度比生活本身更重要」。當自己有進步時,要為自己喝彩:「我做得真不錯,明天繼續努力!」。

在這樣的言語反覆的自我暗示下,個體就會漸漸由急躁、洩氣變得情緒穩定、有條不紊、信心十足。

2. 挖掘工作中有意義的方面

如果能在重複、枯燥的工作中投入更多的時間和精力,挖掘「創新」的可能性,通常會讓人覺得鬥志昂揚、精力充沛,而不會感到辛苦和倦怠。比如,當大家都在周而復始地走流程時,你就可以想想有沒有方法可以保證同樣的質量但是更有效率,如果你的想法被採用,就會提高成就感和自信心。

3. 適時進修,加強實力

職業倦怠很多情況下是一種「能力恐慌」,這種情況下就必須不斷地為自己充電加油,以適應新的環境和迎接新的挑戰。

測一測

測試你的職業倦怠

MBI-GS(Maslach burnout inventory-general survey)是職業倦怠方面最權威、最常用的量表,該量表具有較好的信度和效度。

表3-3 職業倦怠量表(MBI-GS)

請您根據自己的感受和體會，判斷它們在您所在的單位或者您身上發生的頻率，並在合適的數字上打✓

項目	從不	極少一年幾次或更少	偶爾一個月一次或者更少	經常一個月幾次	頻繁每星期一次	非常頻繁一星期幾次	每天
情緒衰竭	(該維度的得分=所有題目的得分相加/5)						
1 工作讓我感覺身心俱疲	0	1	2	3	4	5	6
2 下班的時候我感覺精疲力竭	0	1	2	3	4	5	6
3 早晨起床不得不去面對一天的工作時,我感覺非常累	0	1	2	3	4	5	6
4 整天工作對我來說確實壓力很大	0	1	2	3	4	5	6
5 工作讓我有快要崩潰的感覺	0	1	2	3	4	5	6
工作態度	(該維度的得分=所有題目的得分相加/4)						
1 自從開始從事這份工作,我對工作越來越不感興趣	0	1	2	3	4	5	6
2 我對工作不像以前那樣熱心了	0	1	2	3	4	5	6
3 我懷疑自己所做工作的意義	0	1	2	3	4	5	6
4 我對自己所做工作是否有貢獻越來越不關心	0	1	2	3	4	5	6
成就感	(該維度的得分=反向計分後,所有題目的得分相加/6)						
1 我能有效地解決工作中出現的問題(反向計分)	0	1	2	3	4	5	6
2 我覺得我在為公司做有用的貢獻(反向計分)	0	1	2	3	4	5	6
3 在我看來,我擅長於自己的工作(反向計分)	0	1	2	3	4	5	6
4 當完成工作上的一些事情時,我感到非常高興(反向計分)	0	1	2	3	4	5	6
5 我完成了很多有價值的工作(反向計分)	0	1	2	3	4	5	6
6 我自信自己能有效地完成各項工作(反向計分)	0	1	2	3	4	5	6

備註：得分在30分以下，工作狀態良好；得分在30～45分，存在一定程度的職業倦怠，須進行自我心理調節；得分在45～60分，建議休假，離開工作崗位一段時間進行調節；得分75分以上，建議諮詢心理醫生或辭職，不工作，或換個工作也許更合適。

四、工作成癮症候群的表現及調適

（一）定義

工作成癮症候群，學名叫病理性強迫工作，就是日常所說的「工作狂」（workaholic），目前已經把它作為一種正式界定的疾病納入到診斷體系當中。其最核心的特徵是患者明確知道自己的行為有害卻無法自控以及他的行為已經嚴重損害自己的社會功能。

工作成癮的機制與毒癮相似。人體內有一個「獎勵系統」，其物質基礎為「腦啡肽」，又被稱為「腦內嗎啡」，是一種神經遞質，能在短時間內令人高度興奮。毒品就是透過這個系統提高人體「腦啡肽」的分泌，破壞人體平衡系統。而工作狂也是透過消耗「腦啡肽」，擾亂平衡系統，造成自身不斷尋找方法來提高體內的「腦啡肽」含量，以致成癮，形成迷戀工作的現象。

專家們的另一新發現是：工作狂的形成還可能與其童年時代接受的教育息息相關。實際上在工作狂中，八九成的人在孩提時代受到來自望子成龍的父母親過分嚴厲的教育。在這樣的家庭裡，家長對孩子的期望值往往過高甚至高得「離譜」，一旦孩子稍有閃失便會遭到批評乃至重罰。長此以往，孩子心理上可能出現障礙，長大後極可能成為工作狂。

工作狂與對工作有熱情者有本質區別——前者往往並不特別熱愛自己的工作，很難從工作中得到快樂，他們享受的是加班加點的過程，拚命地工作以求某種心理解脫，他們在工作中可能常常強迫自己做到完美，一旦出現問題或差錯便焦慮萬分、羞愧難當，卻又拒絕他人的幫助；而後者十分熱愛自己的工作，能從工作中獲得巨大樂趣，出現失誤不會怨天尤人，相反，能夠聰明地修正目標或改正錯誤。努力工作的人是熱愛工作的，而工作狂只是依賴於工作，就像是工作的奴隸。努力工作的人會給自己休息時間，但工作狂不會。經有關專家考核顯示，儘管前者的工作量要比後者大得多，但工作效率和質量都明顯不如後者。

第二節 職業倦怠與工作成癮症候群

據專家統計，不論在西方還是在東方，工作狂的人數都在不斷增加。在各單位的低、中級管理人員中尤為常見。從以下五個症狀可以判斷一個人是不是工作成狂：

1. 即使在家裡或是參加社交活動時，一心想著工作；

2. 不願向其他人授權，很少接受別人的合作，因為他們需要一種控制感；

3. 永遠都把工作排在家庭與私人生活的前面，忽視生活的其他方面；

4. 將生活的其他方面融入工作，休閒與工作沒有界線。工作狂可能會把與朋友的私人關係轉變為業務合作夥伴關係，甚至讓自己的家人擔任祕書等；

5. 「偷偷摸摸」地工作。在面對自己的工作癮時，工作狂常常試圖隱藏它，不想讓別人知道。如果發現自己需要為工作而向他人撒謊時，就說明有問題了。

（二）表現

1. 自我中心。自我中心是工作成癮症候群關鍵的特徵，因為解決問題控制了生活的所有其他方面，而解決問題是透過在工作中失去自我來實現的。於是，工作狂的生活變成了「為了工作而工作」的自我沉溺。

2. 完美主義。這些上癮的人為沉迷於達到的完美狀態而奮鬥。他們的眼裡，錯誤是不能發生的，因為它與完美相牴觸。這種人往往也不太容易相信別人，無論大小事都要自己一個人來完成，必然導致超時工作。所以，這些人永遠都不能夠放假，因為他一直會擔心這項工作如果沒有他會發展不好。

3. 以不停地工作求得認同。工作成癮的人都很想證明自己的能力才幹，想滿足自己對於榮譽、成就感的需求，強烈渴望自己被認同。

4. 過分強調工作而忽略了其他。他們把生命的價值完全寄託在工作上，把工作的成就當成他們生命的支持點，很大程度上忽略了其他事物，包括個人生活。

5. 對於不可控因素過度反應。工作上癮的人經常會對無法控制的變化產生過度的反應。他們需要控制結果，對不可測或者模稜兩可的狀況感覺不舒服。他們藉由過度計劃工作及過度組織，試圖消滅不可預測及可變的因素。

6. 害怕失敗。害怕失敗比成功的慾望更能夠驅動工作狂。

7. 逃避生活的煩惱。工作狂並不是從小就喜歡工作，而是因為心理出現了問題。在生活中有某種苦惱、不滿或自卑，為了逃避或者忘卻這些令人傷神的事，從而瘋狂地投入工作，好像只有在忘我工作時才能體會到自信和快感。剛剛失戀的人也很容易成為這樣的工作狂。

8. 沒有營造起真正屬於自己的生活。工作狂往往因為客觀原因兩地分居，家人不在身邊，或者缺少與工作徹底無關只為愉悅身心的興趣愛好，生活單調乏味，只有同事沒有朋友，不得不從工作中尋找樂趣。

（三）自我調適

1. 強迫自己減少工作量

當發現自己出現工作狂的某些典型症候時，要有意識地減輕工作壓力、強迫自己減少工作量。具體做法是：列一份工作日程表，將自己現有的工作一一寫明，然後考慮哪些可以放棄或者暫時停止，哪些可以交給他人或者與他人合作完成，最後得到一份新的工作日程。

2. 享受生活的樂趣

培養一些與工作無關聯的業餘愛好，豐富業餘生活。工作狂應當學會如何享受「偷懶」所帶來的樂趣。剛開始的時候要留意一下身邊所發生的事情，例如如何使一個孩子在起步階段提高素質，太陽是怎樣越過地平線落下山頭等等。看電視的時候應有意識地讓自己什麼也不做，學會忽視一些事情的方法。

3. 忘記最喜歡的慣用語

例如「我之所以不停地做事，全是為了孩子、妻子以及父母生活得更好」等。在工作之前，不妨先想想工作是為了滿足生活樂趣，或者因為長時間工

作會使家庭關係破裂等導致的生活不幸,然後問問自己哪一種選擇值得自己付出。

4. 每天給自己半個小時

每天給自己半個小時作為一個小假期,在這半個小時裡做簡單的運動,或者只是深呼吸,一定不能因為工作的繁忙而忽略。睡前泡個澡,在水裡滴一點檸檬或者薄荷可以緩解疲憊,不要把工作帶到床上。

生活中的心理學

你是「睡眠駱駝」嗎?

「睡眠駱駝」是指身在職場上的男女拚命工作,就算熬夜加班也在所不辭,或者是沉迷於城市豐富多彩的夜生活中無法自拔。他們在長期熬夜的同時,又利用節假日等休息時間「集中補覺」,故此現象被稱為「睡眠駱駝」。

睡眠駱駝大都是城市白領階層。他們的生活狀態遠非人們看到的那樣美麗輕鬆。如果必須用兩個詞來描述他們的生活狀態的話,沒有比「緊張」和「壓力」更確切的了。他們儘管工作到很晚,甚至凌晨三四點才開始睡覺,但早上九點鐘照樣得打扮整齊、精神抖擻地準時上班。他們常常連續工作、連續睡覺,像駱駝一樣吃喝一次就熬幾天。一到週末,這些睡眠駱駝堅決拔掉電話線,關掉手機,並進行連續 20 個小時以上的深度睡眠。一方面彌補本週的睡眠,另一方面也為下週「上夜班」做好精力上的準備。

對於經常失眠或睡眠不足的人來說,週末補眠的確可以造成一定的效果。但是,睡眠必須合乎生理規律,類似這樣補償睡眠的做法會造成睡眠節律的紊亂,長此以往,將會造成慢性失眠,對身體造成嚴重損害。

根據日本和英國專家的研究發現,過長的工作時間和睡眠不足有可能引起血壓升高,心跳加快,並進一步誘發心臟病。這項研究的結論說:每週工作超過 60 小時的人患心臟病的機率比工作 40 小時以下的人高出兩倍;一週內就算只有兩夜平均睡眠五小時或以下的人就有可能有雙倍甚至三倍患心臟病的概率。

所以，對於「睡眠駱駝」而言，一方面，平時睡眠不足會導致人體的免疫能力的下降，這樣不僅不能提高工作效率，更容易導致感冒、憂鬱症、糖尿病、肥胖等疾病的發生，嚴重者甚至有可能導致死亡。

俗話說，身體是革命的本錢，年輕的時候為理想而拚搏無可厚非，但千萬不要用透支健康的代價來換明天。眾多的「睡眠駱駝」們出於各種各樣的原因或許暫時不可能改變這種生活狀態，也做不到每天睡足 8 小時，那麼，我們也建議每隻「睡眠駱駝」都能找到適合自己生活狀態的作息規律，能在有限的時間裡提高自己的睡眠質量，生活得更好。

複習鞏固

1. 什麼是職業倦怠？
2. 職業倦怠的表現有哪些？
3. 出現職業倦怠怎麼辦？
4. 什麼是工作成癮症候群？
5. 工作成癮症候群的表現有哪些？
6. 成了工作狂怎麼辦？

第三節 職業效能感

一、職業效能感定義

所謂自我效能（self-efficacy），是指個體對自我組織和實施達成特定目標所需能力的信心，它建立在個體對其行為能力的認知評估基礎上，並影響個體目標的確立、行為的選擇和堅持。職業自我效能（以下簡稱「職業效能感」）是自我效能理論在職業領域中的具體應用，是個體對自身能否勝任職業的能力的信心。職業自我效能感已被證明是預測績效的最佳指標之一。

職業效能感主要包括兩個方面的內容：一是與職業內容有關的自我效能感，即個體對自身完成某一職業所規定的有關內容的能力的信心，如該職業

所需教育程度，某種具體職業任務等；二是有關職業行為過程的自我效能感，即個體對自身完成有關職業行為過程，實現行為目標能力的信心等。

職業效能感主要有以下四個作用：

1. 決定個體對活動的選擇

職業效能水平高的人更傾向於選擇富有挑戰性的任務，從而使自己的潛能得到開發；相反，職業效能感低的人則更傾向於選擇挑戰性比較低的任務。

2. 決定個體對活動的堅持程度

職業效能感水平高的人更能夠勇於面對困難，具有非常強烈的自信心，相信透過自己的努力能夠克服困難。比較而言，職業效能感低的人對困難常採取逃避的態度，缺乏自信，不願嘗試和堅持。

3. 決定新行為的習得和已習得行為的表現

職業效能水平高的人在進行新的學習時，確信自己能很好地掌握有關知識和技能，把注意力放在應該集中的地方，並能自信地表現新習得的行為。而職業效能水平低的人在進行新的學習時，對自己能否很好掌握和運用有關知識和技能持懷疑態度，因此，不能集中注意力，不利於取得最佳的學習效果。

4. 決定活動時的情緒

職業效能水平高的人充滿自信，以飽滿的熱情投入到工作中，因而工作效率高。而職業效能感水平低的人在工作中遇到困難，便會認為自己解決不了，因此對工作產生恐懼以及焦慮，影響工作效率。

表5-4 高自我效能感與低自我效能感對比

低自我效能感	高自我效能感
逃避、退縮	積極主動、期望值高
顯示失敗	注重成績
情緒化處理問題	遇事沉著冷靜
面對壓力束手無策	喜歡挑戰、變通
恐慌、羞澀、懼怕——需要時其智力和技能難以發揮	控制自暴自棄的想法——需要時能發揮智力和技能

二、職業效能感的影響因素

職業效能感的形成與發展是個體在綜合自身和外部世界的各種訊息，不斷對自身職業能力進行評估和再評估的基礎上做出職業效能判斷的過程，影響職業效能感的形成與發展的主要訊息來源以及個人內在因素主要有以下幾個方面：

1. 與職業活動有關的成敗經驗

個體親身經歷的、與職業活動有關的成敗經驗是其職業能力和技能的基礎，也是最具有影響力的職業效能訊息源。個體在與職業有關的活動中的成功經驗會提高其職業自我效能感；反之，失敗的經驗，尤其是與該職業有關的活動中連續多次的失敗經驗往往會導致職業自我效能感的降低。

2. 他人的替代性經驗

他人的間接經驗也會影響個體職業自我效能感的形成與發展。有研究發現，看到與自己相似的人在某項職業活動上的成功，能提高個體對該項職業活動的自我效能感；同樣，如果發現與自己有相似能力的人在某項職業活動中儘管付出了很大的努力卻遭遇失敗，則會降低其在這方面的職業自我效能感。這種訊息源在個體缺乏直接體驗的情況下，其影響效果更為顯著。

3. 言語勸導

這是一種透過他人的言語勸說和自我規勸以影響個體對自己職業能力的評估的訊息源。透過說服使個體的職業自我效能感增強到某個程度時，可以

促使其付出艱苦的努力去獲得成功，從而推進個體職業能力和職業自我效能感的形成和提高。一般而言，切合實際、有事實基礎的言語勸導作用更大一些。

4. 生理及情緒狀態

職業自我效能感還部分依賴於個體當時對自己生理狀態方面訊息的評價。如果個體將自己在職業活動中所體驗到的負面的生理喚醒與失敗感、無法勝任感聯繫起來，其職業自我效能感就會降低。

5. 個人的歸因方式

自我效能感與歸因之間存在互為因果的關係。有較高自我效能感的人傾向於將失敗歸因於自身的努力不足等內部可控的因素，因此，不會損害自我效能感；而低自我效能水平的人則習慣於將失敗歸因於個人內部不可控的因素，這樣又常會進一步損害職業效能感。

6. 目標設置

目標設置是衡量績效和個人能力水平的標準。設置具有挑戰性的目標對於職業效能感的發展非常有利。所謂挑戰性的目標，指的是對自身有一定難度，但透過努力是可以達到的目標。設置過高的目標容易導致挫敗感從而降低職業效能感，而過低的目標會導致效能感不足。

7. 回饋方式

回饋方式特別是上司的回饋對個體職業自我效能感的形成和發展有顯著的影響，積極的回饋方式會提高個體的職業自我效能感，而消極的回饋方式則會使職業自我效能感降低。

測一測

指導語：以下 10 個句子關於平時你對自己的一般看法，請根據你的實際情況（實際感受），在右邊合適的□上打「√」。答案沒有對錯之分，對每一個句子無須多考慮。

表 5-5 自我效能感量表 (general self-efficacy scale, GSES)

	完全不正確	有點正確	多數正確	完全正確
1. 如果我盡力去做的話,我總是能夠解決問題的	□	□	□	□
2. 即使別人反對我,我仍有辦法取得我所要的	□	□	□	□
3. 對我來說,堅持理想和達成目標是輕而易舉的	□	□	□	□
4. 我自信能有效地應付任何突如其來的事情	□	□	□	□
5. 以我的才智,我定能應付意料之外的情況	□	□	□	□
6. 如果我付出必要的努力,我一定能解決大多數的難題	□	□	□	□
7. 我能冷靜地面對困難,因為我信賴自己處理問題的能力	□	□	□	□
8. 面對一個難題時,我通常能找到幾個解決方法	□	□	□	□
9. 有麻煩的時候,我通常能想到一些應付的方法	□	□	□	□
10. 無論什麼事在我身上發生,我都能應付自如	□	□	□	□

【項目及評定標準】

GSES 共 10 個項目,涉及個體遇到挫折或困難時的自信心。具體項目參表 5-5。

GSES 採用李克特 4 點量表形式,各項目均為 1～4 評分。對每個項目,被試根據自己的實際情況回答「完全不正確」「有點正確」「多數正確」或「完全正確」。評分時,「完全不正確」記 1 分,「有點正確」記 2 分,「多數正確」記 3 分,「完全正確」記 4 分。

【評定注意事項】

1. 和其他自評量表一樣,一定要讓被試看明白指導語及有關問題。

2. 量表由被試自行填寫,可進行個別測試,也可用於團體測試。

3. 一般來說,本量表適用於大、中學生群體。

4. 必須答齊全部 10 題,否則無效。

【統計指標及結果分析】

GSES 為單維量表，沒有份量表，因此只統計總量表分。把所有 10 個項目的得分加起來就是總得分。分數越高說明自信心越高。

1～10 分，表明你的自信心很低，甚至有點自卑，建議經常鼓勵自己，相信自己是行的，正確地對待自己的優點和缺點，學會欣賞自己。10～20 分，表明你的自信心偏低，有時候會感到信心不足，請找出自己的優點，承認它們，欣賞自己。20～30 分說明你的自信心較高。30～40 分表明你的自信心非常高，但要注意正確看待自己的缺點。

三、如何增加職業效能感

針對職業自我效能感形成與發展的過程，可以從以下兩個大的方面入手：

（一）增加正面的職業效能訊息

在職業效能感的各種訊息來源上增加正面的自我效能訊息，可以提高個人的職業效能感。主要的途徑是：

1. 使個體獲得更多的成功經驗：可以運用培訓手段，提高個體實際工作能力，以增加個體工作績效。

2. 樹立成功的榜樣：讓個體認識到自己與特定職業上有著傑出表現的人物所具有的某些特徵相似性，能激發其信心和鬥志，有助於職業效能感的形成和發展。

3. 正面的言語勸導：給予個體正面的言語勸導，尤其是事實基礎上的言語勸導，比如上級對下屬、同事之間的言語鼓舞，以及個體的自我說服、自我激勵都有助於激勵其自信心，提高職業效能感。

4. 保持良好的生理、情緒狀態：透過適宜的工作環境以及降低個體工作緊張度的措施，促進積極的情緒，避免焦慮、疲倦等狀態的出現。

（二）改善影響職業效能感的內外部因素

1. 培養積極的歸因方式：通常對行為結果的歸因可從內部與外部，可控與不可控，穩定與不穩定三個維度來衡量，歸結為能力、努力、運氣和任務的難度四個有代表性的原因。有意識地消除在歸因過程中自我輕視的偏見，將自己成功的經驗歸因於自己的能力和努力，避免將失敗經驗歸結為自己能力的缺陷，這有助於提高其職業效能感。

2. 設定合理的目標：目標具有激勵作用，清晰、具體且具挑戰性的目標有助於提高工作績效，增加成功經驗，從而會進一步提高職業效能感。

3. 採取有效的回饋方式：無論使用語言回饋或獎罰回饋還是暗示回饋，都要注意不傷及個體自信心，這樣才能調動工作的主動性，有助於獲得心理上的滿足並避免對自己喪失信心，進而促進個體職業效能感的提高。

4. 進行社會補救：可以從改變個體的期望或信念系統入手，採取一定的補救措施，力求消除或者減弱那些存在於社會文化中對個人職業效能感造成負面影響的偏見和陋習。

擴展閱讀

學者根據《加拿大職業分類詞典》，對興趣與各種職業做了如下分類：

興趣類型 A：喜歡與事物打交道。願意和具體事物打交道，而不太喜歡與人交往，默默無聞，埋頭苦幹。相對應的職業諸如會計、出納、製圖、建築設計、地質勘探、機械製造、電腦操作等。

興趣類型 B：喜歡與人接觸。願意與人交往，喜歡結交朋友，對銷售、採訪、公共關係、採購、傳遞資訊一類活動感興趣。相對應的職業如推銷員、服務員、公關人員、諮詢人員、記者、教師、導遊、行政管理人員等。

興趣類型 C：喜歡有規律性的工作。傾向於常規性、有規律、重複、有秩序地進行活動，習慣於在預先安排好的程序下工作。相對應的職業如圖書管理員、檔案管理員、郵遞員、祕書、統計、打字、公務員等。

第三節 職業效能感

興趣類型 D：喜歡從事幫助人的工作。樂於助人，試圖改善他人狀況，幫助他人排憂解難，願意從事社會福利和助人工作。相對應的職業如社工、慈善事業、諮詢員、醫生、護士、律師、警察、保險員、科技推廣人員等。

興趣類型 E：喜歡做領導和組織工作。比較熱衷於掌管一些事情，希望受人尊敬和獲得聲望，在活動中也常常起骨幹作用。相對應的職業如政治家、企業家、企業管理幹部、社會活動家、行政管理人員、學校班導師、輔導員等。

興趣類型 F：喜歡研究人的行為。對人的行為舉止和心理狀態感興趣，研究人的行為、討論人的問題。相對應的職業如心理學、社會學、人類學、組織行為學、政治學、教育學等方面的研究、調查分析以及教學的工作。

興趣類型 G：喜歡鑽研科學技術。對分析、推理、測試等活動感興趣，喜歡獨立工作，擅長理論分析並解決問題，也喜歡透過試驗獲得新發現。相對應的職業如氣象學、生物學、天文學、物理學、化學、工程學、地質學等研究和實驗。

興趣類型 H：喜歡抽象的創造性的工作。喜歡需要想像力和創造力的工作，擅長解決抽象問題，喜歡了解周圍的世界，具有探索精神，對自己的學識和才能比較自信。相對應的職業如哲學研究、社會調查、經濟分析、數理研究、文學創作、科技發明、新產品的開發等。

興趣類型 I：喜歡操作機械。對運用一定技術去操作各種機械，製造新產品或完成新任務感興趣，喜歡使用大型的馬力強的先進機械。相對應的職業，如機械裝卸，機器製造，建築施工，石油、煤炭的開採，以及各種機器的駕駛員，如飛機、火車、輪船等。

興趣類型 J：喜歡從事具體的工作。願從事製作有形產品的工作，希望能很快看到自己的勞動成果，並從完成的產品中獲得滿足。相對應的職業如室內裝飾、園林、雕刻家、畫家、手工製作、時裝設計、攝影師、美容美髮、烹飪、機械維修、證券經紀人等。

興趣類型 K：喜歡具有表現性，無規律的但具有挑戰性的工作。相對應的職業如演員、特技人、運動員、旅行家、探險家、海員、作曲家、職業軍人、警察等。

推薦電影

《黑天鵝》（Black Swan）簡介

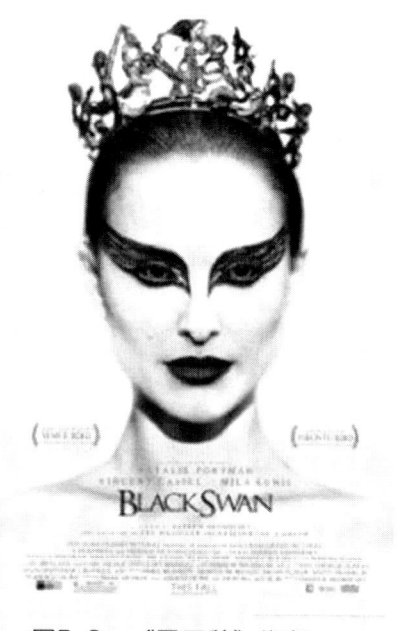

圖5-2 《黑天鵝》海報

娜塔莉波曼飾 Nina，Nina 是一名紐約的芭蕾舞演員。和她的同行一樣，Nina 這一生中的絕大多數時間和精力都奉獻給了芭蕾舞，她的生活只有舞蹈以及野心勃勃的職業目標。她與母親艾瑞卡居住在一起，艾瑞卡曾經也是一名芭蕾舞演員，她對自己的女兒施行著令人窒息的管教。

隨著一場重大演出的日漸臨近，Nina 被困在了與另一個舞者 Lily（米拉·庫妮絲飾）的競爭狀態中。《天鵝湖》是一部對演員要求極高的芭蕾舞劇，導演 Thomas（文森特·卡塞爾飾）要求舞者既要能扮演純潔、高尚、善良的白天鵝，還要能扮演邪惡、兇殘、狡詐的黑天鵝。Nina 是完美的白天鵝，

而 Lily 卻是黑天鵝的化身，漸漸的，兩位舞蹈演員的競爭與對抗進入扭曲的狀態，Nina 開始魯莽、不顧一切地探索起自己陰暗的一面，而這種陰暗最終將會毀掉她的生活和才華。

複習鞏固

  1. 什麼是職業效能感？

  2. 職業效能感有哪些表現？

  3. 職業效能感的作用有哪些？

  4. 怎樣提高職業效能感？

要點小結

  1. 職業選擇：是個體根據自身興趣、能力以及人格特點等對於自己所從事職業的種類、方向的挑選和確定。

  2. 帕森斯的人—職匹配理論認為職業與人的匹配分為條件匹配和特長匹配，又稱帕森斯的特質因素論，是用於職業選擇與職業指導的最經典的理論之一。

  3. 霍蘭德的職業性向理論把人格類型和職業類型分別分為相應的六大類：社會型、企業型、常規型、實際型、研究型、藝術型。

  4. 舒伯的職業發展理論依照年齡將每個人生階段與職業發展配合，將生涯發展階段劃分為成長、試探、建立、保持和衰退五個階段。

  5. 職業壓力（occupational stress）是指當職業要求迫使個體做出偏離常態機能的改變時所引起的壓力。

  6. 職業倦怠（job burnout）是指個體在工作重壓下，對工作內容或環境失去興趣、激情，而產生的身心疲勞與能量耗盡的感覺，這與肉體的勞累而產生的疲倦感是不同的。

  7. 職業倦怠的主要特徵：情感衰竭、去人格化、低個人成就感。

8. 資源保存理論（conservation of resources theory，COR）認為個體具有努力保護和獲取資源的傾向，這些資源包括物品、地位、能量等，資源的流失會使人產生不安。當工作所需的資源消耗率大於補充率的時候，就會產生職業倦怠。

9. 工作要求—資源模型（job demand-resources，JD-R）假設職業倦怠是由於工作要求和工作資源不平衡造成的，而且許多工作資源可以補償工作要求過高對工作倦怠的影響。

10. 付出—回報失衡模型（effort-reward imbalance model，REI）以付出與回報作為重要參數，強調工作所需要的付出與回報之間不平衡會帶來重度衰竭。

11. 工作成癮症候群（SBTHK），就是日常所說的「工作狂」（workaholic），目前已經把它作為一種正式界定的疾病納入到診斷體系當中去。其最核心的特徵是患者明確知道自己的行為有害卻無法自控以及他的行為已經嚴重損害自己的社會功能，而不是時間之類的標準。

12. 職業效能感是自我效能理論在職業領域中的具體應用，是個體對自身能否勝任職業能力的信心。

關鍵術語

職業選擇

帕森斯 人—職匹配理論

霍蘭德 職業性向理論

舒伯 職業發展理論

職業壓力

職業倦怠 情感衰竭 去人格化 低個人成就感

哈勃佛 資源保存理論

德米路堤 工作要求—資源模型

斯格里斯特 付出—回報失衡模型

工作成癮症候群

職業效能感

複習題

1.（ ）是指個體積極地認識、掌握某種事物，並主動參與到這種活動當中的心理傾向。

A. 興趣

B. 能力

C. 人格

D. 性格

2.《加拿大職業分類詞典》，對興趣與各種職業做了（ ）種分類。

A. 10

B. 11

C. 12

D. 13

3.《加拿大職業分類詞典》中，與記者、導遊相對應的興趣類型是（ ）。

A. 喜歡與事物打交道

B. 喜歡有規律性的工作

C. 喜歡與人接觸

D. 喜歡從事具體的工作

4. 下列不屬於職業倦怠的特點的是（ ）。

A. 情感衰竭

B. 去人格化

C. 低個人成就感

D. 參加進修培訓

5. 病理性強迫工作又叫（　）。

A. 工作成癮症候群

B. 強迫症

C. 工作激進

D. 病態的工作

6. 自我效能感高的人會有哪種表現（　）。

A. 容易產生挫折

B. 選擇更具有挑戰性的任務

C. 不願承擔責任

D. 遲到早退

7. 人一職匹配理論是誰提出來的（　）。

A. 舒伯

B. 艾瑞克森

C. 帕森斯

D. 霍蘭德

8. 職業性向理論是誰提出來的（　）。

A. 舒伯

B. 艾瑞克森

C. 帕森斯

D. 霍蘭德

9. 職業發展理論是誰提出來的（　）。

A. 舒伯

B. 艾瑞克森

C. 帕森斯

D. 霍蘭德

10. 喜歡競爭、敢冒風險，適合從事項目經理工作的是（　）。

A. 社會型

B. 企業型

C. 常規型

D. 實際型

11. 尊重權威和規章制度，喜歡按計劃辦事，適合從事祕書工作的是（　）。

A. 社會型

B. 企業型

C. 常規型

D. 實際型

12. 願意使用工具從事操作性工作，適合從事技術性職業的是（　）。

A. 社會型

B. 企業型

C. 常規型

D. 實際型

13. 喜歡與人交往，適合從事教育工作的是（　）。

A. 社會型

B. 企業型

C. 常規型

D. 實際型

第六章 婚戀家庭與健康

　　愛情是兩個人之間最親密的社會關係，是生理活動和心理活動的統一。當愛情發生時，人會不知不覺地發生變化，愛讓人成長。性，是本能，性的需要如同呼吸和飲食的需要一樣，是生命延續的手段；性，維繫著每一個家庭關係；性，使人獲得愉悅和幸福；性，體現著個人和社會文明的程度。激情回落，愛情開始降溫，婚姻就形成了。一種感情漸趨成熟，它來自戀情，深於戀情；它沒有血緣，卻因性而親密；它讓兩個生命緊相連、共命運、同惦念，這就是夫妻親情。家庭，是人生之舟停泊的港灣；家庭，是補充身心給養的驛站；家庭，是夫妻間的心理診所；家庭，是點亮老人長壽之路的明燈。如果我們把婚姻家庭比作高樓，性就是地基，愛就是鋼筋。沒有地基的高樓不可能穩固，缺乏鋼筋的樓房經不起震動，如何打好地基，構建好鋼筋骨架，是值得每個人思考的人生課題。

▎第一節 戀愛及性心理

一、戀愛對健康的意義

　　愛情是男女雙方彼此傾慕，並渴望對方成為自己終身伴侶的強烈、穩定、專一的情感。愛情是人類永恆的話題，千百年來一直為人們所關注，吸引著人們不斷進行深入的探索。愛是人生正當的要求和權利。正如歌德所說：「哪個青年男子不善鍾情，哪個妙齡女郎不善懷春。」愛情猶如萌發的春草，不讓它發芽也要發芽；愛情又如奔流的春水，想阻遏也阻遏不住。人應該有愛情，應該享受到愛情的幸福，應該在一生中不斷得到愛情的力量。這恰如宇宙間斗轉星移，大自然寒來暑往一樣，是天經地義、順情合理的。

　　說起對愛的追求，很多人都會想起《詩經》中的《關雎》篇：

關關雎鳩，在河之洲。窈窕淑女，君子好逑。

參差荇菜，左右采之。窈窕淑女，寤寐求之。

求之不得，寤寐思服。悠哉悠哉，輾轉反側。

大量研究指出，戀愛有助於促進身心健康。心理學家和醫學家認為，愛情是雙方思想感情上的和諧，是心理活動上的一種祥和，兩情繾綣的幸福歡快使這種心理協調，從而使雙方體內分泌出一些有益於健康的物質，如乙酰膽鹼。這樣不僅有益人體健康，還常創造出許多令醫學自嘆弗如的奇蹟。著名心理學家麥克雷等人曾做過愛情與人體免疫功能間相互關係的研究，他們發現在愛一個人或一個人被愛時，人的免疫力保持在較高水平，其上呼吸道的免疫功能也得到進一步增強。這個研究成果與中國醫學名著《素女經》上的「男女不和則意動，神勞而損壽」之說完全相符。西方生理學家在一份專門研究愛情和婚姻關係的報告中說：「熱戀中的男女，性激素分泌異常旺盛，尤其在擁抱、接吻和愛撫時，體內性激素大量分泌，特別是心中燃燒著愛情之火的女性，皮膚彈性增強，芳容更顯嬌柔俏美，散發出足以令男友傾倒的一股幽香。」因此，良好的戀愛關係能夠給人帶來良好的心境，有助於身心健康。

二、戀愛與健康

戀愛因對象不同、形式不同，對健康的影響也不一樣，異性戀對健康可以造成促進的作用，與此相對的有同性戀和雙性戀，它們各自對健康的影響不同。

1. 同性戀（homosexuality）

同性戀的特點是性愛指向對象是同性而非異性，即在正常條件下對同性持續表現性愛傾向，包括思想、情感和性愛行為。目前，同性戀作為性體驗與性行為的變種，只有在一定的條件下，特別是陷入個人或社會衝突時，才作為心理障礙處理。

有證據顯示，女同性戀者是某些疾病的高危險人群。當然，這些危險性並不是特殊的性取向帶來的。社會偏見也會影響女同性戀接受正常的保健。研究表明，很多女同性戀者會儘量避免常規的體檢，特別是婦科檢查，因為她們在回答跟自己性取向有關的敏感問題時會感到尷尬，也害怕看到醫生的

負面反應。另有研究發現，和異性戀的個體相比，女同性戀、男同性戀出現焦慮障礙、憂鬱和自殺的比例更高。

2. 雙性戀（bisexuality）

雙性戀又稱「混合型同性戀」，既愛異性又愛同性。多數雙性戀時而是同性戀者，時而是異性戀者，有不同尋常的性適應能力。

有證據顯示，女雙性戀者更容易患乳腺癌和卵巢癌。同時她們可能更喜歡吸煙和酗酒。社會偏見也會影響女雙性戀者接受正常的保健。另有研究發現，和異性戀的個體相比，雙性戀出現焦慮障礙、憂鬱和自殺的比例更高。和異性戀者相比，雙性戀青少年更容易出現物質濫用、學業表現不良、曠課逃學、離家出走、危險性行為、憂鬱和自殺等消極行為。

然而，我們也可以看到有積極的方面，許多女同性戀者、男同性戀者、雙性戀者發展出了一套有效的、保持心理健康狀態的應對機制。這些包括接受個體的同性戀取向，在同性戀者聯盟裡積極的活動參與。來自家庭和朋友對其性取向的認可和支持是同性戀者適應良好的另一關鍵因素。

三、戀愛受挫及心理調適

每個人都希望自己的愛情之舟能順利地抵達婚姻的彼岸，但並不是人人都能如願以償。失戀是戀愛過程的中斷。失戀在客觀上表現為與相愛者的分離，在主觀上體驗到悲傷、絕望、虛無、憂鬱等創傷性情感。面對戀愛的挫折，即無論是由於來自社會方面的阻力，使情侶不能發展愛情關係，還是一方的戀情得不到另一方的回報，都需正確對待，做到失戀不失志、不失德、不失態。

首先，自我調節，失戀不失志。無論什麼樣的失戀，對當事人來講都不可能很快從痛苦回憶中走出來，但僅僅為愛情而生活卻是不理智的。失戀，並不意味著自我價值的降低，沒有任何自卑的理由，更不能淡漠對理想、對事業的追求，淡漠友誼，影響自己的學習和工作。一個有理想、有道德、有文化、有事業心的人，經過努力，一定會得到真摯的愛情，所謂「天涯何處無芳草，何愁不能遇相知」。

其次，敢於面對失戀的現實，失戀不失德。失戀是痛苦的，但不能因此失去理智，做出違背道德的事來。俗話說「強扭的瓜不甜」，應該尊重對方自由選擇伴侶的權利。既然對方不愛自己，就要友好地分手，做到愛情不在友誼在，讓對方在自己的生活道路上去結識新的伴侶。絕不能不講道德，蓄意敗壞對方的名聲，嫉妒並傷害對方乃至對方新的男朋友或女朋友。

第三，培養自信，失戀不失態。少數個體失戀後往往整天悶悶不樂，萎靡不振，有的則痛哭流涕，整日以淚洗面，更有甚者輕言生死，還有的看什麼都不順眼，甚至拿別人出氣，這些做法都是很不應該的。個體應在失戀中培養自己的自制能力，不能因為失去了某一個人的愛，就感到「失去了一切」。失戀後更應有寬廣的胸懷，坦然自若地面對人生中的風風雨雨，不斷加強與他人的交往，增進彼此之間的友誼，以博大的情懷善待生活、珍惜友情、珍惜生命，努力鍛鍊自己、提高自己。

自我心理調節的方法有：

1. 合理認知，積極轉移

我們可以從多個角度看問題，把注意力分散到自己感興趣的活動裡，主動投身其中。把精力放在工作中、學習中、交流中，隨著時間的推移，痛苦的感覺將會減退。

2. 釋放負能量，合理宣洩

可以向知心朋友毫無保留地傾訴自己的煩惱和苦悶，甚至大哭一場，以釋放心理的負荷；或透過寫一寫的方式將一切煩惱寫在日記本上；也可上KTV唱一唱，大聲唱出自己的鬱悶心結。此外，還可透過吼一吼、打一打、跳一跳等方式宣洩自己的負能量。但在宣洩時需注意時間、地點、場合，否則不當的宣洩不但不能釋放負能量，還會影響他人，給自己帶來更多的不良影響。

3. 換位思考，學會包容

與其兩人彆扭地強拉在一起，還不如多為對方著想，祝福對方找到真正的愛情。能做到這一點，心理便能恢復平衡，痛苦也就自然減少了。

4. 尋找榜樣，有效昇華

愛情固然重要，但不是生活的全部，並非人生的全部意義所在。因此，生活的內容是豐富的，當失戀的痛苦來襲時，應用理智戰勝痛苦，把感情、精力投入到充分實現自身價值、對事業的進取和對生活的熱愛上去。人生如同一條長河，愛情不過是在人生某一階段使人感到心曠神怡的事情之一。

生活中的心理學

名人失戀故事

貝多芬年輕時，個人生活條件艱苦，無法迎娶心愛的人。其心愛的人嫁給了別人。貝多芬為此痛苦絕望，留下遺囑試圖自殺，但他最終從音樂中找到了慰藉，創作出「第二交響樂」。之後，他與另一位女士的愛情又被毀，面對無情的打擊，他決心為事業奮鬥，接連創作出「第五交響曲」等一系列交響樂曲，成為偉大的「音樂主帥」。

居禮夫人：年輕時的她還是瑪麗小姐，家境貧寒。她到一個富有家庭去當家庭教師，她與這家的兒子陷入了熱戀，當兩人準備結婚時，卻遭到了其家庭的極力反對，最終他們的愛情夭折了。此後，瑪麗為了忘卻這份刻骨痛苦，完全投身於科學事業當中，刻苦努力。她把每一分鐘都投入學習和工作，這種絕對專心致志的學習，給她的科學事業奠定了堅實的基礎。

諾貝爾：年輕時的諾貝爾也經歷過甜蜜的愛情，然而心愛的女孩卻因意外而離開人世。滿懷悲痛的諾貝爾抑制住悲傷，將全部生命和精力都奉獻給了科學事業，並取得了輝煌的成就。

四、性行為與健康

情與性就像一對異卵雙生子，共同孕育，一起出生，但卻受到人們不同的待遇。情之為物，常令人魂牽夢縈，直教人生死相許。性之為物，卻通常被視為洪水猛獸、萬惡之首。性本身是純潔無瑕的，但不得不承認：不同的知識和行為，都有不同的最佳接受年齡。性是人類的一種基本需要。性行為指的是旨在滿足性慾和獲得性快感而出現的動作和活動，包括性交、自慰、

接吻、擁抱和接受各種外部性刺激形成的性行為。人類透過性行為的生殖功能確立種族和社會綿延的基礎。人類依賴兩性行為的生物、心理和社會功能以取得種族與社會的穩定和發展。人類性行為的特徵受社會化過程的重大作用和影響，還同時體現為兩性性愛的感情結合。

1. 性行為的益處

大量研究指出，性行為有助於促進身心健康。

（1）強健心臟，減少心血管疾病。性生活能增加血液的流通，是對心臟血管機能的鍛鍊和改善，可使體內分泌更多有益於健康的激素來增強肌體免疫力。

（2）做愛輕鬆降血壓。美國最新一項研究表明，女性在做愛時透過撫摸、擁抱和親吻，其激素皮質醇含量會降低，這樣就能造成降血壓的作用。

（3）緩解疼痛。做愛時特別是性高潮之際，身體釋放大量激素——腦內啡，可消除疼痛，效果就如注射一支嗎啡。

（4）荷爾蒙出奇效，延緩更年期。做愛期間體內會釋放更多的荷爾蒙，隨著激情加劇，雌、雄激素分泌增加，特別是性高潮和射精時體內自然釋放的雄激素比平時高 3～5 倍，增強男性魅力。女性可增加雌激素水平，使月經正常化，增加其敏感度，延緩更年期，使其更具有女人味，更有防止生殖器萎縮老化作用。

（5）保護男性前列腺。定期有規律的性生活能及時消除堆積的前列腺液。

（6）多種疾病的預防疫苗。每當精液進入女性陰道時產生的胞漿素具有類似青黴素那樣殺滅致病菌的作用，並可以幫助女性生殖器免遭微生物的侵襲，可防治陰道炎。

（7）解決皮膚性饑餓。皮膚性饑餓不能用食物來滿足，只能透過性生活才能解除，剝奪這種需求將會引起食慾不振、智力減退、自信心下降並導致疾病發生。

（8）性愛有助孕力。專家說一次性愛相當於一次快樂的運動。研究顯示性活動頻繁（一週一次性愛）的女性對自己的身體感覺更自信，心態更樂觀，孕力也更強。

（9）抗過敏。性愛過程中的興奮能使體內分泌較多的腎上腺素等激素，這些激素本身具有抗過敏、改善病情作用，如對「慢性頑固性濕疹」有一定輔助治療作用。

（10）慢性病康復。按中醫理論角度來說，男屬陽，女屬陰，陽病陰治，陰病陽治，陰陽平衡，病從何來。所以說性愛是一種不可缺少的、有效的陰陽互補平衡療法。

2. 性行為是否適度的判斷

長期以來，人們就認為性生活對人們是有好處的，性交能夠提高大多數人的幸福感，已有一些試驗性的醫學證據表明，性生活和諧的人往往健康長壽；但有力的證據還表明，過度性愛會損害個體身體健康。那麼性生活的頻度，多少次較為合適？每一個人的性活動量是不同的。

衡量性生活頻度是否適當的客觀標準是，第二天早上是否精神飽滿、身心愉快。如果在性交後第二日或幾日之內，出現以下情況，又查不出其他原因，就可認為是過度了，就應當有所節制，適當延長性生活的間隔時間。

（1）精神倦怠，萎靡不振，無精打采，工作容易感到疲乏，學習精力不集中，昏昏欲睡。

（2）全身無力，腰酸腿軟，懶得動，頭重腳輕，頭昏目眩，兩眼冒金星。

（3）面色蒼白、兩眼無神、神態憔悴，形體消瘦。

（4）氣短心跳，時出虛汗，失眠多夢，不易入睡。

（5）食慾減退，不思飲食，胃納欠佳，並有輕度噁心感。

如果出現上述狀況，應及時糾正，減少性生活次數，嚴重者應暫停一段性生活。但是，對此也不必過於擔心，因為一般的性生活過度，只要暫時停

止一段時間的性生活，注意休息，加強營養，對健康並無大礙。當然，如果繼續放縱自己，後果就不好了。

性心理異常（psychosexual disorder）是指以性心理和行為明顯偏離正常，並以這類性偏離作為性興奮、性滿足的主要或唯一方式為主要特徵，從而不同程度地干擾了正常的性活動的一組心理障礙。常見的性心理異常表現在性對象選擇（例如戀童癖、戀物癖）、性行為（例如露陰癖、窺陰癖）、性身分（例如易性癖）等方面。

五、性心理異常及調適

性心理異常的個體並非道德敗壞、流氓成性的人，也並不是性慾亢進的淫亂之徒，他們多數性慾低下，甚至對正常的性行為方式不感興趣，只是在對待性的問題上意見有偏頗。他們大多不結婚，即使有的結了婚，夫妻性生活也極少或很勉強，常常逃避。他們對一般社會生活的適應是正常的，許多人在工作中盡職盡責，工作態度認真，常受到好評；在性格上表現內向、話少、不善交際、害羞、文靜。他們的社會生活和一般人沒有什麼差別，也有一般人的道德倫理觀念。因此，常對自己發生的性心理異常的行為深表悔恨，但卻常再犯。

（一）性心理異常的分類

1. 摩擦癖。摩擦癖，又稱挨擦癖（frottage, frotteurism），指患者在擁擠的場所故意摩擦異性，甚至用性器官碰撞女性的身體，並可伴有射精或者手淫來達到性的滿足。

2. 窺陰癖。窺陰癖是一種千方百計要窺視婦女陰部來獲得性滿足的性心理變態。這種人可不顧骯髒，藏身於廁所內，或在女廁所牆上挖洞，或用反光鏡從男廁所一邊進行窺視。有的則是在浴室或寢室窺視婦女脫衣、裸浴。窺視時伴隨性興奮，如陰莖勃起，並常伴隨手淫。

3. 露陰癖。露陰癖指只在不適當的環境下在異性面前公開暴露自己的生殖器，引起異性緊張性情緒反應，從而獲得性快感的一種性偏離現象。這是一種比較常見的性變態行為，以男性患者居多，男女之間比例為 14：1。

4. 異裝癖。異裝癖又稱異性裝扮癖，是指透過穿著異性服裝而得到性興奮的一種性變態形式。這種性變態患者以男性見多，因為女性著男裝在 21 世紀已經常見，尤其在西方社會還很流行，故並不視為異常行為。

5. 異性癖。異性癖是一種性別認同障礙，屬於性身分障礙。異性癖患者認定自己應有的性別與現有的性別身分相違背。

6. 戀童癖。戀童癖是以兒童為對象獲得性滿足的一種性變態。此種性變態行為的患者以男性多見，女性極為罕見。受害者為女孩或男孩，年齡多在 10～17 歲之間，也有小至 3 歲以下的。

7. 性施虐癖與性受虐癖。性施虐癖是指對異性對象施以精神或肉體上的折磨，從中獲得性滿足和變態心理的滿足。性受虐癖則正好相反，是指在受到性對象的虐待時，精神或肉體雖感到痛苦，但在心理上卻得到一種特殊的性慾滿足。

8. 戀屍癖。戀屍癖（necrophilia），是指透過姦屍獲得性的滿足，自認為有時比活人還好，此種病人多見於與屍體有職業性接觸的人，如太平間、殯儀館的工作人員。這種人常不只一次地溜入停屍房，觸摸女屍的乳房及陰部以獲得快感。也有人為此不惜掘墓姦屍。這種人時常四處打聽哪裡有少女或少婦死去，以便去姦屍。

9. 戀物癖。戀物癖指在強烈的性慾望與性興奮的驅使下，反覆收集異性使用的物品。幾乎僅見於男性。所戀物品均為直接與異性身體接觸的東西，如胸罩、內褲等，撫摸嗅聞這類物品伴以手淫，或在性交時由自己或要求性對象持此物品，可獲得性滿足。

（二）性心理異常的調適

我們需要了解的是，性心理障礙一旦形成，具有明顯的頑固性，糾正起來相當困難，而且不少類型還有拒醫性和復發性，長期逃避醫生治療和拒絕其他任何幫助，使症狀無法緩解。故對性心理障礙的處理應以預防為主。

1. 加強宣傳，改變對性的舊觀念

在社會上普及性知識，使廣大醫務人員、教育工作者和家長等重視性教育問題，獲取正確的性知識和性教育方法。組織開展對兒童和青少年的性生理和性心理衛生的教育，使孩子從小就對性有一個正確的認識，增強他們對性心理障礙的抵抗力和免疫力。

2. 正確認識兒童和青少年的行為

兒童和青少年時代的性行為多表現為非成熟性和幼稚性，故表面上可能有某種性偏離的傾向，但大多數情況下是正常的，是性發育過程中的階段現象，絕不能按異常來處理。一般情況下只需鼓勵孩子加以控制即可，過分的大驚小怪和嚴厲的制止都是不科學的。因為自慰畢竟是正常性行為的一部分，發生有其生理基礎，同時還可能由於禁而不止，使孩子背上沉重的心理負擔，產生內疚感和罪惡感，進而導致其他方面的心理問題。如若進入少年期的個體喜歡與同性共處，青少年與異性疏離，絕不能把此現象視為同性戀趨向加以干預；但當孩子的某些性偏離傾向有頻發和固定趨勢時，應及時處理，必要時進行心理諮詢。

3. 合理分析，積極矯治

對於性心理變態的人，要針對不同原因，積極施以標本兼治的方法予以矯治。受到性變態傷害的人，特別是婦女應該學會運用心理的、醫學的、法律的手段來保護自己，同時，應以預防為主。心理療法主要是進行解釋和疏導，使患者認識到自己的心理缺陷所在，知道性變態對本人、配偶、家庭和社會所造成的危害。當然，治療的關鍵是患者要有迫切接受治療的願望，並且真誠、願意緊密地合作才能取得效果。

測一測

朋友，你對於愛和性的看法是怎樣的呢？請根據你的真實看法給出以下題目的答案。

1. 我為自己出現性衝動感到緊張與羞辱。

第一節 戀愛及性心理

是 否

2. 我認為自慰是標準性行為的一種，而過度的自慰是有害的。

是 否

3. 我覺得自己的生殖器太小，發育狀況不理想。

是 否

4. 性遠遠不是使我得到最大快樂的事情。

是 否

5. 如果我愛一個人，我和他做什麼都行。

是 否

6. 真正的愛情不是單戀。

是 否

7. 我與對方發生性關係，並不需要尊重或者愛對方。

是 否

8. 我認為心心相印是通向幸福的橋梁。

是 否

9. 沒有愛情的性行為很難令人真正感到快樂。

是 否

10. 對有些人來說，同性戀是正常的。

是 否

11. 愛一個人主要是給予和付出。

是 否

12. 戀愛當中，拒絕與爭吵都是正常的現象。

是 否

13. 不論做什麼，不要懷孕就行了。

是 否

14. 對於性，不願意的時候應該堅定地說 No。

是 否

15. 愛是包容對方，使他（她）更自信。

是 否

16. 只在乎曾經擁有，不在乎天長地久。

是 否

17. 一旦喜歡上了他（她），就非他不嫁，非她不娶。

是 否

18. 沒有愛情的性行為根本不能填補人與人之間的鴻溝。

是 否

19. 愛是很簡單的事，困難的是如何找到愛的對象或者被他人所愛。

是 否

統計：1，3，5，7，13，16，17，19題，選「是」得0分，選「否」得1分；其餘題目「是」為1分，「否」為0分。

◇ 你的性生理觀念：將1，2，3，4，10題的得分相加，即為你的有關性生理觀念的得分X，你的X分為＿＿＿＿＿＿＿＿。如果低於3分，則表明你對性生理的看法有失偏頗，容易產生精神壓力和情緒問題。

◇ 你對愛的看法：將6，8，11，12，15，16，17，19題的得分相加，即得到你對愛的看法的得分Y，你的Y分為＿＿＿＿＿＿＿＿。如果你的Y分高於6分，表明你對什麼是愛有比較正確的看法；如果Y分低於4分，那麼你需要再深入思考一下究竟什麼是「愛」。

◇ 你對愛與性關係的看法：將 5，7，9，13，14，18 題的得分相加，即得到你的有關愛與性之間關係的看法的得分 Z，你的 Z 分是 ＿＿＿＿＿＿＿＿。如果你的 Z 分在 3 分以下，也許你對愛與性關係的看法容易導致使身心受傷的性行為，以致心理失衡。

複習鞏固

1. 簡述戀愛對健康的意義。

2. 如何進行失戀的調適？

第二節 婚姻

一、婚姻對健康的意義

愛情一旦成熟，就必然走向婚姻的殿堂。戀愛雙方彼此情投意合，攜手組建起新的家庭，不久的將來還會迎來新生命的誕生，於是婚姻就構成了為社會所承認的一種社會關係。良好而穩定的婚姻生活，不僅關係到家庭成員的工作和生活，而且對於健康具有重要意義。

大量研究指出：不良的婚姻關係不利於個體健康。英國倫敦大學做了一項調查，把一個科系的女職工以家庭幸福和睦與愛情遇到障礙挫折為標準，劃分為兩個觀察組。結果發現：前者患病甚少，後者經常患感冒。以色列的一個醫療機構也對一萬名男性在 5 年內的健康做調查，結果發現患喉癌的病人有個共同特點——缺乏妻子的溫情。日本近年的人口調查分析表明：離婚者與婚姻幸福美滿的夫妻相比，男性壽命平均短 12 歲，女性平均短 5 歲；喪偶者當年因病死亡的機會比同齡人高 10 倍以上；經歷離婚的人第三年患病率要比享受美滿婚姻的人高出 12 倍；而對朝夕相處的夫妻來說，如果經常爭吵、不和、鬥氣、互不體諒，則會導致內分泌系統紊亂、內臟器官功能失調，患上各式各樣的身心疾患，以致未老先衰，縮短壽命。離婚、喪偶和未婚男性的死亡率為已婚男性的 2 倍，女性死亡率也比已婚女性高 50%～95%。由此可見，婚姻的狀態與質量對個人的健康意義重大。

二、幸福婚姻與健康

「我結婚了」，這句話說起來容易，但要想經營幸福的婚姻生活卻沒那麼容易。幸福婚姻的基礎是自信、尊重、互愛和信任。其必備的 5 個條件是：雙方感到得到了最佳配偶、意見分歧時共同努力修補、對婚姻生活沒有不滿足、內心深處對所選配偶無悔、對自己婚姻各方面均滿意。

擁有愛情的婚姻是非常幸福的，因為它不僅意味著男女雙方生活甜蜜，還會促進彼此雙方的健康。1982 年的《長壽》雜誌曾刊登一幅照片：一對鶴髮童顏、笑容滿面的老夫婦，他們就是著名科學家嚴濟慈和夫人張宗英結婚 55 週年紀念日的留影。這年嚴老 82 歲，張宗英 81 歲。他們夫妻為什麼能同享高壽呢？因素固然很多，但夫妻相敬如賓，心情舒暢，無疑是重要原因之一。據國外科學家觀察，夫妻生活滿足的人，體內 T 細胞的含量都在最佳狀態，而這種白細胞對鞏固人體免疫屏障、抵禦疾病有著重要作用。此外，夫妻間的愛情生活，可以消除不良的精神狀態，恢復失調的腎上腺功能，還能大量釋放出一種使人愉快的物質——腦內啡。以色列研究人員對婚姻與健康進行了專項研究，他們的研究對象是 10059 名以色列人，其中大多為公職人員。結果顯示，婚姻幸福的男性患致死性中風的可能性比婚姻不幸、離婚獨居的男性低 64%。

一份新的調查發現，擁有幸福婚姻的女性會有一顆健康的心臟。根據一份對 600 位年齡界於 30～65 歲的瑞典婦女的 10 年調查報告顯示：婚姻的幸福和與配偶之間的和諧對心臟的健康起著積極的作用。其實我們早已本能地意識到這種實在聯繫，因為心最能意識愛的到來，而失去愛就會心「碎」。研究的最重要成果是，當婦女沒有良好的婚姻維繫時，心臟會發生未知的慢性變化，當然這種非良好婚姻包括孤獨和與伴侶之間關係的不和諧。瑞典科學家克里斯汀娜（Kristina）說：「婦女因痛苦婚姻而產生的壓力，會使血管狹窄的概率大幅上升。對於那些擁有和諧婚姻的婦女，血管硬化的情況卻不存在。」她還指出，由於痛苦的婚姻產生的壓力，使患冠心病和動脈粥樣硬化的概率比正常的高出三倍，而幸福婚姻則會保護心臟遠離心臟病。

三、婚姻問題與調適

（一）常見婚姻問題

婚姻問題是當今社會最普遍最常見的社會家庭問題，幾乎每個人都要經歷它、面對它，只是每個人、每個家庭所表現出來的形式不同或內容性質不同而已。婚姻問題大致可以分為婚外戀、精神出軌、家庭暴力、性格不合、人格障礙、婆媳關係、平淡婚姻、人際交往、文化差異等。據有關方面權威的調查統計數字表明，有 75% 的婚姻家庭存在這樣或那樣的問題，有 15% 的家庭處於瀕臨破碎的邊緣或已經離婚，只有不到 10% 的家庭相對和諧，這個數字充分表明現代家庭的婚姻質量不容樂觀。主要的婚姻問題包括：

①婚外戀（第三者介入），占家庭婚姻問題總數的 75.8%；②性格不合，占 6.5%；③精神出軌，占 4.3%；④無性婚姻，占 3.1%；⑤平淡婚姻，占 2.7%；⑥家庭暴力，占 2.6%；⑦文化差異，占 2.2%；⑧婆媳關係，占 1.9%；⑨其他，占 0.9%。

（二）婚姻問題調適

婚姻心理學家宋家玉教授在他的《把脈婚姻》一書裡寫道：「幾乎所有的婚姻問題都和人的人格品質有關，相對健康的婚姻家庭關係往往是夫妻雙方都具有比較良好的性格特點或比較健康的人格品質，而出現問題的婚姻往往是夫妻雙方至少有一方在個性或人格的某些方面存在這樣或那樣的不足或問題，這些問題直接或間接地影響到了他們的婚姻關係和家庭關係。」

為了避免各種不良婚姻問題的出現，夫妻雙方都應該努力經營婚姻關係，注意以下幾點：

1. 積極思維。與同樣樂觀的人建立朋友圈。不要使自己感到孤獨，應該向所有遇見的人展現最好的一面。

2. 表達你的愛。一天最少要講一次快樂的事情。表示親暱的動作會使你們的關係更親近。

3. 寬容對方的錯誤。如果一方犯錯誤，另一方要接受，並試著幫助對方解決。夫妻雙方要共同分擔責任，要永遠互相支持。

4. 學著做朋友。朋友間就要有福同享，有難同當。在朋友面前就要展現真實的自我。夫妻要彼此接受，不要錯誤理解對方的評價，要坦誠相見。

5. 多一些實際，少一些幻想。我們這裡談論的不僅僅是夫妻的外貌。「他好英俊，她不是胖而是豐滿。」「她簡直完美無瑕」這類的話聽起來順耳，但未必真實。最好實際地接受對方的一切。即使看到對方的某些缺點，也要委婉地告訴對方，並幫助對方克服。

6. 控制急躁情緒。處理夫妻關係的最好辦法就是保持耐心。

7. 永遠互相尊重。爭吵會給夫妻雙方帶來危害。最好的辦法是遠離爭吵，讓自己冷靜下來。事後雙方再分析引起爭吵的原因，不要互相叫喊，要平靜地解決問題。

8. 學會讓步。這並不是說要在對方面前表現出順從，而是在有些情況下，一方要保持理智。要試著平息一場風暴，並坦誠地向對方解釋你的感受，直到雙方達成一致看法，這才是最佳的辦法。

9. 共同成長。如果你的另一半取得了成就，你要伴隨在他（她）的身旁與他（她）共同分享喜悅。為此，夫妻雙方要互相支持，互相鼓勵。

10. 學會道歉。沒有什麼比心存怨恨更糟的，因此如果有必要，學會及時地說抱歉。

11. 平等。對於金錢、物質財富和情感，並不是說誰賺得多或誰付出得多誰就高人一等。夫妻間應該平等對待。古人的「舉案齊眉、相濡以沫」值得借鑑。

12. 要具有創造性。不要因循守舊，要不斷追尋新事物。例如共同旅遊和玩耍等。

13. 講實話。溝通是夫妻的最基本要求。雙方要誠實，讓你們的想法自由交流。

14. 忘記過去。如果談論過去只會傷害到雙方，那麼兩個人就要成熟些，試著忘記過去的不愉快，著眼於未來，並為之努力奮鬥。

15. 永遠不要帶著問題入睡。不要把怨氣帶到臥室，那樣只會破壞夫妻關係。如果遇到問題，坐下來把整個事情理出頭緒，說出各自的感受，直到達成一致。

四、特殊婚姻狀態及調適

1. 新婚（newly-married）

當戀人們帶著美妙多姿的想像和天真爛漫的願望步入婚姻的殿堂時，卻發現在白色婚紗的炫目光影背後不再有羅曼蒂克的情調，而是平凡、單調的「鍋碗瓢盆交響曲」。由天馬行空到腳踏實地，理想與現實的極大落差很容易讓新婚的人們陷入迷茫和困惑之中。因此，新婚夫妻需要正視婚後的心理變化與衝突，及時調適。

第一，心理失落感調適。熱戀與婚姻是有很大差別的，一下子從無憂無慮的浪漫跌進了瑣碎、操勞的現實生活，許多新婚夫妻，尤其是妻子，會產生心理失落感。許多新娘子抱怨：戀愛時，男朋友總是主動請求約會，送到家門口；會牢牢記住自己的生日和情人節，並送上精心挑選的紅玫瑰，為自己唱歌跳舞，大獻殷勤；鬧矛盾的時候，不管誰對誰錯，總是小心翼翼地賠不是……可是結婚後，他像變了個人似的，不像以前那麼好了，原來他一直都在騙人。其實，並不是男方不好了，更不是什麼欺騙，只不過他認為，成了家就該養家立業，只卿卿我我怎麼行呢？於是他就將很大的精力投入到了工作與事業中，自然不像以往那麼殷勤了。另外，戀愛時雙方都注意給對方以良好的印象，較少顯露出弱點和不足。婚後，隨著生活的深入和時間的推移，雙方各自的弱點逐漸暴露出來，也容易出現感情的摩擦，從而引起心理失落。解決這個問題，最關鍵的是雙方要互相理解和體貼，不要強迫別人按照自己的意願行事；要正確理解並接納戀愛和婚姻的正常差別，努力保持激情與瑣碎生活的平衡。

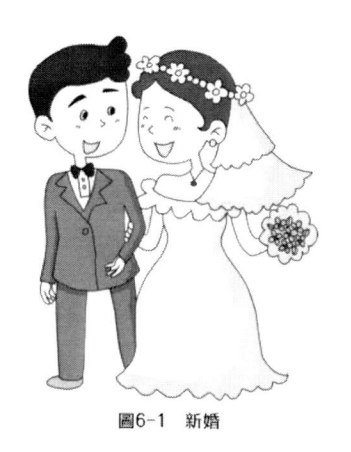

健康心理學
第六章 婚戀家庭與健康

圖6-1 新婚

第二，性格與生活習慣的磨合。新婚之後的一段時間是兩個人的「磨合期」。性格需要磨合，生活習慣也需要磨合。生活是由許許多多具體的生活瑣事組成的。兩個人的家庭出身、文化背景、性格特徵、興趣愛好都不盡相同，生活在一起難免發生矛盾。比如，一方喜歡整潔而另一方喜歡亂放東西；一方不修邊幅而另一方有「潔癖」；一方節儉而另一方卻大手大腳等。婚後「磨合期」至少要半年至一年。這段時間內，夫妻雙方要正確認識「磨合期」內矛盾的必然性，儘量站在對方的角度去看問題，欣賞對方優點的同時也要接納對方的缺點。不要太固執，要學會容忍、變通，就像富蘭克林說的：「結婚以前睜大你的雙眼，結婚以後閉上你的一隻眼睛。」說的就是在婚後要包容對方。

第三，化解自由與責任的衝突。步入婚姻後，雙方必須負起應有的責任和義務。戀愛時雖然也需要負起一定的責任，但畢竟比較自由。比如，你把女朋友送回家，還可以和其他朋友一起去酒吧喝酒，去 KTV 唱歌。結婚後就不行了，如果丈夫經常要和朋友一起喝酒、打牌，把妻子拋在腦後，妻子當然不能接受。結婚前，女孩除了享受男朋友的殷勤，回到家還能享受爸爸媽媽的照顧，吃喝不愁；結婚以後，妻子通常在下班以後還要做飯，如果下班後就躺在床上吃零食、看電視，全然想不到丈夫下班以後的饑腸轆轆，矛盾就難免了。矛盾是在所難免的，關鍵是雙方要相互體諒，化解責任與自由

的衝突。總之，結婚後，雙方都不能再「為所欲為」，要增強責任心，做一個像樣的妻子或丈夫，這樣婚姻才能持久。

第四，調解性生活中的矛盾。性生活是婚姻生活的重要組成部分。新婚夫妻都沒有太多的經驗，難免會配合得不和諧。女性容易對疼痛感到緊張、懼怕，但也對性生活充滿期望；男性則容易對自身的能力、對方的滿意度感到緊張、有壓力等，這些都會影響性生活的歡愉。新婚性生活的美滿與否，會對以後的夫妻性生活和質量產生很大的影響。因此，要注意努力化解性生活中的問題。新婚性生活不順利是很正常的，新婚夫婦一般要經過 3～4 週之後才能有滿意的性交。因此，一時不順利，不能抱怨妻子不行或丈夫無能，更不能就此灰心失望。

婚姻不是愛情的墳墓，也不是浪漫的愛情童話，它是實實在在的生活。生活中不能沒有鍋碗瓢盆、油鹽醬醋，婚姻中矛盾要由夫妻雙方共同化解。幸福美滿的婚姻需要夫妻共同創造。

2. 離婚（divorce）

離婚是婚姻家庭問題中的一個重要問題，它是一個很複雜的社會現象，也是一種難以避免的社會現象。現代婚戀觀及人們對家庭幸福的看法已有了很大變化，更多人已能夠理智平靜地看待離婚。但離婚畢竟是情感上的創傷，仍有不少人難以走出離婚所帶來的陰影，難以很好地處理。那麼，如何正確調適這種生活變化所帶來的不適呢？

第一，做好自我調節，努力去適應周圍的環境和社會。絕大多數人離婚後，心情總是很沮喪，情緒低落、傷感。他們會表現出憤恨、不滿、自卑、看破紅塵等各種各樣的消極心理。同時，面對周圍人的非議和白眼，他們會感到孤單、無奈和憤憤不平。離婚後，不妨這樣想：終於解脫了，再也不必忍受同床異夢的折磨了，終於可以選擇自己的生活了。另外，周圍的同事和朋友的關心、理解與支持，也可幫助離婚者振作精神，走出離婚的心理陰影。而對那些難以自我調節心理狀態、難以從偏見中自拔出來的離婚者，則可以建議看看心理醫生，接受心理諮詢，以獲得心理醫生的幫助。

图6-2 离婚

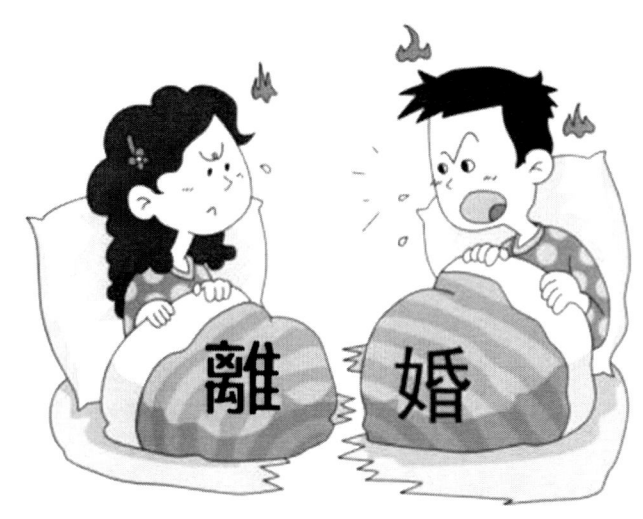

　　第二，注意維護孩子的身心健康。離異者，無論是在離婚過程中還是離婚之後，都要注意維護孩子的身心健康。雙方必須要繼續承擔起撫養、教育子女的責任和義務，為他們提供更多的關懷和保護，繼續培養其對父母雙方的感情，訓練孩子的自我照顧能力。雙方要用愛心去撫慰孩子受傷的心靈，一旦發現孩子出現了不良心理反應，就要及時請專業人士對其進行診治。

　　第三，**要坦然面對現實，積極轉移注意力**。短時間內可以將主要精力用到工作和學習中去，**暫時遺忘眼前的不愉快，使心情趨於好轉**。離婚後，不要再怨天尤人，要坦然接受現實，積極轉移自己的注意力，減輕離婚的痛苦。要將更多的精力放在事業進步和對長幼的關愛上，沖淡離婚的心理陰影。要鼓足勇氣、投身到集體中去，獲得集體的關懷和溫暖，不可整天自我封閉、長吁短嘆、難以自拔。還可以投身到大自然中，藉美麗的自然風光歡愉心身、豁達心胸。

　　第四，離婚不離德。很多夫妻由於合不來，長期打打鬧鬧，最後不得不分道揚鑣；有的家庭雖然風平浪靜，不打不鬧，但夫妻彼此沒有感情，同床異夢，以致最後不得不離婚；有的家庭則經不起金錢、權勢和美色的誘惑，一方或雙方充當了第三者或引進了第三者等。不管由於哪種原因離的婚，夫

妻一方總是心理不平衡，非搞得另一方身敗名裂才解心頭之恨，這都是不足取的。不管是對自己，還是對對方，這樣做都沒有好處，而且這種行為也是極不文明的，有的甚至是違法的。既然夫妻沒有感情可言，那就友好地分手，道一聲再見，做到好聚好散，切勿在經濟、心理和身體上報復對方。

第五，當心理、環境和社會適應後，積極準備再婚。再婚不能急於求成，更要理智，以免釀成更大的一杯苦酒。要知道第二次離婚將會比第一次離婚面臨更多、更大的非議和社會壓力。選擇再婚時，要吸取以前的經驗教訓，多看重對方的人品。要正視現實，不要還生活在幻想中。同時，要把較多的精力投入到工作中。

3. 再婚（remarriage）

再婚已成為一種正常的社會現象。再婚者特殊的生活經歷、坎坷的婚姻史，加之傳統文化的影響，常使這些人在處理再婚問題時遇到一些矛盾，出現一些心理障礙。許多中年人，特別是女性，對待再婚總是思慮太多，遲遲下不了決心。之所以會出現這種情況，除了封建傳統觀念的影響和社會輿論的壓力外，往往還因為她們自身存在著較多的心理障礙。比如，婚姻恐懼心理、自我貶值心理、先子後己的心理、對原配偶念念不忘等。

再婚的男女大多是在人生旅途的中點走到一起的，他們的經歷處境與一般夫妻相比是大不相同的。再婚者特殊的人生經歷、過去的婚姻生活勢必對新的夫妻生活有所影響，重新組合的家庭人際關係複雜，矛盾糾紛在所難免，也可能給新的家庭帶來不和諧之音。因此，對廣大再婚者來說，注意調適婚後的心理狀態，對於協調新家庭的人際關係、建設和鞏固再婚後的家庭、重新塑造幸福的人生是至關重要的。那麼，再婚要做好哪些心理準備呢？

（1）面對現實

有過一次甚至幾次婚姻經歷的人，對過去生活的體驗是不會輕易忘記的。特別是過去夫妻恩愛、家庭美滿幸福、只是因喪偶而面對再婚的人，常常會沉湎於對往事的回憶之中，產生心理重演，有追戀前婚、思念前配偶之感。一般來說，新的配偶最嫉恨的就是對方感情上的懷舊，他（她）會因此認為

對方對自己無情無義，認為自己受了侮辱與愚弄，而這必然影響夫妻關係、家庭和睦。事實上，懷舊既不能追回昔日的甜蜜，還可能導致喪失眼前的幸福。因此，對於再婚者來說，應該面對現實，珍惜新的生活，注意發現新伴侶的優點，體會對方為獲得自己的愛而做出的努力，注意發掘出彼此和諧的因素，共同為創建新生活而努力。

(2) 寬宏大量

嫉妒似乎是愛情的伴隨物，適宜的嫉妒是愛情專注的表現，有利於鞏固夫妻感情，但過分的嫉妒則會導致理智的減弱和喪失。有的再婚者會強迫對方忘卻前夫或前妻，如阻止伴侶保留原配偶的相片、保存其遺物等，甚至干涉、阻撓對方對前婚所生的子女盡義務。實際上，這種過分的嫉妒往往會引起伴侶的反抗心理，你越不讓他思念原配偶，他越感到你自私專橫、不近人情，從而越思念原配偶。因此，再婚者應注意克服這種狹隘心理，以自己的寬容與善良向伴侶顯示出你的無私和高尚。

(3) 彼此信任

一些再婚者，特別是女性，再婚後戒備防範心理較強。有的表現為謹小慎微、順從忍讓；有的表現為對對方的孩子百依百順，不敢管教；還有的表現為經濟上留一手，藏私房錢……這些做法均是不可取的。這說明她們在心理上與伴侶及其孩子還沒有真正融通。正確的態度應是積極主動地與他們溝通感情，以坦誠與愛心換得他們的信任和理解。既然結婚了，都是一家人，就不應該戒備和防範對方，而應該互相信任。

(4) 共建幸福家庭

一般來說，再婚家庭的子女對「繼父」「繼母」都會有一定的對立情緒，有的再婚者也難以將對方的孩子視如己出。特別是看到對方的孩子有一些自己看不慣的品德時，常常不自覺地產生厭惡之感，這種「排他」心理的表現，在感情上是可以理解的。但這個問題處理不好，常會影響到孩子的成長、夫妻和睦甚至家庭的存續。因此，再婚者應克服排他心理，對對方的孩子要同

樣關心，生活上、教育上應與自己的孩子一視同仁，讓他們重新獲得父愛或母愛，逐漸消除其對立情緒和不信任感，以共建幸福家庭。

（5）再婚家庭親子關係處理

在由完整家庭走向殘缺家庭再到再婚家庭的過程中，情感世界甚至整個家庭生活的變化，加上原來兩個家庭內各自不同的價值觀與世界觀所引發的認知衝突，以及中國傳統所固有的家族血緣觀念，這些都使再婚家庭中的情感關係更加複雜，特別是親子關係。主要表現在以下三個方面：

第一，為了確保各自父母對自己完全的關注，繼姊妹兄弟間可能存在對立。

第二，在情感上對父母唯一性認同，繼子女可能對繼父母有著天然敵對。

第三，繼父母對繼子女教養的敏感性，一旦處理不當，極易引起各方非議。

因此，再婚者的心理調適，重點在於親子關係的調適。可從以下幾個方面入手：

第一，引導孩子正確認識自己的情緒和有效地控制自己的不良行為。引導孩子加強自我情緒的認知，對保證自身性格健康發展和維護家庭關係穩定都有極大的好處。具體辦法為：首先要讓孩子把握健康情緒的標準；其次是培養孩子管理自己情緒的能力；再次要積極引導孩子學會換位思考；最後，要幫助孩子掌握人際交往的技能，擴大交往的範圍，在開闊的視野和心境中學會以樂觀、自信、不畏挫折的態度來看待父母的婚姻和自己的生活。

第二，親生父母的共同關愛。作為雙親要切實負起供養和教育的責任，關愛、理解和尊重孩子，讓他了解父母雖因感情破裂而離婚，但對他的愛始終不會變，以減少他的不安全感。在孩子面前盡可能樂觀平靜，對生活充滿信心，使之仍能感受到溫暖平和且充滿愛。還要適時、適當地指出孩子的過失，教導他為人處世的道理，讓他感受到自己並未被父母拋棄。親生父母的和平相處與共同關愛使孩子能夠相應地以寬容、豁達、體諒、互愛的眼光來對待周圍的人和事物，從而有利於再婚家庭的生活。若親生父母能與繼父母

及時溝通，共同教養孩子，效果會更好，家庭情感生活的完整性缺失也能得以彌補。

第三，繼父母樹立正確的撫養觀念。親子關係調適過程中，繼父母應真誠相待，以換取孩子對父母所重新建立的家庭的信心和認同感，最好是營造亦師、亦友、亦父母的關係，切不可刻意地討好、縱容，否則會適得其反。

第四，教師、親友等外圍關係的情感補償和橋梁作用。心理學研究表明，父母以外的愛的補償也能夠治療離異家庭子女的心理創傷。教師面對心靈、情感及整個生活都受到重創的離異家庭的學生，有義務承擔起對他們的保護和教育任務，及時了解其狀況，給以適時、適當的關注和疼愛，以彌補在父母離異後的情感需求、安全需求以及受重視需求。同時，教師、親友更應發揮自己的橋梁作用，傳達父母與子女雙方的情感、行為反應，交換彼此的需求訊息，為幫助再婚家庭建立和諧、幸福的家庭氛圍而盡自己的一份心力。

生活中的心理學

一位母親在女兒婚宴上的講話

親愛的各位親戚朋友：

大家好！

非常感謝大家在百忙之中，前來參加這個宴會。作為母親，看著自己心愛的女兒長大成人，有了自己的小家庭，我感到很幸福。在座的很多親戚，是看著我的孩子長大的，所以，在這裡我首先要感謝大家這麼多年來對孩子的關心和幫助。

雖然今天是大喜的日子，但是作為母親，我不想說什麼「執子之手，與子偕老」「百年好合，天長地久」之類祝福的話。我想對女兒、女婿叮囑幾句，說三句「不是」。

第一句，婚姻不是 1+1=2，而是 0.5+0.5=1。結婚後，你們小倆口都要去掉自己一半的個性，要有做出妥協和讓步的心理準備，這樣才能組成一個完美的家庭。現在的青年男女們，起初往往被對方的「鋒芒」所吸引，但也

會因為對方的「鋒芒」而受傷。媽媽是過來人，想對你們說，收斂自己的「鋒芒」，容忍對方的「鋒芒」，才是兩情永久的真正祕訣。

第二句，愛情不是親密無間，而應是寬容「有間」。結婚後，每個人都有自己的交往圈子，夫妻雙方有時模糊點、保留點，反而更有吸引力，給別人空間，也是給自己自由。請記住，婚姻不是占有，而是結合。所謂結合，就像聯盟，首先要尊重對方。

第三句，家不是講理的地方，更不是算帳的地方，家是一個講愛的地方。不是有這麼一句話嗎？男人是泥，女人是水。所以男女的結合不過是「和稀泥」。婚姻是兩個人結伴過日子，如果什麼事都深究「法理」，那只會弄得雙方很疲憊。

最後，媽媽還是衷心地祝願你們婚姻美滿，幸福甜蜜。也祝願在座的各位親朋好友家庭和睦、身體健康、萬事如意！謝謝大家！

複習鞏固

1. 簡述幸福婚姻與健康的關係。

2. 如何進行婚姻問題的調適？

第三節 家庭

一、家庭對健康的意義

家庭（family），是人生之舟停泊的港灣；家庭，是補充身心營養的驛站；家庭，是夫妻間的心理診所；家庭，是點亮老人長壽之路的明燈。有研究觀察 36 名腦血栓病患者，其中有 26 名存在家庭關係不和的問題，家庭關係比較正常者只有 10 人。此外，還可明顯看出，家庭關係正常者，病情好轉得快些，健康恢復也更好些。家庭關係存在著各種各樣的矛盾者，就明顯地好轉慢些，恢復得差些。甚至個別人，由於夫妻倆長期不和，平時各過各的，互不來往。有一天老頭患了腦血栓病，兒女又不在身邊，雖然病情不十分嚴重，但由於護理不好，生活又不能自理，就很快死亡。相反，某大學教授，

50多歲就患了腦血栓病，前後反覆幾次，生活完全不能自理，除了住院治療外，在家期間老伴日夜守在床前，吃飯喝水，按時服藥，還想盡一切辦法使他恢復健康，兒子下班後，為老爸請醫買藥，幫助老人活動，從未在老人面前表現過煩惱。雖然老人的病十分嚴重，但他的壽命仍然延長到70多歲。

　　此外，家庭是孩子最早接觸的社會化單位和最先接受教育的地方。一個現代家庭，能否充分發揮其特有的教育功能，已成為推動社會發展和創造家庭幸福的重要基礎。許多家長在子女教育中，確立了正確的家庭教育觀念，能夠掌握家庭教育的重點，運用科學的教育方法，取得了家庭教育的成功，從而為孩子身心的健康成長與發展奠定了良好的基礎。而有的家長不明確家長教育子女的主要職責，導致本末倒置、捨本逐末，而陷入了家庭教育的誤區，從而影響孩子一生的發展。因此，家庭作為孩子人生的第一所學校，家長作為孩子的第一任老師，必須更新舊的教育觀念，學習先進教育理念，建立平等、自由、民主的家庭環境，把孩子培養成健康、高尚、自強的新一代。

　　現代社會，出現了一系列比較典型的家庭現象，如空巢家庭、破裂家庭、再婚家庭，這些因素都在不同程度上對健康產生了影響。空巢老人面臨疾病、生活依賴、社會活動減少、失落與孤獨等問題，存在不同程度的心理疾病。多項研究顯示，空巢老人問題需要老人、子女及社會多方面的努力。現在的離婚率呈逐年上升趨勢，離婚現象已成為影響家庭穩定的主要因素，它對全民健康的負面影響不可忽視。當一個家庭因各種原因走向解體的時候，就不可避免地對所有家庭成員的健康和完美生活造成衝擊。由於離婚人口的增多及人均壽命的延長，人的一生中重組婚姻的可能性大大增加，因此再婚人口有了持續增長的趨勢。再婚家庭的結構及其成員具有相對的複雜性和特殊性，如果各類關係處理不當，勢必對健康產生不良影響。因此，正確對待婚姻、改善婚姻質量、以積極的態度看待離婚和處理離婚引發的問題及社會的有效干預，都會對健康的改善大有裨益。

　　家庭是社會制度的產物，生產力的發展決定家庭的發展，它反映了社會制度的發展狀況。另外，家庭的發展與人類健康的發展息息相關。從原始雜交到血緣家庭，再到群體之外婚配的形成，直至固定的一夫一妻制，人類逐

步遠離、擺脫了近親婚配對於後代健康的影響，使人類整體健康水平逐步提高。因此，可以說家庭的發展史也是一部人類健康的發展史。

家庭是社會的細胞，它是以婚姻或血緣（包括領養）關係為基礎，由共同生活並有相互責任的人組成的單位。和諧的家庭是促進健康的強大動力。研究證實，社會關係，尤其是良好的社會支持與發病率和死亡率之間存在著緊密的一致性。而家庭成員，尤其是配偶，在社會支持中起最重要的作用。另外，家庭關係不和諧是導致身心症的主要社會因素。近年來，身心症的發病率逐年升高，其病因在臨床上初步統計60%以上與家庭不和諧相關。因此，努力營造和諧、輕鬆的家庭氛圍，必將有益於身心健康，延年益壽。

二、家庭和諧與健康

此外，對老年人心理健康與家庭關係的研究指出，老人的心理健康狀況受家庭因素的影響，良好的家庭關係能減少老年人的心理問題發生。對醫學生家庭關係與心理健康關係的研究發現，融洽的家庭關係對醫學生心理健康有積極的作用，家庭教育中應重視家庭關係的融洽，醫學院校應重點關注家庭關係融洽程度低的學生的心理健康狀況。

對晚期血吸蟲病患者家庭功能與健康狀態的研究指出，家庭功能正常組在生理適應性、情感、日常活動、整體健康及疼痛5個方面分數顯著高於家庭功能障礙組；且家庭功能正常組在總體健康功能狀態上顯著好於家庭功能障礙組。

對慢性B型肝炎患者的家庭功能與健康狀態的研究也發現，慢性B型肝炎患者的家庭功能與患者的健康狀態相關，提示調整家庭功能能夠改善慢性B型肝炎患者的健康狀態，臨床醫療護理工作應重視家庭功能與慢性B型肝炎患者健康狀態之間的交互影響，使患者處於良好的家庭功能狀態，提高其健康狀態，促進疾病康復。

三、家庭矛盾與調適

心理學家發現，認清人際衝突或分歧的本質，並學會建設性地處理分歧或衝突，可以有效地減少人際關係惡化和破裂的發生。家庭矛盾實際上也是一種人際衝突。因此，我們必須懂得，由於每個人有其不同於任何其他人的經歷，有自己獨特的情感、理解和利益背景。因而，人與人之間出現不一致或衝突是不可避免的。

（一）常見家庭矛盾

1. 夫妻矛盾

夫妻在一起生活一輩子，難免有磕碰，俗話說「舌頭沒有不碰腮的」。人們常說：「天上下雨地上流，夫妻打仗不記仇」，這是告訴我們一個道理：夫妻之間有了矛盾，不要耿耿於懷，更不能深藏在心裡。為什麼呢？那是因為有怨氣，早晚得爆發，如果積怨太多，容易一發不可收拾，所以，夫妻有矛盾，有怨氣，要及早說出來。

2. 婆媳矛盾

常言道「家家有本難唸的經」，其中一本就叫「婆媳經」。在家庭中，兩代人之間的矛盾和衝突，最明顯和最常見的，是出現在婆媳關係上。婆媳關係，是使不少人提起就搖頭嘆息的問題。

（二）家庭矛盾的調適

無論什麼樣的關係，也無論交往的雙方關係有多麼深刻、情感有多麼融洽，都可能出現衝突。因此，我們在與任何人交往的過程中，都應該對可能出現的衝突有所準備。在家庭矛盾中，掌握好交往的尺度，採取積極措施進行調適非常必要。

1. 儘量避免爭論

人與人之間的爭論是很正常的事。但是爭論往往都以不愉快的結果而結束。事實證明，無論誰贏誰輸都會很不舒服。贏者當時可能獲得一種心理滿足，但很快會被家庭矛盾衝突加劇的陰影所籠罩，一時的滿足會變得煙消雲

散。輸者的心理挫折感更加強烈，往往會演化為人身攻擊，對於家庭和睦是非常有害的，爭論的結果往往是兩敗俱傷。

2. 不要直接批評、責怪和抱怨家人

直接批評、責怪和抱怨家人會使家人的自尊心和自我價值感受損，尤其是一時面子上感到難堪。有時候只要稍稍改變一下方法，變直接批評、責怪和抱怨為間接的暗示和提醒，效果會好得多，這就是所謂的「壞話好說」的藝術。

3. 勇於承認自己的錯誤

勇於承認錯誤是家庭關係的潤滑劑。當問題產生時，能夠主動承認自己的錯誤是明智之舉。雖然承認自己的錯誤是一種自我否定，但是，承認錯誤會使自己產生道德感的滿足。另外，承認自己的錯誤是有責任感的表現，對家人也具有心理感召力，在此情境中的家庭矛盾的僵局會因此被打破。

4. 學會批評

不到不得已時，絕不要自作聰明地批評他人。但是，有時批評是不可避免的。這時學會批評的藝術是維護家庭和睦和良好家庭環境的重要策略。卡內基總結的批評的藝術是很值得借鑑的：批評從稱讚和誠摯感謝入手；批評前先提到自己的錯誤；用暗示的方式提醒他人注意自己的錯誤；家人應以啟發而不是命令來提醒錯誤，給家庭成員保留面子。

5. 換位思考

這對建立和諧家庭關係很重要。如換位思考，如果我在他的位置上，我會怎樣處理？經常站在對方的角度去理解和處理問題，一切就會變得簡單多了。一般而言，善於交往的人，往往善於發現家人的價值，懂得尊重家人，願意信任家人，對人寬容，能容忍家庭成員有不同的觀點和行為，不斤斤計較家庭成員的過失，在可能的範圍內幫助而不是指責家人。要懂得「你要別人怎樣對待你，你就得怎樣對待別人」；懂得「己所不欲，勿施於人」；懂得「得到朋友的最好辦法是使自己成為別人的朋友」；懂得別人是別人而不是自己，因而不能強求，與朋友相處時應求大同、存小異。

四、特殊家庭心理調適

1. 單親家庭（single-parent family）

隨著離婚率的上升，單親家庭數量增加，單親家庭子女日益增多，從而帶來一系列複雜的社會問題，已引起社會的極大關注。了解單親家庭子女的心理發展，幫助其更好地適應社會環境，已刻不容緩。因此，單親家庭的父母需注意以下幾點：

（1）離異後的父母要儘量避免在孩子面前流露自己的反常情緒和行為；

（2）鼓勵孩子積極參與人際交往，預防自卑、自抑等不利性格特徵；

（3）儘量減少、避免社會不良刺激對離異家庭孩子的不良影響。

2. 失獨家庭（the family which lost one-child）

「失獨家庭」為獨生子女發生意外傷殘、死亡，其父母不再生育和收養子女的家庭。失獨者年齡大都在 50 開外，經歷了「老來喪子」的人生大悲之後，已失去再生育能力。他們不僅會因為「失獨」在心理上承受打擊，更有可能因此喪失主要的經濟來源，面臨老無所依的窘境。要想使失獨家庭的問題得到妥善解決，除了完善社會養老機制等政府行為外，從心理上對失獨群體進行適當干預是必要的，關鍵是啟動社會和家庭心理支持系統。如以社區為平臺，組織或引導社會力量、社會組織和志願者等來關心關愛失獨家庭，給予科學的心理干預，加強心理疏導服務。良好的社會支持和社會群體的愛護及幫助是使失獨家庭走出痛苦的最有效的方式。關愛和幫助可以為其分擔一些痛苦及困難。關愛是多方面的，它不僅僅是身體上、生活上和工作上的關愛，更主要是心理方面給予幫助和照顧。同時還要鼓勵其他人盡可能地為其提供幫助，並鼓勵失獨家庭重新燃起對生活的信心。

五、特殊家庭成員心理調適

1. 留守兒童（left-behind children）

留守兒童是指父母雙方或一方外出打工，而自己留在農村生活的孩子們。他們一般與自己的父親或母親中的一人，或者與上輩親人，甚至父母親的其

第三節 家庭

他親戚、朋友一起生活。留守兒童多由祖輩照顧，而父母監護、教育角色的缺失，對留守兒童的全面健康成長造成不良影響，「隔代教育」問題在「留守兒童」群體中最為突出。據調查顯示，父母外出打工後，與自己的孩子聚少離多，溝通少，遠遠達不到其作為監護人的角色要求，而隔代教育又有諸多不盡人意之處，給這些可憐的孩子留下了一生的遺憾，有的甚至走向犯罪的道路。根據最新數據顯示，留守兒童心理問題檢出率高達57.14%。留守兒童問題是現代化進程中的一個獨特的社會問題，因此，留守兒童的心理調適應從以下幾個方面入手：

（1）自信心的培養

自信心就是相信自己一定能夠達到某一目標或完成某一項任務的心理狀態。留守兒童由於不能得到父母及時的管教，而隔代監護人又常常溺愛或放縱他們的行為，致使他們學習的自覺性較差，成績落後，久而久之就失去了自信心。

培養自信心重點在於要學會正確評價自己。「金無足赤，人無完人」，每個人都有自己的長處和短處，不要死盯著自己的短處，要善於發掘和發展自己的優勢，「避己之短，揚己之長」，對自己做出公正全面的評價。要指導留守兒童去做一些力所能及、把握性大的事情，如幫爺爺奶奶做一些家務，幫助有困難的同學，學會糾正自己學習上的一些不良習慣等，即使很小的事，也能獲得成功的體驗，造成增強自信心的作用。

（2）抗挫折能力培養

挫折可以稱為是需要得不到滿足時的緊張情緒狀態。挫折感在留守兒童的心理上表現很明顯，他們常常會由於考試的失敗、學業的擔憂、社交的障礙、缺少父母的關愛等方面的原因體驗到挫折感。他們的情緒常常處於失望、焦慮、沮喪等緊張狀態。

遇到挫折時應進行冷靜的分析，從主客觀、目標、環境條件等方面找到受挫的原因，並採取有效的補救措施；要善於根據自己的優勢確立奮鬥目標，在前進過程中發現目標不切合實際時，要及時調整，化壓力為動力。其實，

適度的刺激和壓力能有效地調動機體的積極因素。此外，還要有一個辯證的挫折觀，正所謂「自古雄才多磨難」，保持自信和樂觀的態度，學會悅納自己。

（3）合作交流能力的培養

現代社會人際交往和合作能力愈來愈顯得必不可少。但這方面的能力並不是天生的，而是經過一定的實踐逐漸形成的。留守兒童由於長時間缺少父母的關愛呵護，自閉心理較為嚴重，常常不願與人交往，心理壓力較大。在學校教育中，教師要鼓勵他們多參加班級和學校的各種活動，為他們展示和表現自己提供一定的平臺。應該鼓勵他們克服自閉心理，嘗試著主動與人交往，慢慢獲得成功的體驗。

2. 空巢老人（empty-nest elderly）

人類是群居的動物，害怕孤獨。尤其是老年人，對於孤獨可能達到恐懼或害怕的程度。子女遠走高飛，年輕人離開家庭踏上社會，老年人告別社會重返家庭後，尤顯得「孤苦伶仃」。他們一旦感受到「空巢」的孤獨，心理往往趨於脆弱。若自身又疾病纏身，更易對自身的價值表示懷疑、消極悲觀，甚至產生憂鬱、絕望的情緒。老年人只要心智尚在，是可戰勝「空巢」孤獨感的。

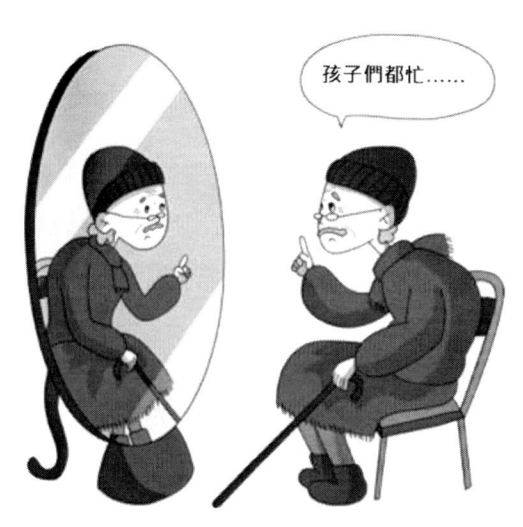

圖 6-3 空巢老人

第三節 家庭

首先，樹立正確的認識。老年人應看到社會的進步，新時代重任應該由一代一代的年輕人去擔當，在各種工作崗位開拓進取、奉獻熱血，陪伴在自己身旁的時間必然會減少。其次，探尋家門內外各種休閒自娛之道，養花逗鳥、走親訪友等，悠哉悠哉，身心怡然。此外，單身空巢老人還可尋覓愛侶，共度夕陽紅。

複習鞏固

1. 簡述家庭和諧與健康的關係。
2. 如何進行家庭矛盾的調適？

擴展閱讀

科學伉儷居禮夫婦——幸福的婚姻可以促進人的發展

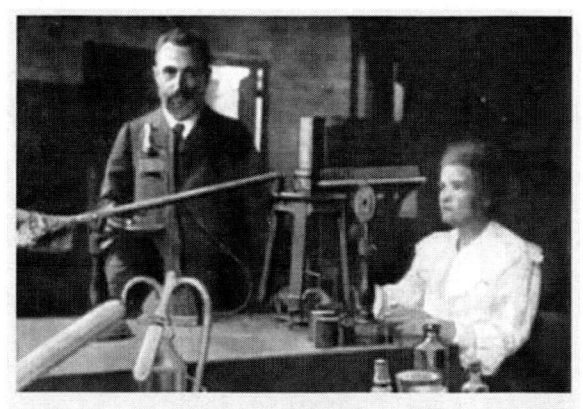

圖6-4　居禮夫婦

居禮夫人原名為瑪麗·斯克沃多夫斯卡，瑪麗的勤勉、好學和聰慧，使她贏得了李普曼教授的器重。在榮獲物理學碩士學位後，她來到了李普曼教授的實驗室，開始了她的科學研究活動。就在這裡，她結識了年輕的物理學家皮埃爾·居禮。由於志趣相投、相互敬慕，瑪麗和皮埃爾之間的友誼發展成愛情。1895年他們結為伉儷，組成一個志同道合、和睦相親的幸福家庭。繁忙的家務及1897年出生的女兒並沒有阻礙這對熱愛科學的夫婦，特別是作為母親和主婦的瑪麗，她一直堅持著學習和科學研究。因為瑪麗的研究工作太

重要了，所以皮埃爾決定暫時停止他在晶體方面的研究，協助妻子共同尋找這一未知元素。皮埃爾的參加，對於瑪麗來說無疑是一個極大的鼓勵和支持。對科學事業的執著追求使艱辛的工作變成了生活的真正樂趣，百折不撓的毅力使他們終於在 1902 年，即發現鐳後的第 45 個月，從 7 噸瀝青鈾礦的煉渣中提煉出 0.12 克的純淨的氯化鐳，並測得鐳的原子量為 225。鐳元素是存在的，那些持懷疑態度的科學家不得不在事實面前低下頭。這麼一點點鐳鹽，這一簡單的數字，凝聚了居禮夫婦多少辛勤勞動的心血！夜間，當他們來到棚屋，不開燈而欣賞那閃爍著螢光的氯化鐳時，他們完全沉醉在幸福而又神奇的幻境中。每當居禮夫人回憶起這段生活，都認為這是「過著他們夫婦一生中最有意義的年代」。

要點小結

1. 戀愛有助於身心健康。良好的戀愛關係能夠給人帶來良好的心境，有助於身心健康。

2. 婚姻的狀態與質量對個人的健康意義重大。

3. 家庭，是人生之舟停泊的港灣；家庭，是補充身心營養的驛站；家庭，是夫妻間的心理診所；家庭，是點亮老人長壽之路的明燈。

關鍵術語

愛情 同性戀 雙性戀 失戀 性心理異常 幸福婚姻 新婚 離婚 再婚家庭 家庭和諧 單親家庭 失獨家庭 留守兒童 空巢老人

複習題

1. 良好的戀愛關係有助於（　）。

A. 身體健康

B. 心理健康

C. 情緒穩定

D. 融洽人際

2. 性心理異常是指兩性行為的心理和行為明顯偏離正常,並以這類性偏離作為的主要或唯一方式為主要特徵,從而不同程度地干擾了正常的性活動的一組心理障礙。

A. 性興奮

B. 性滿足

C. 性活動

D. 性生活

3. 幸福婚姻的基礎是（　）。

A. 自信

B. 尊重

C. 互愛

D. 信任

4. 家庭成員,尤其是（　）,在社會支持中起最重要的作用。

A. 父親

B. 母親

C. 配偶

D. 孩子

5. （　）是導致身心症的主要社會因素。

A. 家庭關係不和諧

B. 家庭經濟條件差

C. 異地婚姻

D. 失獨

健康心理學
第七章 生活方式與健康

第七章 生活方式與健康

1965 年，Belloc 和 Breslow 進行了一項生活方式與健康關係的研究。研究對象是 7000 名年齡在 20～75 歲的成年男性和女性，研究工具是生活方式自測表。他們發現在相同年齡組中，生活方式問卷得分高的人的健康狀況明顯好於那些得分較低的人；在不同年齡組間，得滿分者的健康狀況與那些比他們年輕 30 歲，但在生活方式問卷上得 0～1 分的人相同（Belloc & Breslow，1972）。

1983 年，Breslow 對 1965 年研究的對象又進行了追蹤研究，發現個體死亡率隨著生活問卷得分的升高而下降。這一結果顯示，良好的生活方式可以減少患病風險，延長壽命。更有趣的是，與女性相比，生活方式對男性健康的作用更明顯，並且這種作用隨著年齡的增長而增加。

根據以上及其他相關研究，不難發現，健康的生活方式能降低相關疾病死亡率，延緩死亡時間，推遲慢性疾病的發生，縮減大量用於健康方面的費用。本章將從飲食、休閒、睡眠和運動四個方面來闡明生活方式對身心健康的影響。

第一節 飲食

一、飲食及心理學意義

飲食（diet）即吃喝飲品和食品。人透過進食和飲水實現身體和外界的物質交換，從而進行新陳代謝，保持活力。飲食不僅能影響情緒狀態、認知能力和人格發展，還具有強大的社會心理功能。

飲食與情緒狀態有密切關係。心理學家辛西婭·博爾對 500 多份病歷資料進行分析，發現缺乏安全感的人喜歡雪糕和蛋奶凍等帶甜又軟綿綿的食品；情緒緊張的人青睞油炸馬鈴薯片一類的高鹽鬆脆食品；吃填滿肚子的大塊食物會減輕孤單感。而食用鈣、鐵有助於克服緊張、焦躁狀態，維生素 B、B6，葉酸可緩解憂鬱，泛酸與維生素 C 可減輕壓力。研究者認為食物之所以

能影響情緒，是因為食物中的一些成分可以改變血液中某些神經遞質的濃度，從而調節焦慮、憂鬱、警覺、輕鬆等情緒狀態。

飲食還能影響認知能力。一項研究發現，食用健康的食物能有效改善大腦的記憶力。研究人員透過白鼠的實驗，一組白鼠食用含有蛋氨酸的有害食物，而另一組白鼠食用不含蛋氨酸的健康食物。食用含有蛋氨酸食物三個月的白鼠大腦出現認知功能損傷，但在改吃健康食物後，這種損傷得到了逆轉，認知功能得到恢復。營養學家也告誡我們，多吃富含蛋白質、糖類和維生素的食物可以增強記憶力和加快反應速度。

飲食與人格發展也有密不可分的關係。美國心理學家夏烏斯博士在《飲食·犯罪·不正當行為》一書中曾提到一個從小多動，難以管教的怪癖少年。但在接受糖類食物控制療法後，少年的性格明顯好轉。研究者還發現，低膽固醇飲食可以導致人格問題，誘發如自殺、謀殺等行為。

最後，飲食具有其獨特的社會心理功能。它常常是一種社交活動，是人與人溝通的媒介。用餐時人們進行慶祝、感謝、談判等社交活動。以中餐為例，座席的方向、箸匙的排列、上菜的順序等都體現一定的社交訊息。

二、飲食與身體意象

身體意象（body image）是指一個人對自己的身體部位大小、形態和美感的一種多維度的態度。身體意象有三個維度：

（1）知覺維度：對身體形態認識扭曲的個體會認為自己的身體比實際要胖或瘦；

（2）情緒認知維度：對身體形態的評價和態度（如喜歡、厭惡）；

（3）行為維度：由身體形態評價引發的行為（如購買寬大的衣服遮蓋肥胖的部位，或努力鍛鍊使身體更健美）。這種對外在形象的關注會直接影響我們的飲食習慣和身心健康。

多種因素會扭曲身體意象而導致進食障礙。青春期和性別是影響身體意象的重要因素。處於青春期的青少年因生理的急劇變化，因此非常注重外表。

然而，當某些體態變化不符合社會公認的美學標準（如過寬的髖部、大腿和臀部）時，青少年的自尊心會遭受打擊，從而出現厭食或貪食症狀。人格特質是另一個身體意象影響因素。具有不同人格的個體可產生不同的身體意象。例如，具有自戀型人格的個體非常在乎別人對自己的評價，希望時刻展示自己完美的一面，因此他們會為保持美麗外表而進行不正常的飲食（如過度節食或暴飲暴食）。對另一些人來說，貪食或厭食是他們抵禦同性戀傾向或尋求自我認同感的手段。例如，認為自己身體瘦弱的男性為強調自己的男性特質，會採用暴飲暴食的方法來增加體重，最終患上貪食症；而認為自己身體肥胖的女性為了獲得苗條的外形通常過分節食，最終患上厭食症。此外，完美主義、害羞、悲觀、孤立、自我犧牲傾向和情緒不穩定等人格特質都與不良的進食習慣有關。社會人際關係的不信任感也與進食障礙密切相關。這種不信任感表現為缺乏建立親密關係的興趣，難以表述自己的想法和感覺。研究發現那些對自己身體不滿意的個體有更多的人際交往困難，並更難正確理解情感狀態。

　　研究者把這些因素歸為三類：

　　（1）易感因素，即個體具有的某些容易導致進食障礙的特質；

　　（2）誘發因素，即外界誘發進食障礙的因素；

　　（3）保持因素，即導致進食障礙長期存在的因素。

　　照此分類標準，研究者分別列舉了厭食症和貪食症的影響因素（見表7-1，表7-2）。

表 7-1　厭食症的影響因素

厭食症		
易感因素	誘發因素	保持因素
年齡(12~25歲)	青春期的身體形態變化	饑餓
女性	分離、死亡和家庭糾紛	變異的家庭互動模式
情感障礙	父母離異	社會隔絕
屬於中下社會階層	初次性體驗	過度關注身體形態
低自尊	體重快速增長	視丘下部變異
孕期肥胖	對體型的批評	對事業上的成功的期待
社會文化壓力	體育活動增加	述情障礙
所在家庭注重外表和節食	負性生活事件	對食物的態度易受外界影響
過度依賴父母	所在家庭阻礙孩子的成長	
不穩定人格	學業與婚姻	
對自己過度保護	節食	

來源:Chinchilla,1995;Chinchilla,2002;Toro & Vilardel,1987。

表7-2　貪食症的影響因素

貪食症		
易感因素	誘發因素	保持因素
精神疾病家族史	嚴格的節食	易感因素的持續存在
成癮行為	先前有厭食症的經歷	易感因素的嚴重程度
直系親屬中有情感障礙	體重超重	對身體形態不滿意
家族性進食障礙	對身體形態不滿意	對體重的過度關注
肥胖易感性	對體重的過度關注	持續的進食控制異常
家庭不和睦		過分節欲、戒酒、嘔吐

　　心理學家們提出了飲食行為的發展模型和認知模型，試圖解釋飲食失調患者如何形成不良身體意象從而產生進食障礙。飲食行為發展模型認為，孩子可以一方面透過接觸食物來改變飲食偏好，另一方面透過模仿父母的飲食行為或在進食時得到獎勵來形成某種飲食習慣。認知模型認為個體的態度能

預測飲食行為，如預測食鹽攝入量，速食消費，低脂牛奶的食用頻率，高纖維、高水果蔬菜攝入量和低脂的健康飲食等。

三、健康飲食行為

（一）平衡膳食

為促進飲食健康，一個健康的成年人每天需要攝入穀類食物 300～500 克，蔬菜 400～500 克，魚、禽、肉、蛋 100～200 克，奶類食品 100 克，豆製品 50 克，油脂類食物每天最好不要超過 25 克。

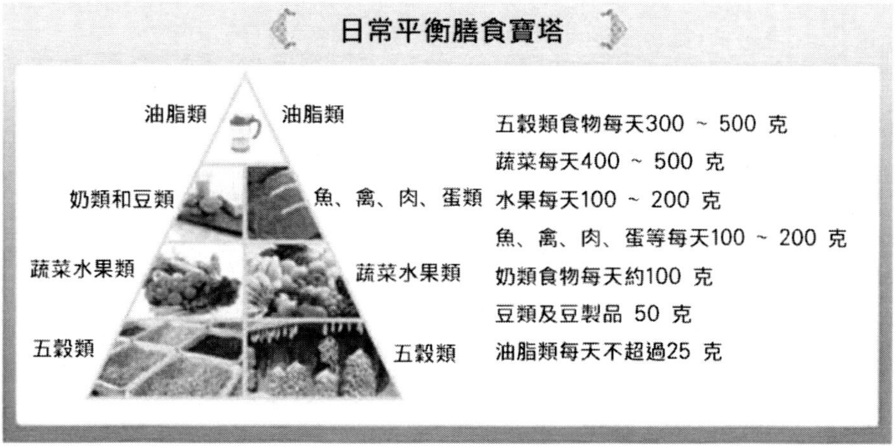

圖7-1 營養學會推薦的平衡膳食寶塔

（二）科學飲食習慣

除平衡膳食外，正確的飲食習慣對健康也很重要。健康專家為我們提供了許多寶貴建議：早餐要吃得豐盛，午餐要吃飽，晚餐則要吃得少而清淡。在午餐和晚餐之間還可以進行加餐補充營養，這樣能幫助我們度過一天中最疲勞的時期。此外，一天中每 3～4 小時就應補充一點能量，比如食用堅果、水果等。但是，晚上不宜多吃脂肪含量高的食物。那麼睡前又該選擇什麼食物？麻省理工學院博士朱蒂斯·沃特曼給出了答案：「睡前半小時吃些低熱量的碳水化合物零食有助於睡眠。」補充纖維最簡單的方法是食用穀類食品。由於大多數人每天攝入的纖維量只有身體需要量（25～35 克）的一半，建

議抓住睡前的最後時刻補充一下。除了進食習慣外，飲水習慣也很重要。早晨起床後喝一杯涼開水，有利於肝、腎代謝和降低血壓，防止心肌梗塞。人經過幾個小時睡眠後，消化道已排空，晨起飲一杯涼開水，能很快被吸收進入血液循環，稀釋血液，等於對體內各器官進行了一次「內洗滌」。還可以給自己制訂每天定量飲水的任務，督促自己飲用足量的水。

四、飲食相關障礙與調適

（一）肥胖

肥胖（obesity）是指體內脂肪的過度積累的一種狀態，當肥胖影響健康或正常生活及工作時便稱為肥胖症。體重指數（BMI）常被作為肥胖判斷標準。BMI= 體重（kg）/ 身高平方（m^2），按照這一公式算出的數值而將肥胖分為正常體重（20～24.9）、超重（25～29.9）、臨床肥胖（30～39.9）、嚴重肥胖（40以上）。世界衛生組織估計全球超過4億人屬於肥胖，有16億人超重，其中包括2000萬5歲以下的兒童。

Meryvn Willard 制訂了一個肥胖症的分類標準，指出了7種不同類型的肥胖（見表7-3）。

表7-3 肥胖分類

種類	病因
代謝型肥胖	低代謝率
環境型肥胖	零食易得、較少活動等
內分泌型肥胖	甲狀腺機能減退，代謝水準下降
食欲調節障礙性肥胖	可能由下視丘控制系統受損導致
脂肪細胞粒增生	多餘能量導致脂肪細胞增生
強迫性進食	可能由心理衝突或情緒障礙導致
藥源性肥胖	改變機體代謝功能的藥物或激素所致

肥胖能誘發很多疾病。據統計，肥胖者患冠心病的機率比正常人高2～5倍，腦血栓與心力衰竭的發病率比正常體重者高1倍，高血壓發病率高2～6倍。肥胖者患痛風、脂肪肝機率升高，也更易患乳腺癌、卵巢癌、大腸及

第一節 飲食

前列腺癌。女性肥胖還會導致閉經不育。研究發現當贅肉集中在身體上部（尤其是腹部）時最有害。有趣的是，因為女性比男性更關心自己的體重，所以更多的治療僅針對女性，但男性卻更容易在上半身貯存脂肪而處於更危險的境地。

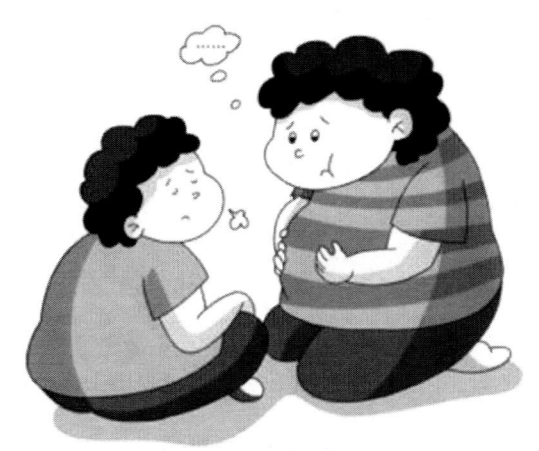

圖7-2　肥胖症患者

肥胖還與心理問題相關。現代文明對肥胖有歧視和偏見，容易使肥胖者產生自卑感和精神壓力，影響他們的人際交往和心理健康。霍普金森和布蘭德（Hopkinson &；Bland，1982）報告，在他們的肥胖被試中有五分之一的人在接受外科手術治療前都經歷過臨床憂鬱。隨後，布爾等人（Bull et al，1983）也發現肥胖者認為自己具有沮喪的情緒。此外，蘭德和麥格雷戈（Rand & MacGregor，1991）發現，那些透過胃旁路手術減肥的人寧可患其他嚴重疾病或喪失某些身體功能也不願像以前那麼胖。

肥胖形成的機制主要涉及生物學和社會心理兩個方面。Stunkard對一同撫養和分開撫養的雙胞胎的體重變化情況進行研究發現：體重改變的70%與遺傳因素有關，30%與環境因素有關。若父母的體重正常，子女肥胖發生率為8%～10%；父母中一人肥胖，子女的肥胖發生率約為50%；若父母二人均肥胖，子女的肥胖率則高達70%～80%。肥胖的遺傳傾向主要表現在脂肪細胞數目、脂肪細胞體積、脂肪組織分布部位等。而基因突變與某些遺傳物質則可能是導致肥胖的主要原因。1950年Ingalls等人發現小鼠的肥胖

是由一個隱性基因發生突變引起的,他們將此基因命名為肥胖基因(OB)。1994 年 Zhang 等人鑑定了肥胖基因的表達物——血瘦素的作用。當肥胖基因發生突變,血瘦素水平下降,引起食物攝入量增加及能量消耗減少,從而導致肥胖或糖尿病。某些生活習慣也容易導致肥胖。例如,研究者發現肥胖兒童都有進食速度快、臨睡前進食、看電視進食、非饑餓狀態進食和運動少的特點。每日靜坐看電視 4 小時以上的婦女肥胖症發生率比看電視 1 小時以下的婦女高兩倍。還有研究表明焦慮、憂鬱等負性情緒可引起壓力性進食,從而導致肥胖。此外,人格差異也會影響個體的體重。研究者曾對 490 名被試進行肥胖和人格聯繫的測試,結果發現情緒穩定性低者比穩定性高者的肥胖症發病率高 6.8 倍;性格內向者比性格外向者的肥胖症發病率要高 4.6 倍。最後,文化差異也會影響肥胖症發病率。中國唐代文化中以胖為美,太平洋西南部的東加王國也以胖為美,人們的飲食熱量高、活動少,導致很多人過胖。

為了保持標準體重,避免由肥胖帶來的身心症,減肥成了一件頗為重要的事情。對大多數人來說,透過節食來減肥既經濟又方便。但調查發現有 90% 的人在節食減肥兩年後恢復到原來的體重。另一方面,不合理的節食計劃可能會導致營養不良、進食障礙等不良後果。因此,合理制訂減肥計劃是實現健康減肥的關鍵。在制訂減肥計劃時,要注意以下幾點:

(1) 減肥計劃應避免節食導致的強進食動機,也就是不要讓自己過於饑餓而產生強烈的進食慾望;

(2) 在減肥成功後,要進行一個過渡性的節食計劃;

(3) 要根據身體的不同狀況制訂減肥計劃,比如處在生長發育期、妊娠期或患病期等,節食減肥要謹慎。此外,正確的進食方式也是影響節食效果的因素之一。研究發現,就餐次數越少,進食量越大,過快地進食會加劇脂肪的沉積。因此,避免長胖的最簡單方法是少食多餐,細嚼慢嚥。除了節食的減肥方法,常用方法還有手術、增加鍛鍊、採用食慾抑制藥和進行自我監控等。

（二）消瘦

人體因疾病或其他原因導致體內脂肪與蛋白質減少，體重下降超過正常標準 10% 時，即稱為消瘦（emaciation）。這種消瘦一般都是漸進式的，有明顯的皮下脂肪減少，肌肉瘦弱，皮膚鬆弛，骨骼突出等變化出現。由於脂肪組織和蛋白質的減少，個體對感染的抵抗力會下降，甚至出現維生素缺乏、缺鐵、蛋白質營養缺乏症等嚴重的全身性疾病，構成對生命的嚴重威脅。

消瘦的原因大致分為體質性消瘦和症狀性消瘦兩大類。體質性消瘦受遺傳因素影響，消瘦個體本身和其直系家屬常為瘦型身材。他們無任何導致消瘦的疾病，其消瘦也不是漸進性的，生活狀態亦如常人。而症狀性消瘦是由食物攝取量不足、營養素消化和吸收障礙、營養素利用障礙、代謝亢進和營養素喪失等疾病造成的。一般由於各種原因所致的食慾不振和拒食而引起食物攝取量不足；營養素消化吸收障礙主要是由口炎性腹瀉等腸黏膜酶類缺乏引起；營養素利用障礙主要由胰島素不足引起；代謝亢進性消瘦是指甲狀腺激素分泌過多引起機體基礎代謝亢進，最終導致體重明顯下降；營養素喪失性消瘦是指由於灼傷、外傷、大手術等導致的出血和滲出液的喪失而引起的體重下降。

為促進身體健康，消瘦者首先要保證營養的攝入，食補含有高蛋白、高熱量、易消化的食物。其次，儘量減少辛辣刺激食物的攝入。最後，要儘量保持心情愉快，避免思慮過度。

（三）進食障礙

進食障礙（eating disorder）是一組以進食行為異常為主要表現的精神障礙，主要包括神經性厭食症、神經性貪食症和神經性嘔吐。兒童進食障礙包括拒食、偏食和異食等。其中，最常見的是神經性厭食和神經性貪食。

1. 神經性貪食症（bulimia nervosa）是一種以反覆發作和不可抗拒的攝食慾望並伴有暴食行為為特徵的進食障礙。對貪食症的診斷標準為：

（1）存在一種持續的難以控制的進食和渴求食物的強烈欲念，並且病人屈從於短時間內攝入大量食物的貪食發作；

（2）至少用下列一種方法抵消食物的發胖作用，如自我誘發嘔吐，濫用瀉藥，間歇性禁食，使用厭食劑、甲狀腺素類製劑或利尿劑，如果是糖尿病病人則會放棄胰島素治療；

（3）常有病理性怕胖；

（4）常有神經性厭食既往史，二者間隔數月至數年不等；

（5）發作性暴食至少每週兩次，持續三個月；

（6）排除神經系統器質性病變所致的暴食以及癲癇、精神分裂症等精神障礙繼發的暴食。有時貪食症可繼發暴食與憂鬱症，這會導致診斷困難或在必要時須並列診斷。

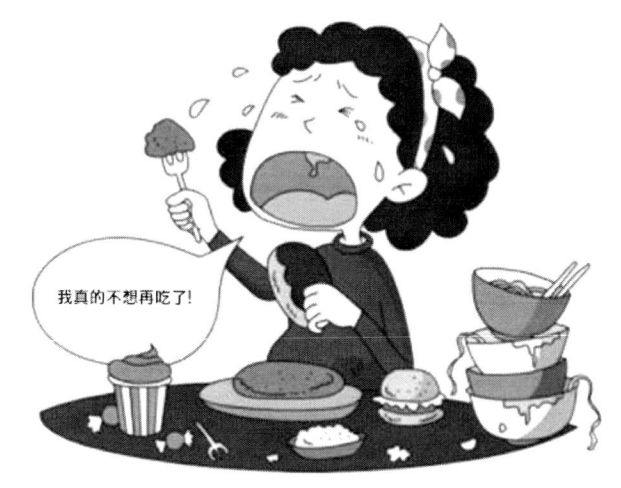

圖7-3 神經性貪食症患者

貪食症的原因涉及遺傳、生物學和家庭、社會等方面。貪食症具有遺傳基礎，有家庭群集現象。孿生子調查結果也表明這種疾病與遺傳的相關性很高。生物學理論認為，貪食症的本質與物質成癮有類似之處。研究證明，暴飲暴食—清除胃內食物的進食模式可使人體內 β- 腦內啡（一種能讓人產生愉悅感的物質）水平升高，從而降低焦慮感。心理學理論則認為貪食症患者的壓力認知與普通人相異：一方面，貪食者能意識到自己缺乏控制力並因此感到焦慮，但另一方面他們缺乏應對焦慮的技能，因此，他們傾向於透過暴飲

暴食達到逃避由缺乏控制感而引起的焦慮的目的。此外，社會學調查發現，貪食症患者的社會支持系統相對薄弱。比如，他們從家人朋友中得到的幫助和支持較少，社交能力低，人際矛盾多等。

治療貪食症的方法有很多種，但醫療與認知行為治療的結合被證明是最有效的方法。利用這一綜合治療方法時，通常先是指導患者記錄進食習慣，包括進食的時間、地點、食物種類以及感受。簡單的自我檢測有助於減少暴食行為。具體的方法包括提高進食的規律性，吃不同種類的食物，盡可能延長清除胃內食物的衝動，在新環境中吃自己喜愛的、與既往暴食沒有聯繫的食物。所有這些方法都有助於患者打破原來貪食症的進食習慣。此外，提高進食的自我效能感也有利於優化認知行為療法的療效。

2. 神經性厭食症（anorexia nervosa）是一種自願節食的強迫性心理障礙。臨床表現為用自願禁食、引吐、服用瀉藥、體育鍛鍊等方法追求體重減輕，甚至在明顯消瘦的情況下還認為自己太胖。這些行為將對健康構成嚴重的威脅，甚至會導致死亡。神經性厭食多發於女性，平均發病年齡為17歲，常見於城市人口，特別是收入較高的人群。

很多因素都能引發神經性厭食症。首先是遺傳因素，尤其與控制血清素、多巴胺，以及雌激素系統的基因有關。一項國際合作研究結果顯示1號染色體的某個區域可能含有神經性厭食症的易感基因。其次，下視丘—垂體—腎上腺軸的異常活躍、自身免疫問題也是導致神經性厭食症的原因。此外，人格特點和家庭互動模式也可能是引起神經性厭食的原因之一。研究表明，患有神經性厭食症的女孩通常缺少控制感，有完美主義傾向並表現出想要獲得讚揚的行為。厭食症患者更有可能來自一些不太健康的家庭，如家庭成員中有心理障礙或酗酒者，或者家庭極端封閉，家庭成員之間缺乏情感交流技巧和處理衝突的技能。女性患者的母親常對家庭不滿，對女兒的外貌不滿，而且母親自身就很容易患進食障礙，這種母女關係更容易使女兒患上進食障礙。

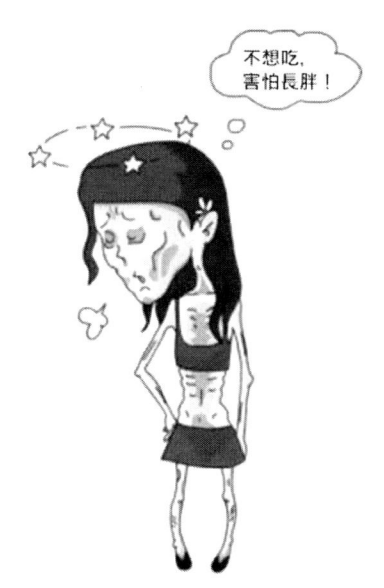

图7-4 神經性厭食症患者

對神經性厭食症患者進行適度的行為引導是很關鍵的，尤其是幫助其建立正確的身體自我，必要時需要借助醫學的幫助。

生活中的心理學

厭食症的犧牲者——法國名模伊莎貝爾·卡洛

——摘自《淑媛》

一直與厭食症抗爭的法國模特伊莎貝爾·卡洛（Isabelle Caro）於2010年11月17日去世，年僅28歲。伊莎貝爾從13歲起即受厭食症困擾，她短短的一生都在和厭食症做抗爭。

第一節 飲食

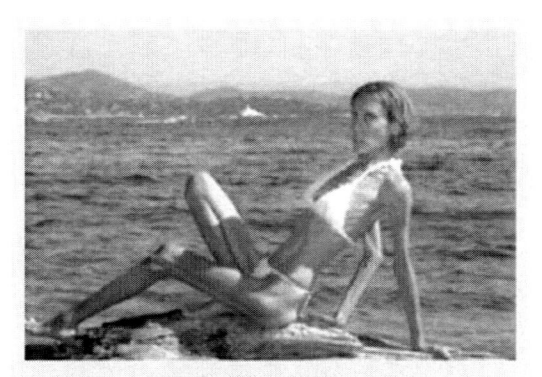

圖7-5 法國模特伊莎貝爾·卡洛

　　卡洛生於 1982 年 9 月 12 日，從小熱愛音樂和表演，夢想成為一名演員，但她那對「怪癖父母」卻將卡洛一步一步引上了悲劇的道路。在卡洛的自傳《不想變胖的女孩》中，她這樣描述她的母親：「她的精神有一些問題，她既不想讓我長高，也不想讓我長胖，她希望我永遠是她的『小女孩』。她把我關在沒有光線的屋子裡，不讓我出去，因為她聽說曬太陽會讓小孩子長高。」對於她的父親，她這樣寫道：「他在我心裡，是一個巨大的空白。小時候，當我被關在黑暗的屋子裡，總是希望有一個人來解救我，而那個人只能是我的父親，但他沒有。」「我媽媽喜怒無常，為了討她開心，我主動減少了食量，吃得越來越少，人也越來越瘦小。」這樣做的後果是，從 13 歲開始，卡洛就患上了厭食症，最嚴重的時候，她每天只吃兩小塊巧克力和 4 到 5 片超薄玉米片。從那時起，她就對自己的身體遮遮掩掩，不願意讓別人「看透」她的身體。成年後，卡洛進入了演藝圈，在一些喜劇中出演角色，還走上了伸展臺，從事模特工作。但每次表演或走秀的時候，她總是要做一些偽裝，比如在服裝裡穿幾件打底衣，或在臉上塗上厚厚的粉，讓自己看上去不那麼恐怖。

複習鞏固

1. 哪些因素可導致肥胖？
2. 貪食症或厭食症患者具有怎樣的人格特質？

3. 如何防治進食障礙？

第二節 休閒

一、休閒及心理學意義

休閒（leisure）是指個體在完成工作和滿足生活需求後自由支配時間，因喜歡而從事某些活動的一種狀態。在中國文化中，「休」即倚木而休，強調人與自然的和諧；「閒」為嫻靜、思想純潔之意。休閒的目的在於自我教化，完善人格，使我們本能地提升自己的價值感並感到快樂。

休閒質量的高低直接影響到人的心理健康。休閒可以把人們對不愉快情景的注意力轉移到別的地方，從而消除不良情緒。比如，有些人在受到不良情緒影響時，喜歡到外面走走，欣賞景色，感悟人生與自然世界，以得到美的體驗和新的啟迪。此外，休閒對心理疾病有一定的治療功能。研究證明，休閒體育不論是力量訓練，還是像慢跑、跳韻律操等形式的有氧運動，都可以減少輕度到中度的消極情緒，而且對治療包括焦慮和濫用藥物引起的功能紊亂在內的其他類型的精神失調症有輔助作用。

休閒還能影響我們的社會心理功能。在參與集體休閒活動時，人們不僅能發揮自己的才能，補償在工作中被壓抑或尚未滿足的需求，強化積極的自我形象，產生自我價值感和滿足感，還能促進與他人的交流，拓展社交網絡，鞏固人際關係。

中國歷來都有著良好的休閒文化：莊子哲學體現對精神自由的追求，魏晉南北朝的隱逸文化大為發展，儒家對高雅的休閒生活有著明顯青睞。文化不僅影響著人們對休閒的理解，還左右著休閒的方式。可見，文化是休閒的靈魂。目前人們對休閒的理解主要包括以下幾個方面：

（1）休閒不是工作的對立面，休閒是一種發展自我的方式——是一種激發工作熱情、創造社會財富的有效途徑；

（2）主動休閒即現代休閒不僅追求消除疲勞、放鬆身體，還追求精神上的享受，進行自我提高和自我實現。

二、健康休閒方式

由於時間、空間和每個人的活動方式不同，休閒方式也會不一樣，但大致可以分為不良和健康休閒方式兩類。健康的休閒方式是一個內涵與外延都很靈活的概念，不同的人有不同的理解。基於健康的生活方式能提高人們的生活質量和促進身心健康這一理念，我們將健康的休閒方式定義為，時間上與生理節律相宜，空間上與身心健康相生，並與社會道德相容的休閒方式。西方思想家認為，健康休閒是在累積一個人、一個民族、一個國家的文化資本，是對人的教育和教養的投資。目前，休閒方式比傳統社會有了明顯進步，但仍存在一些問題，需要個體的自我調控和學校、社會的教育引導。個體可以從以下幾個方面入手：

(1) 增強理性的選擇和判斷能力；

(2) 合理安排休閒時間，進行有效休閒，做到適可而止；

(3) 適當營造休閒的家庭氣氛；

(4) 選擇適合自己的文明的休閒活動；

(5) 提高自己的休閒技能。

此外，學校和社會實施教育者的角色，需要做到以下幾個方面：

(1) 將休閒教育融入教育體系；

(2) 把休閒教育融入管理制度；

(3) 把休閒教育融入日常生活中；

(4) 把休閒教育融入傳媒的各種資訊中。

三、不良的休閒方式與調適

不良休閒方式包括不良飲食行為、不良睡眠生活方式、不良性生活方式、缺乏鍛鍊、吸煙、酗酒、吸毒等。

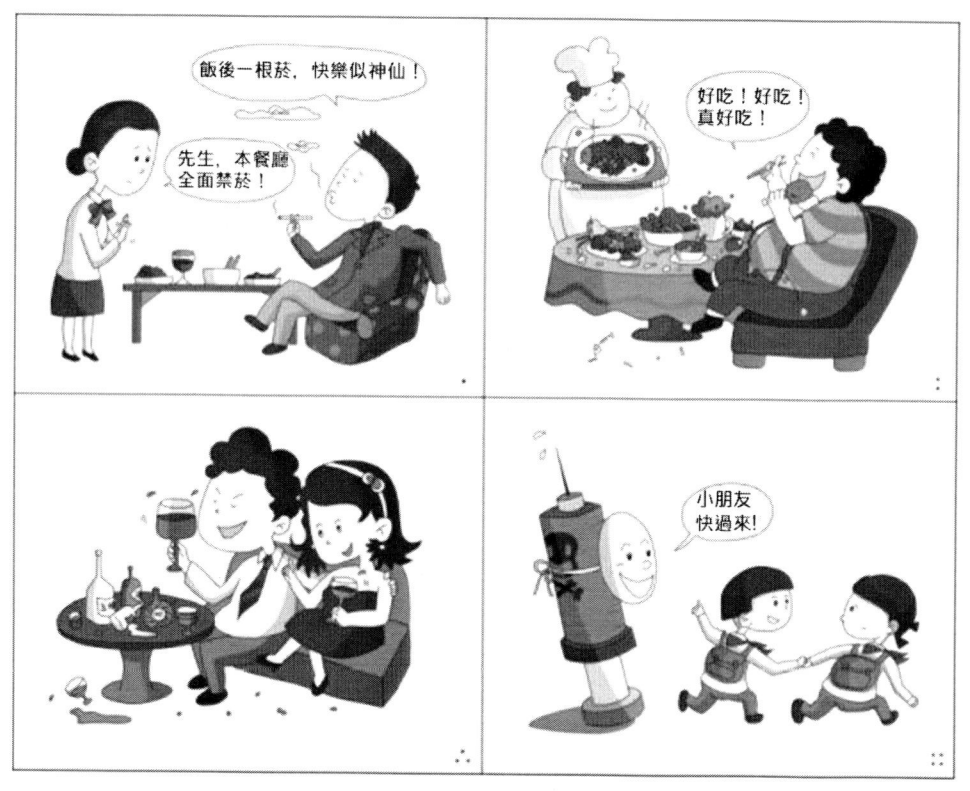

健康心理學
第七章 生活方式與健康

圖7-6　不良生活方式

1. 不良飲食習慣

（1）貪食：控制不住食慾，過多地攝入食物而造成營養過剩，引發肥胖、高血壓、高血脂等疾病。

（2）拒食、厭食：食物攝入量不足，導致營養不良，抵抗力下降。

（3）不吃早餐：前一天晚上吃太多，導致早上起床一點都不餓，或者是晨起時間緊張的上班族常常不吃早餐。科學家對男女員工進行長期跟蹤後發現，習慣不吃早餐的人數占到了40%，而他們的壽命比其餘60%的人平均縮短了2.5歲。

（4）晚餐太豐盛：持續長時間吃豐盛晚餐，會破壞人體正常的生理時鐘，使人容易患上失眠症。

(5)餐後吸煙：吸煙有害健康，飯後吸煙更容易使煙中的有害物質進入人體，這是因為人在進餐後，胃腸蠕動加強，血液循環加快，煙中的有毒物質比平時更容易進入人體，從而更加重了對人體健康的損害程度。

(6)飲水不足：人每天要攝取大量的水，如果飲水不足會導致腦老化、誘發腦血管及心血管疾病、影響腎臟代謝功能。

2. 不良睡眠習慣

熬夜是不良睡眠生活方式的主要表現。熬夜會使人體免疫功能下降，引發各種消化道疾病，增加得心血管系統疾病的風險，還容易造成自律神經失調。因此，要儘量做到不熬夜或少熬夜。如果非熬夜不可，需要注意以下幾點，以減少熬夜帶來的危害：

(1)要在白天儘量攝入足量的魚、肉等動物蛋白，以便補充晚間的營養；在晚餐時不要吃主食，只吃魚、肉、蔬菜副食即可；晚上飢餓時，只喝牛奶或者只吃水果。

(2)吃維生素類的食物，尤其是富含維生素B的食物。

(3)工作一二個小時後要休息15分鐘，透過洗手、漱口、做體操、呼吸新鮮空氣的方法消除疲勞，改善精神狀態。

(4)天亮前一定要睡1～2個小時，熬夜後第二天中午要打個盹。

(5)每天儘量在12點前睡覺，不要經常熬夜，如果非得熬夜，一星期一次為限。

3. 缺乏運動

英國《新科學家》雜誌報導，英國倫敦聖托馬斯醫院的研究人員檢測了2401對雙胞胎白細胞中的染色體端粒的長度。結果發現，閒時不運動者的染色體端粒比積極運動的人的要短。那些每週只運動16分鐘的人與每週運動3小時以上的人相比，其端粒平均要短200個鹼基對，若轉換成生物年齡，前者比後者衰老約10歲。缺乏運動還會導致肥胖、免疫力下降等不良後果。科學運動是保證身心健康的重要前提。

4. 不良的性生活

不良的性生活主要是指性的禁錮和性的放縱。性的禁錮主要有對性的忌諱、性神祕化、對性行為的道德和法律的約束等，性的放縱主要有賣淫、宿娼、群交、亂倫等。不負責任的性行為會造成家庭的解體、離婚率的提高、出現私生子、單親家庭，引起子女撫養、教育等一系列問題。性的放縱又會造成性疾病的傳播，特別是愛滋病會嚴重危害健康並造成社會的危機。因此，從青少年時期開始給他們樹立良好的性意識、性觀念是保障成人時期健康性行為的關鍵。

複習鞏固

1. 健康的休閒方式具有哪些特點？
2. 有哪些不良休閒方式？

第三節 睡眠

一、睡眠分期及心理學意義

睡眠（sleep）的確切定義，隨著時代的變遷而有著不同的內涵。最初，研究者認為睡眠是一種自發的、可逆的、感覺和運動停止的狀態。但在利用腦波技術研究腦活動之後，學者們轉而認為睡眠仍是一種活動狀態，睡眠時人腦只是換了一種貯存能量的工作方式，有利於精神和體力的恢復。

人的一生中大約有 1/3 的時間要在睡眠中度過，睡眠是體力和腦力恢復的最佳形式。睡眠包括非快速眼動（NREM）睡眠和快速眼動（REM）睡眠兩種形式。NREM 睡眠包含 4 個階段：第一階段，即最淺、最早的睡眠階段，腦電波是以 θ 波為標誌的，在這一階段人們開始對四周的聲音沒有反應，儘管很容易被任何大的聲響吵醒。在第二階段，呼吸和心跳的頻率變平穩，體溫下降，腦電波表現為一種名為「睡眠紡錘波」的短脈衝群和大的 K 復合波交替出現。在第三階段和第四階段，即深睡眠階段，是以 δ 波為標誌的。這兩個階段是儲蓄能量、強化免疫系統，以及促進身體釋放生長激素最重要的

階段。在 REM 睡眠期間，眼睛快速移動，呼吸和心跳頻率加快，在此期間還會做生動的夢。這一睡眠階段的腦電波是以 β 波為標誌的，而且對加強記憶、解決前一天的問題，以及將知識轉變為長時記憶是十分重要的。

睡眠具有獨特的生理意義。首先，睡眠能促進人體生長發育。據研究，兒童的生長速度在睡眠時要比醒時快 3 倍。這是因為對促進生長發育有重要意義的生長素只有在夜晚睡眠時才大量分泌。其次，睡眠能消除疲勞、恢復體力。這是因為在睡眠時，人體一方面把體內蓄積的代謝廢物和二氧化碳、尿素等繼續分解排泄出去，另一方面又使自身獲得充分的休息。最後，睡眠能保護腦神經。腦神經細胞具有高反應性和複雜的功能活動，它們需要豐富的營養，但本身又缺乏儲備營養物質的能力，因此特別脆弱。血腦屏障的通透性在覺醒時明顯增加，使有害物質透過屏障進入中樞神經系統造成損害。而在睡眠時屏障的通透性減弱，能保護大腦皮質的神經細胞，維護皮質高度分化的組織功能，有利於防止中樞神經系統遭受嚴重的損傷。

充足的睡眠對心理功能也有促進作用，表現最明顯的是對記憶的促進。著名神經病學家本森做了一個實驗，將接受實驗的學生分成兩組，A 組在集中精力背誦一些材料後，立即進入睡眠；B 組在清晨背誦同樣的材料後，進行一天的正常工作和學習。次日清晨對兩組人員進行記憶力測試，實驗結果發現 A 組明顯優於 B 組。

二、健康睡眠習慣

健康的睡眠習慣應該具有與自然節律一致、滿足生理需要、保持環境舒心舒身，愉快入睡的特點。與自然節律一致是指每天保證正常的睡眠時間是很重要的，一般成年人應該在 6～9 個小時，晚上 10～11 點睡覺，早上 6～7 點起床，這樣可以使人維持一個較穩定的生物節律，對人體身心都有益處。滿足生理需要是指學會睡「子午覺」——「子」是指夜間的 23～1 點，「午」是指白天的 11～13 點。研究認為睡「子時」可以養精蓄銳，而睡「午時」也是個很好的睡眠習慣，則可以順應陽氣的開發。為了保證深睡眠，應該儘量做到早睡早起。晚上 10 點至凌晨 4 點，是最佳睡眠時間，入睡的最晚時間不能超過 11 點。保持環境舒心舒身是指睡覺時要保持室內空氣新鮮，溫

度不宜超過攝氏17度，床墊不宜太硬或太軟，枕頭的高度應為9～15公分，不要在床上看書、吃東西、看電視。愉快入睡是指臨睡前不做劇烈運動，不要過分擔心晚上睡不著，可以做一些使自己放鬆的事情，如散散步、洗個澡、看看小說、聽聽柔情的音樂等，忘掉白天的緊張和煩惱，保持寧靜的心情，從而有利於睡眠。

三、睡眠障礙與調適

不是所有人都擁有高質量的睡眠，有部分人患有原發性睡眠障礙。原發性睡眠障礙（primary sleep disorder）可分為睡眠異常（包括原發性失眠症、原發性過度睡眠症、發作性睡病、與呼吸有關的睡眠障礙、睡眠的晝夜節律障礙）和睡眠相關異常（包括噩夢、睡驚、夢遊）。

原發性失眠症（insomnia）是指整夜睡眠時間少於5小時，表現為入睡困難、淺睡、易醒或早醒等，失眠可由外界環境因素，如室內光線過強、周圍過多嘈音、值夜班、坐車船、剛到陌生的地方；軀體因素，如疼痛、瘙癢、劇烈咳嗽、睡前飲濃茶或咖啡、夜尿頻繁或腹瀉等；或心理因素，如焦慮、恐懼、過度思念或興奮等引起。一些疾病也常伴有失眠，如神經衰弱、焦慮症、憂鬱症等。

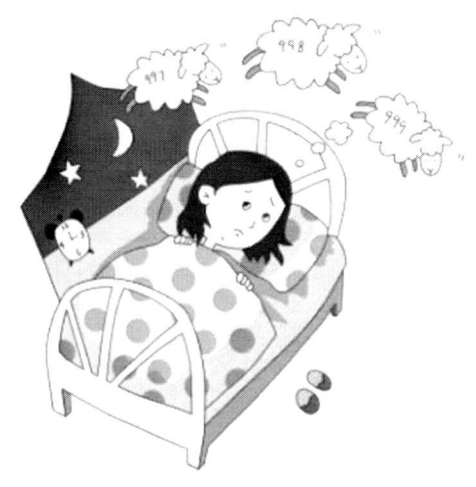

圖7-7　睡眠障礙

原發性過度睡眠症（hypersomnia）是指因各種腦病、內分泌障礙、代謝異常引起的嗜睡狀態或昏睡，以及因腦病變所引起的發作性睡病。這種發作性睡病表現為經常出現短時間（一般不到15分鐘）不可抗的睡眠發作，往往伴有摔倒、睡眠癱瘓和入睡前幻覺等症狀。

夜驚（night terror）主要發生在4～12歲的兒童中，男孩多見，多有家族史，往往發生在入睡後半小時至2小時內。表現為睡眠時突然發生，猛然驚醒，一聲怪異的尖叫，隨後不停地哭喊，雙手亂打，雙腿亂蹬，床上或下地無目地行走。同時伴有面部表情恐怖，眼睛睜大，明顯的呼吸急促、心跳加快、瞳孔放大、皮膚潮紅出汗。對父母的安撫無反應，拒絕任何接觸，有時激烈的活動可以造成外傷。發作中很難喚醒，持續時間大約數分鐘，多在發作停止前清醒，對發作過程僅有片段回憶。

夢魘（nightmare）多始於兒童期3～6歲，無性別差異，發生於REM睡眠期，多為長而複雜的夢，內容恐怖，數週或數月發作一次。患兒夢魘時很少講話、尖叫、少有形體動作或下地行走。

夢遊（sleepwalking）多在4～8歲之間發病，是在慢波睡眠中發生的睡眠時行走，出現於夜間睡眠的前1/3時段中。表現為睡眠中突然起床，雙目凝視，安靜地走來走去，有時喃喃自語，不能回答問題，但很容易在父母語言的指引下回到床上再次入睡。有時可以完成一些複雜的活動，如避開障礙物行走，從一間屋走到另一間屋，甚至能開門走到外面，造成意外傷害。夢遊結束時完全清醒，對剛才發生的事件不能回憶或只有片段的回憶。

對睡眠障礙的治療方法主要有藥物治療、心理治療、刺激控制療法和認知行為療法等。藥物治療是指使用抗組胺類藥物、苯二氮卓類藥物、褪黑素等幫助患者改善睡眠。心理治療包括透過心理疏導、背部按摩、音樂療法、暗示、冥想等方法可促進身體和精神放鬆，提高睡眠障礙患者的睡眠質量。刺激控制療法是一套幫助失眠者減少與睡眠無關的行為和建立規律性睡眠-覺醒模式的程序。主要操作要點：堅持在固定的時間起床；除睡眠和性生活外，禁止在床上看電視、吃東西、讀書，床只用於睡覺；如果上床後30分鐘不能入睡，起床去別的房間放鬆自己；不要躺在床上強迫自己入睡，只在想睡

的時候上床。認知行為療法透過糾正睡眠障礙患者對於睡眠和睡眠不足的錯誤認識，減輕焦慮症狀，改善患者睡眠。

擴展閱讀

睡眠剝奪實驗

1966 年日本一位研究者對一名 23 歲的男青年進行了剝奪睡眠的實驗，連續剝奪了 101 個小時，結果未發現有明顯的異常變化，只是精神活動能力減弱，並出現了錯覺和幻覺。有的研究者剝奪被試睡眠的時間長達 205 個小時，結果表明 200 小時左右的睡眠剝奪，尚不至於出現明顯的生理異常，可是心理活動卻受到一定影響，睡眠被剝奪之後常常會出現的精神症狀是易怒、睏倦、注意力難以集中、學習和記憶力顯著下降，反應遲緩，在需要做出迅速反應的心理實驗中，容易出現錯誤。

睡眠被剝奪之後，一般會出現自然補償，有一位男青年被連續剝奪睡眠長達 264 小時（11 天），結果睡眠補償的情況是這樣的：第一夜睡眠過程中第四期睡眠（深度睡眠）顯著增加，快速眼動睡眠也明顯增加，第二期和第三期睡眠也有所增加，而第一期睡眠和醒的時間卻減少了。這種情況要經過三天以後才能恢復正常。另外一些研究證明，200 小時的睡眠剝奪，只要一次睡足 12～14 小時，被試的主觀感覺可以得到恢復，可是最初幾夜睡眠中第四期睡眠的比例增加，而快速眼動睡眠的時間卻無明顯增多，只有在第四期經過幾夜增加之後，才開始快速眼動睡眠的增加。在正常睡眠過程中，慢波睡眠出現在快速眼動睡眠之前，而睡眠被剝奪之後，睡眠的補償也是先滿足慢波睡眠，後補償快速眼動睡眠，其順序同正常睡眠的過程一樣，這究竟是為什麼，尚未弄清楚。

複習鞏固

1. 每個睡眠階段的特點是怎樣的？

2. 有哪些睡眠障礙，它們的特點是什麼？

3. 如何培養良好的睡眠習慣？

第四節 運動

20 世紀 60 年代以前，人們參加體育運動的目的是追求卓越。然而，到了 20 世紀 60 年代初，「全民健身」的口號被提出，各地體育理事會紛紛大力興建游泳池、高爾夫球場和體育場等全民健身設施。「沒有付出就沒有收穫」的人生信條盛行一時。這一觀念現在又轉變為「關心自我」：運動不再是精英們的專利，而是強調體質和心理的雙重建設。越來越多的人認為，日常生活中涉及的運動對健康最有利。

一、運動及心理學意義

運動（sports）被定義為「為了促進或保持一個或更多方面的身體健康而進行的有計劃、有組織、反覆的肢體活動」。

近年來，健康心理學家已經檢驗了有氧運動（aerobic exercise）在維持身心健康方面的作用。他們發現有氧運動能夠調節並加強心肺功能，提高機體對氧的利用率。每天僅運動 30 分鐘就能減少包括心臟病在內的一些慢性疾病和一些癌症的威脅。運動的其他益處還包括：增強心肺功能、優化體重、加強或保持肌力、提高軟組織和關節的靈活性、降低或控制高血壓、改善膽固醇水平、提高糖耐量、提高應急耐受力。運動可以延年益壽，如果有一個健康的軀體和經常鍛鍊的習慣，就可以明顯地延緩死亡。據統計，就 80 歲以前的人來說，有氧運動可以使其壽命增加 1～2 年。

研究者們還發現，有氧運動對心理狀態，如焦慮、憂鬱和緊張都有影響。這可能是因為運動能激發一些積極內心體驗，如社會活動激發參與感。此外，鍛鍊期間獲得的社會支持能促使人們堅持自己的鍛鍊計劃，促進自我效能感的增強。布朗（Brown）和西格爾（Siegel）進行了一項縱向研究，旨在研究經常鍛鍊的人是否能比那些不鍛鍊的人更好地應對壓力，避免某些疾病發生。研究結果表明，隨著鍛鍊水平的提高，壓力性生活事件對健康的不良影響程度逐漸下降。鍛鍊還能透過集中注意力來造成改變認知過程的作用。

生活中的心理學

運動為何使人快樂？

運動不僅令人體格健康，還有助於精神衛生，能夠有效抗擊憂鬱。近日，美國一項研究揭示了運動對抗憂鬱的原理，這一原理將被用於新一代抗憂鬱藥的開發。

運動對健康有許多好處，除了能激發身體各個部位的活力外，它還可以令人心情愉快，從而有效抗擊憂鬱。醫生在治療憂鬱症患者時也往往鼓勵他們進行適量的鍛鍊。然而，運動為何能抗擊憂鬱？這其中的原理卻一直不為科學界所了解。近日，耶魯大學的研究人員在羅納德·杜曼教授的領導下，終於發現了運動抗憂鬱背後的原理。原來，它掌握在一個叫 VGF 的大腦基因中。杜曼教授和同事一起對運動過的小鼠大腦和靜止不動的小鼠大腦進行了比較，結果發現，一個叫 VGF 的基因在運動過的小鼠大腦中特別活躍，而在沒有運動的小鼠大腦中則不活躍。研究人員在研究中進一步發現，VGF 發揮作用時會在小鼠大腦中產生強勁的抗憂鬱反應。而對小鼠中的 VGF 進行基因變異，令其不夠活躍，則會產生相反的效果。「這一研究提供了揭示運動抗擊憂鬱原理的直接證據」，杜曼教授說。有媒體稱，這一發現不僅強調了鍛鍊的重要性，而且，為抗憂鬱藥的研製提供了與以前截然不同的全新思路。杜曼教授指出：「利用鍛鍊激活 VGF 基因並將其用於抗憂鬱藥的研製比目前的化學抗憂鬱藥更好，因為它已經存在於大腦中。」

二、科學合理運動

運動是否適量，標準主要看心率，應該是最大心率的 60%～85%。值得注意的是，由於每一個人的實際情況千差萬別，與安靜時心率相比，應相差 15%～30%，甚至更多，所以選擇最佳運動量應根據自己的年齡、性別、職業特點、體力狀況、健康水平、體育基礎、生活環境、目的任務等不同情況來決定。此外，科學運動有三個要點：

（1）在一週的大部分時間至少每天應該堅持運動 30 分鐘；

（2）提倡有氧運動；

（3）每週至少應該有計劃地進行兩次加強肌肉的鍛鍊或活動。

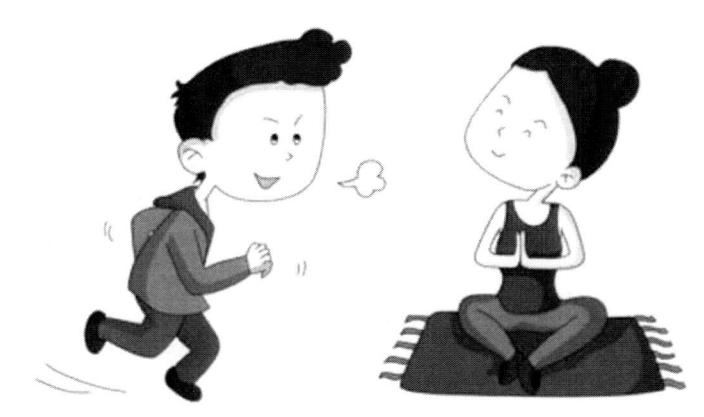

圖7-8　健康運動方式

　　有氧運動的特點是強度不大、有節奏、不中斷和持續時間長。有氧運動能明顯提高機體攝氧量，增進心肺功能。有氧運動具體方式有快步走、慢跑、輕鬆打球、游泳、騎自行車、做健身操、跳交誼舞、打太極拳、拖地等。除有氧鍛鍊外，還應注重加強肌肉鍛鍊。強健的肌肉意味著能保持好的體形和體能。強健的肌肉有更大的力量，能促使骨骼強壯，所以，強健的肌肉既能保持體形又能保持體能。肌肉鍛鍊方式以無氧鍛鍊為主，常見的有舉啞鈴、舉重、仰臥起坐、引體向上、快跑、負重蛙跳等。

　　除正確選擇鍛鍊方式外，還要注意選擇正確的鍛鍊時間。清晨並非最佳鍛鍊時段。有些人習慣於清晨鍛鍊，請注意下列事項：

（1）晨練前喝一大杯溫開水；

（2）做好充分準備活動；

（3）運動量不宜大；

（4）氣溫低時或霧天最好不要晨練。選擇下午或傍晚鍛鍊，能最大限度地發揮人體潛能和身體適應能力，達到健身的目的。

　　最後，運動與飲食關係密切。運動前應食用少量食物。「空腹和剛進食後就開始運動，對人體健康都是非常不利的。」如果是晨練，早餐一定要避

免食用難以消化的食物,最好食用少量奶製品、穀類、水果、飲料。在運動過程中應及時補充水分。如果運動時間少於 1 小時,每 15 分鐘應喝水 150 毫升到 300 毫升;如果運動時間在 1 到 3 個小時,應及時給身體補充糖水以免出現低血糖。此外,運動時一定不要喝冰水,因為劇烈運動時喝冰水會引起消化系統方面的問題。劇烈運動之後不要馬上喝水,因為運動之後人體新陳代謝加快、汗液排出,立即喝水的話會加速體內無機鹽的流失,應該休息一下再飲用常溫水、淡鹽水等。而且運動後不宜吃魚、肉等酸性食物,這是因為在運動後人體內的糖、脂肪、蛋白質被大量分解,產生乳酸、磷酸等酸性物質,這些酸性物質會刺激人體組織器官,使人感到肌肉、關節酸脹和精神疲乏。專家建議,運動後應多吃一些水果、蔬菜、豆製品等鹼性食物,以保持人體內酸鹼平衡,從而達到消除運動疲勞、保持健康的目的。

三、運動不足及過度

由於長期缺乏運動,肌肉慢慢萎縮,體力逐漸下降,隨之出現精神不振、肥胖、器官功能減退、抗病能力減弱等。在這種狀態下,極易引起高血壓、動脈硬化、冠心病、膽結石、糖尿病等疾病。研究觀察證明,人如果 20 天靜止不動,則心臟的搏動和肺的呼吸功能顯著減弱,血液的供給和氧氣的攝入量明顯減少。醫學專家在觀察中還發現,由於運動不足而致使身體肌肉逐漸萎縮的現象越來越普遍、嚴重,對身體健康已造成一定的危害,尤其是對兒童的生長發育極為不利。因此,專家主張應儘量棄車步行,多走路、多運動,不僅可使腰腿肌肉變得結實,雙腿矯健靈活有力,而且可使心肺和消化、泌尿、神經系統的功能得到鍛鍊和加強,從而有利於身體健康。

然而運動量並非越大越好,運動過量可使機體免疫功能受到損害,影響健康。這是因為人在劇烈運動時,體內會產生較多的腎上腺素和皮質醇等激素,當這些激素增加到一定數量時,會使免疫器官中的脾臟產生白細胞的能力大大降低,致使淋巴細胞中的 A 細胞、B 細胞以及自然殺傷細胞(NK 細胞)的活性大大降低,其中自然殺傷細胞可減少 35%,這會導致人體免疫力的下降。機體免疫力降低,當遇到病菌、病毒侵襲時便容易罹患感冒、肺炎、胃

腸道感染性疾病。因此，體育鍛鍊要講究適當，以鍛鍊後精神飽滿、不感到疲勞為標準。

研究者對預測運動懈怠率的因素進行了研究，發現運動懈怠率低的人大部分有鍛鍊史、高自我動機、有配偶支持、有足夠時間、運動設施便利以及相信運動的健康價值。隨後，他們用階段改變模型，發現內在動機尤其是愉悅的動機能預測持續運動行為。

擴展閱讀

如何做有氧運動

1. 提倡有氧運動，了解最大心率。運動達到的最大心率：（220－年齡）×（60%～80%）屬於比較合適的範圍。以20歲為例，其最大心率為（220－20）×60%=120，（220－20）×80%=160，那麼運動時心率最好在每分鐘120～160次之間。在適宜的心率範疇內，成年人推薦每次運動半小時到一小時，包括準備活動與整理活動的時間，每週運動3～5次。

2. 運動強度偏高，運動時間縮短。以20歲為例，心率為120次/分，運動維持30～40分鐘沒問題；心率為160～170次/分，運動不宜超過30分鐘；心率超過170次/分為超強度運動，如跳繩，運動時間最多單次不超過5分鐘。當然運動間隙後，心率恢復安靜後，可再次運動，但也要注重整體運動量。

3. 用「晨脈」了解自己的運動健康。每天早晨在清醒靜臥的狀態下測脈搏，在身體健康的狀態下連測3～5天，取平均值為準。測晨脈（基礎脈搏）的目的是便於比較、了解身體的機能狀態。比如：平時的晨脈是70次/分，但運動後第二天晨脈沒能恢復到70次/分，就說明運動過度了。

這裡要提醒兩點：

①若晨脈每分鐘多於正常狀態12次，第二天必須停止運動，以恢復為主，這是一個警報；

②持續鍛鍊一段時間後，晨脈次數會適當減少，這是心血管機能提高的表現。

4. 了解運動後的脈搏。每次運動前先測安靜脈搏，若運動結束5分鐘恢復至安靜脈搏，即為小運動量；運動結束5～10分鐘恢復，為中等運動量；運動結束10分鐘還沒恢復，為大運動量，下次運動就必須減一點。

5. 看看「自覺症狀」。所謂自覺症狀，即運動中呼吸頻率（喘氣程度）、面色、出汗量以及心血管和消化系統的反應。若感覺到胸悶、心慌、心悸、腹痛，應立即停止運動，今後的運動也要減量。專家指出，合適的運動應該是運動後微微出汗，略感疲勞，食慾增加，第二天精力充沛。切忌運動時間長，又不補充能量，可能會引起暫時的低血糖。因此，建議對超過40分鐘以上的運動，不但要補充礦泉水，還應補充糖分、鹽分。

複習鞏固

1. 運動與心理健康有什麼關係？
2. 運動不足或過量有哪些壞處？

要點小結

生活方式（lifestyle）是個體所做的影響健康的各種決定和行為的總和，涉及衣、食、住、行、勞動工作、休息娛樂和社會交往等多個方面。

飲食（diet）即吃喝飲品和食品。人透過進食和飲水實現身體和外界的物質交換，從而進行新陳代謝，保持活力。飲食不僅能影響情緒狀態、認知能力和人格發展，還具有強大的社會心理功能。

身體意象（body image）是指一個人對自己的身體部位大小、形態和美感的一種多維度的態度。年齡、性別、人格和人際關係等多種因素會扭曲身體意象而導致進食障礙。

肥胖（obesity）是指體內脂肪的過度積累的一種狀態，當肥胖影響健康或正常生活及工作時便稱為肥胖症。肥胖能誘發冠心病、腦血栓和癌症等多

種疾病。肥胖還能引起心理疾病。肥胖形成的機制主要涉及生物學和社會心理學兩個方面。合理制訂減肥計劃是實現健康減肥的關鍵。

人體因疾病或其他原因導致體內脂肪與蛋白質減少，體重下降超過正常標準 10% 時，即稱為消瘦（emaciation）。消瘦的原因大致分為體質性消瘦和症狀性消瘦兩大類。為促進身體健康，消瘦者首先要保證營養的攝入，應當食補含有高蛋白、高熱量、易消化的食物。其次，儘量減少辛辣刺激的食物。最後，要儘量保持心情愉快，避免思慮過度。

進食障礙（eating disorder）是一組以進食行為異常為主要表現的精神障礙，主要包括神經性厭食症、神經性貪食症和神經性嘔吐。兒童進食障礙包括拒食、偏食和異食等。

神經性貪食症（bulimia nervosa）是一種以反覆發作和不可抗拒的攝食慾望並伴有暴食行為為特徵的進食障礙。貪食症的原因涉及遺傳、生物學和家庭、社會等方面。治療貪食症的方法中最有效的是醫療與認知行為治療相結合。

神經性厭食症（anorexia nervosa）是一種自願節食的強迫性心理障礙。神經性厭食症的治療方法主要有心理治療、飲食療法和藥物治療。

休閒（leisure）是指個體在完成工作和滿足生活需求後自由支配時間，因喜歡而從事某些活動的一種狀態。休閒質量的高低直接影響到人的心理生理健康。

人的一生中大約有 1/3 的時間要在睡眠中度過，睡眠是體力和腦力恢復的最佳形式。睡眠包括非快速眼動（NREM）睡眠和快速眼動（REM）睡眠兩種形式。睡眠有促進人體生長發育、消除疲勞、恢復體力、保護腦神經和促進心理功能的作用。

原發性睡眠障礙（primary sleep disorder）可分為睡眠異常（包括原發性失眠症、原發性過度睡眠症、發作性睡病與呼吸有關的睡眠障礙、睡眠的晝夜節律障礙）和睡眠相關異常（包括噩夢障礙、睡驚障礙、夢遊障礙）。

健康心理學
第七章 生活方式與健康

健康的睡眠習慣應該具有與自然節律一致、滿足生理需要、保持環境舒心舒身,愉快入睡的特點。

運動(sports)被定義為「為了促進或保持一個或更多方面的身體健康而進行的有計劃、有組織、反覆的肢體活動」。

由於長期缺乏運動,肌肉慢慢萎縮,體力逐漸下降,隨之出現精神不振、肥胖、器官功能減退、抗病能力減弱等,稱為運動不足。然而運動量並非越大越好,運動過量可使機體免疫功能受到損害,影響健康。

運動是否適量,標準主要看心率,應該是最大心率的 60%～85%。

關鍵術語

生活方式 身體意象 肥胖 消瘦 進食障礙 休閒 睡眠

複習題

1. 下列哪一項不屬於身體意象的維度( )

   A. 知覺維度

   B. 認知維度

   C. 行為維度

   D. 情緒認知維度

2. 下列哪一個因素不影響身體意象( )

   A. 人格

   B. 性別

   C. 人際關係

   D. 體型

3. 下列哪一項不屬於飲食相關障礙( )

   A. 肥胖

B. 神經性厭食症

C. 消瘦

D. 消化不良

4. 培養健康的休閒方式要遵循哪些原則（ ）

A. 充分利用行為技術原則

B. 全社會參與原則

C. 重視健康人原則

D. 外因與內因結合原則

5. 下列屬於睡眠障礙的是（ ）

A. 失眠症

B. 過度睡眠症

C. 夜驚

D. 夢遊

6. 非快速眼動睡眠期包括（ ）個階段

A. 5

B. 7

C. 4

D. 6

7. 睡眠紡錘波出現在非快速眼動睡眠期的第（ ）個階段

A. 1

B. 2

C. 3

D. 4

8. 在睡眠的哪個階段人會做生動的夢（ ）

A.REM 睡眠期

B.NREM 睡眠期第一階段

C.NREM 睡眠期第二階段

D.NREM 睡眠期第三階段

9. 睡眠障礙的治療包括哪些方法（ ）

A. 藥物治療

B. 心理治療

C. 刺激控制療法

D. 認知行為療法

10. 下列哪項屬於科學運動的理念（ ）

A. 有氧運動

B. 剛進食後開始運動

C. 帶病運動

D. 突擊運動，大量運動

11. 下列哪項不屬於有氧運動（ ）

A. 慢跑

B. 游泳

C. 舉重

D. 健身操

第八章 社會文化與健康

　　文化具有的內涵十分豐富，建築的藝術和風格，住宅的安排和使用，語言、文字、音樂、舞蹈、戲曲、飲食、服飾的特點，以及社會風尚、節日和民族傳統等，都是文化的體現。陽春白雪是文化，下里巴人也是文化。「文」與「化」本屬兩個單獨的詞彙，「文」與「化」的聯用較早見於戰國末年的《易賁卦·象傳》中「關乎人文，以化成天下」。可見，「文化」一詞在其誕生之際就強調了其教化功能。人具有社會屬性，作為意識形態層面的文化影響著社會成員的發展成長、行為方式和健康狀態。

　　本章首先整體介紹文化及其心理學意義，然後介紹兩種當今最為典型的社會文化因素——社會轉型和資訊網路，以及對人身心健康造成的衝擊和損害，試圖找出其中的影響機制，並提出防護措施和解決辦法。社會轉型帶來巨大的文化震盪，必然也給個體和群體心理帶來巨大影響；而隨著電腦技術的發展，網路成為人們生活中不可或缺的部分，並催生出獨特的網路文化和網路生存狀態。相信，對於這兩者和身心健康的探討，對我們有很大的指導意義。

第一節　文化

一、文化及其心理學意義

　　文化（culture）是指一個國家或民族的歷史、地理、風土人情、傳統習俗、生活方式、文學藝術、行為規範、思維方式、價值觀念等。

　　文化包括四個層次：一是物質層面，是指人的物質生產活動及其產品的總和，是可感知的、具有物質實體的文化事物。如人類的勞動工具、建築、家具、器皿等。二是制度層面，由人類在社會實踐中建立的各種社會規範構成。包括各種社會經濟制度、法律制度和道德觀念等。三是行為層面，主要是指具有鮮明的民族和地域特色的風俗習慣。四是精神文化層面，由人類在

長期的社會實踐中形成的世代傳承的價值觀念、審美情趣、思維方式等構成，是文化的核心部分。

總體來說，社會文化是一種形而上的存在，作為人類精神文明的體現和載體，文化會極大地影響個體和群體的心理。主要體現在以下方面：

1. 影響個體的社會化和社會適應

從文化角度看，人的社會化（socialization）是文化傳承的過程，個體社會化的實質是社會規範和習俗的內化。著名美國社會學家W‧奧格本對社會現象中的文化因素進行了深入探討，他認為人的社會化過程就是個體接受世代累積的文化遺產，保持社會文化的傳遞和社會生活的延續。這種觀點反映了人的社會化在文化延續中的重要性。從社會結構角度看，學習、扮演社會角色是社會化的本質任務。帕森斯曾說，社會沒有必要把人性陶冶得完全符合自己的要求，而只須使人們知道社會對不同角色的具體要求就可以了。他認為角色學習過程即社會化過程。在這個過程中，個體逐漸了解自己在群體或社會結構中的地位，領悟並遵從群體和社會對自己的角色期待，學會如何順利地完成角色義務，從而維持和發展社會結構。

2. 影響個體的行為

文化對人的行為具有導向作用。文化的導向功能是指文化可以為人們的行動提供方向和可供選擇的方式。透過共享文化，行動者可以知道自己的何種行為在大家看來是適宜的、可以引起積極回應的，並傾向於選擇有效的行動，這就是文化對行為的導向作用。可見，文化對人行為的導向作用主要是透過社會規範和社會習俗來實現的。

3. 影響群體的人格特質（personality trait）

不同的文化背景下個體的人格具有一種普遍的傾向性，也就是人們所說的民族性格。如人們通常認為中國人委婉含蓄、法國人浪漫多情、英國人紳士、美國人不羈。一般來說，西方文化講究個人主義，文化相對自由開放；東方文化講究集體主義，文化相對保守內斂。相應地，西方人一般也比較熱情開放，而東方人比較內斂拘謹。再如，德國人是出了名的嚴謹，這與德語

語法的嚴謹不無關係；長期的遊牧文化造就了蒙古人的熱情豪爽；猶太人善於經商，這與他們的家庭教養方式有很密切的關係。

4.影響健康與疾病的判斷標準

每一個地區每一個民族都有自己獨特的文化，這種文化猶如一個人的思想和行為模式，多少具有一致性。由於生態環境不同，社會形態不同，在長期的歷史發展過程中，各種文化模式顯示出不同的特點，因此對於同一事件，不同文化模式的人所表現出的認知和認同感不同，採取的行為也不同。不同宗教信仰的老年人，對疾病的本質認識是不一樣的，非裔美國老年人認為疾病是神的意志的體現，白人則傾向於罪惡是疾病之源。在跨文化研究中發現，不同社會文化背景下的人群疾病的體驗、疾病症狀的感知和暗示是有差別的，正是這些差異，決定了文化對人們健康和疾病的影響。

5.影響心理疾病的表現

一般說來，文化的因素不但可以改變症狀的內容（如強迫症或妄想的內容），還可以塑造整個病情的表現方式，而形成不同的亞型病狀，或者甚至是完全不同而特殊的病情。當然，社會與文化因素也可以左右各種病症的發生，影響患病率。

6.影響心理疾病的治療

心理疾病的治療，難免會受文化因素的影響。不同文化背景下的心理治療在很多方面存在差異，如採用何種輔導方式，對患者的要求如何處理等等。而且，可以利用患者特定的文化背景來找到特定的治療靶點，有針對性的輔導。特別是利用個體的宗教信仰，可以達到更好的輔導效果。著名心理學家，認知行為療法的創始人艾利斯（Albert Ellis）在回顧20世紀心理治療的發展時曾說：「儘管宗教和精神信仰方面的問題在20世紀早期被心理治療嚴重地忽略了，但最近的研究表明它們在人類的存在中有重要的作用，而且它們可能在幫助人們消除困擾方面發揮巨大的貢獻。」

二、健康文化特徵

文化豐富的內涵決定了其既有健康向上的文化，也有消極的、不良的文化。而文化的導向功能使文化成為一柄雙刃劍，健康的文化可以促進個體的發展，而不良文化會損害人的身心健康，甚至使人誤入歧途。一般來說，我們把積極向上、促進人發展的文化定義為健康文化。健康文化具有以下特徵：

1. 和諧性

健康文明的文化的根本特點是人與萬物、人與環境共存、共生、共贏。長期以來，「人類中心論」是人類的行為和思維的指南，人是萬物之主，人以「向自然開戰」為口號，無償地占有自然，完全忽視了環境本身的存在意義，破壞了人與自然的關係，造成各種各樣的「問題」和「災變」。「人類中心論」是人類幾百年的生活方式，它只是以人為出發點，其核心只是單向度的人的存在和發展。

現在，人們越來越意識到「人類中心論」的荒謬。開始提倡一種新的健康文明的生活方式，一種以「生態中心論」為指導的文化。「生態中心論」把人納入到更大的、生態的、相互關聯的系統中，人的發展必須與這一系統的發展相同步、相協調。可持續發展是「生態中心論」的典型思維方式。這一變革表明，人類新的文化和生活方式是從更大的框架來考察人與自然的關係，人類的生存是社會史與人類史相互制約的過程，一旦人與自然的和諧關係遭到破壞，人的生存就會出現災難性的後果。

2. 積極性

健康的文化總是與高雅的情趣、積極向上的生活態度和健康的生活方式相聯繫。健康的、優秀的文化作品，總能以其特有的感染力和感召力，使人深受震撼、力量倍增，由此產生的精神力量，往往歷久不衰，激勵人們不斷創造美好幸福的生活；健康的生活方式可以給人帶來健康的身體，如節制的飲食、規律的睡眠、適度的體育鍛鍊等這些良好的生活習慣和生活方式都可以促進身體健康。

3. 培塑性

一個人的精神世界與其文化生活有密切的關係。人創造了文化，文化也在塑造著人。優秀文化能夠豐富人的精神世界。健康向上的文化生活，能夠陶冶人的情操，昇華人的情感，塑造健全的人格。因此，積極參加健康有益的文化活動，不斷豐富自身的精神世界，是培養健全人格的重要途徑，如文藝活動、社會調查、愛心活動、讀書辯論等。

4. 發展性

社會發展和人的發展是相互結合、相互促進的。人的全面發展，表現在人的思想道德素質、科學文化素質和健康素質等各方面的全面提高。健康文化為人的健康成長提供不可缺少的精神食糧，對促進人的全面發展起著不可替代的作用。隨著物質生活需要逐步得到滿足，健康文化對促進人的全面發展的作用日益突出。

三、不良文化的心理防護

隨著社會經濟水平的提高，人們的生活越來越優越，社會文化越來越豐富，但是不良文化依然存在。封建腐朽文化還未根除，如賭博、嫖娼等；隨著市場經濟的發展，很多人成為拜金主義者；西方文化強勢舶入，給我們帶來了先進的理念和思路，但也帶來了很多糟粕，如極端的個人主義等。這些不良文化對於個體的工作、生活和發展都產生極大的負面影響。我們應該構築起牢固的心理防線，自覺抵制社會不良文化。

1. 吸收傳統文化的精華

傳統文化（traditional culture）是一個民族寶貴的集體精神遺產，對民族內個體有著天然的親和力和無法替代的影響力，而優秀的傳統文化更是個人寶貴的精神食糧。要抵制不良文化的影響，就要努力學習和自覺吸收優秀的傳統文化。像儒家的「天下興亡，匹夫有責」，「先天下之憂而憂，後天下之樂而樂」，可以很好地抵制極端個人主義；道家反對物慾至上、反對把物質財富作為終極追求目的而提出的「節慾」思想，有利於人們樹立合理

的科學的發展觀和利益觀，有利於人們防止和克服物慾主義、拜金主義、享樂主義等。

2. 樹立遠大的理想

人生有了遠大的理想和目標，就像有了指引航向的燈塔，就不會在紛繁複雜的各式文化中迷失。要始終保持一顆上進心，將主要精力用在學習和工作上。有了遠大的理想和正確的人生觀，能使人不為一時一地的困難和挫折所困擾，對社會、人生做到正確體察和分析，並做出恰當的行為反應；也能使人始終保持開闊的胸襟和不畏艱難的樂觀主義精神，把個人的前途與國家的命運、民族的未來聯繫起來，從而成為生活的強者。

3. 增強自制力，自覺抵制不良文化的侵襲

不良文化往往具有很強的誘惑性和迷惑性，如奢靡的生活作風、黃色文化等等。如果意志力不夠堅定，自制力不夠強，往往就會敗在不良文化之下，腐化墮落。

美國傑出的成功學家拿破崙·希爾講：自我控制能力並不是天生就有的，而是在社會教育的作用下逐步增強主體意識的結果，自制力是人們克服來自內心的障礙，善於控制、支配自己言行的意志品質。我們可以從以下方面著手培養和提高自己的自制力。

（1）從點滴做起

培養自制力一定要從生活中的點滴著手，要做到「防微杜漸」「勿以惡小而為之」。如想要改變自己生活奢靡，花錢大手大腳的作風，養成勤儉節約的好習慣，就要計劃好自己所花的每一筆錢（不管開支大小），消費之前考慮這筆支出是否合理，甚至可以為自己的每一筆開支記帳，長期堅持，自然就養成了勤儉節約的好習慣。

（2）請他人督促

對你周圍的同學朋友以及家人做出你將改變某一不良行為的公開承諾。信誓旦旦的承諾，一旦做不到，就會成為他人的笑柄，這就等於給自己施加了無形的壓力。

（3）轉換興趣

在你克制不住某種不利行為時，自己有意識地轉換做點別的同樣感興趣而又有益的事來分散注意力。如聽聽流行音樂、打打球等，使一時難以克制的不良行為得到過渡、轉移。

（4）儘量避開刺激

不健康的文化往往具有很強的誘惑性，要使自己始終保持良好的心境，就要有意識地避開或減少這些不良刺激。如不要因為好奇心去瀏覽色情網站，也不要輕易涉足一些不健康的娛樂場所、網咖等。

（5）自我對話

自我對話（Self talk）是一種自己說、自己聽的自我溝通、自我教導、自我調控過程。人們對自己所說的話往往影響著他們所做的事。因而，透過自我對話往往能改變自己的行為，或者導向自己的行動。自我對話可以是出聲地自我對話，也可以是內部的不出聲的對話。引導個體學會自我對話，有助於提高個體的自律能力。如在自己想要抽煙之前，進行自我對話，可以自我告誡「抽煙是有損健康的！」，也可自我提醒「我向家人保證過，不再抽煙！」，也可自我鼓勵「我要控制住自己，不去抽煙！」，諸如此類。

擴展閱讀

20世紀三十年代，美國著名人類學家瑪格麗特·米德根據薩摩亞的田野研究資料，於1928年出版了《薩摩亞人的成年》一書，書中對於薩摩亞社會尤其是青少年成長的描述，引起了極大的轟動和爭議。

米德的研究發現，在薩摩亞的文化中，青春期的青少年雖然也會經歷生理上的巨大變化，但是並不會像我們的青少年一樣經歷迷茫、叛逆等心理上的震盪。

他們的兒童與成年之間並沒有那麼明晰的界限。

青少年的性危機似乎也沒有出現在薩摩亞社會中。可以說每個人從小就混在大孩子隊伍中間長大，因為性嘗試被認為是合理的，所以小孩子在成長到可以進行性嘗試的過程中已經可以獲得足夠多的性認識。所以在書中，米德提出，性壓抑不是全人類共同經歷的心理過程。她在薩摩亞社會中發現，教育與樂趣不可分割，年輕人的成長既充滿嬉戲，也從嬉戲中獲得社會的自然法規，因而壓抑的感受並不存在。薩摩亞人比西方人生活得輕鬆，正是因為他們的社會未將教育區分於遊戲之外。

這與他們淳樸的社會文化和開明的教育方式有關。

由於薩摩亞的生活習慣，青少年們受到的教育總是與工作、生活實際緊密聯繫的，這使得他們在生活經歷中產生的衝突要少。薩摩亞的孩子們都見過出生和死亡，見過許多屍體，也經常目睹許多不同的人之間的性交，他們掌握這些知識的速度超過了其他的知識。薩摩亞人不害怕這些現實世界的東西給孩子們的感情發展留下不良影響，也不會因為要保持兒童的天真無邪而阻止他們了解這一切。

因為他們認為這是孩子們的各種經歷中很自然並且正當的一部分。薩摩亞成人不會強制性地把這部分經驗從孩子的完整生活經驗中分割出來而只留給他們積極的部分。這樣做有利於青少年從小就能夠獲得豐富多彩的經歷和能夠從各種各樣的經驗中確立自己的感情態度。

孩子的出生禮儀很重要，但是薩摩亞人從來不記錄孩子的年齡，也沒有生日的存在，只用相對年齡來區分同齡人之間的關係，並以相對年齡來規定每個人的義務。以女孩的成長線索來看，她們要經歷：出生、跟隨大孩子（爬）、幫忙家務、看孩子、使喚小孩子、移動居住、性嘗試、編席、結婚／私奔、生育。這一切都隨著年齡的增長而有序進行，由於薩摩亞不記錄年

齡的風俗，所以需要從與他人相比較的相對年齡以及身體發育狀況來判定每一個人正處於什麼階段，並且應該具有相應的義務，做出相應的行為。

複習鞏固

1. 文化對個體心理的影響主要體現在哪些方面？

2. 結合自身情況，談談如何做好不良文化的心理防護。

第二節 社會轉型

一、社會轉型及其心理學意義

社會轉型是指社會體制的轉變、社會結構的改變、社會形態的變遷。在社會轉型時期，人們的行為模式、生活方式、價值體系都會發生明顯的變化。

西方社會學者以西方社會為藍本，將現代社會轉型的主要內容概括為六個方面：一是經濟轉型，即工業化；二是社會轉型（狹義），即城市化；三是政治轉型，即民主化；四是文化轉型，即世俗化；五是組織轉型，即科層化；六是觀念轉型，即理性化。由此可見，社會轉型涉及的方面非常廣泛，涵蓋了組成社會各種要素的各方面的變遷和改變，既包括了社會顯性結構即物質層面的變革，也包括了社會隱性結構即精神、文化、心理層面的變革。

社會經濟制度的轉型和外來文化的衝擊會給人們帶來巨大的文化震盪，而這種文化震盪會體現在人們的心理上，人們或欣然接受，或憤怒譴責，或無所適從。面對這種文化震盪，人們會因在一個極短的時間裡承受過多的變化而感到壓力重重，暈頭轉向！就像周曉虹在其《現代社會心理學》一書中所說：整整十億人經過長期的封閉、停滯乃至倒退後，又突然面臨改革開放，面臨如此現代化的一個外部世界，這種強烈的反差以及由此形成的心理體驗是任何民族都不曾經歷的。

社會正在經歷的社會轉型給人們帶來巨大的心理衝擊和諸多心理問題。主要體現在以下方面：

1. 自我迷失

社會轉型會帶來急劇的文化震盪，再加上多種文化的交織、碰撞，價值觀的多元化和混亂，容易讓人迷失自我。不確定、權威消逝、身分感模糊的文化氛圍使得現代人產生虛無感、孤獨感，歸屬感喪失，進而陷入一種自我認同焦慮（Self-identity anxiety）中。

2. 繁重的壓力導致「亞健康」

面對日新月異的社會，如果個體不能很好地調整和改變自己，會產生適應不良。社會轉型期中人們事業和財富充滿了變數和不確定性，所以普遍感覺壓力較大。這些問題如果不能很好地調整，就會導致「亞健康」（sub-healthy），這些人雖然沒有明確的疾病，但卻出現精神活力和適應能力的下降。

3. 容易因相對剝奪感產生心理失衡

在社會生活中，個人的滿意程度主要取決於自身和他人的比較，當在比較中發現自己應得而未得到某事物時，就會產生怨恨與不滿，此即著名的相對剝奪理論（Relative deprivation theory）。分配不公常常使收益較少的社會成員感到自己遭到了不合理的對待，形成強烈的相對剝奪感，從而對自己獲得的地位不願意認同，並產生失衡的社會心態和行為。

二、社會轉型期常見心理問題

1. 壓力障礙

社會轉型期間，人們的個人生活也充滿了「變數」，比如投資失利、失業、公司倒閉、家庭破裂等等。這些社會經濟地位和家庭的變故會給當事人帶來巨大的心理壓力，出現急性壓力症（acute stress disorder，簡稱 ASD）、創傷後壓力症候群（posttrau-matic stress disorder，簡稱 PTSD）等。

(1) 急性壓力症

遭遇急劇、嚴重的精神打擊，刺激後數分鐘或數小時發病，主要表現為意識障礙，意識範圍狹隘，定向障礙，言語缺乏條理，對周圍事物感知遲鈍，可出現人格解體，有強烈恐懼，精神運動性興奮或精神運動性抑制。

(2) 創傷後壓力症候群

又稱延遲性心因性反應。是指在遭受強烈的或災難性精神創傷事件之後，數月至半年內出現的精神障礙。如創傷性體驗反覆重現、面臨類似災難境遇可感到痛苦和對創傷性經歷的選擇性遺忘。

2. 適應不良

處於不斷變動中的社會，從國家的方針政策到普通人的生活方式和狀態都時刻在發生著變化，有些人不能很好地跟上這種變化，就會產生適應不良的問題。特別是年齡較大的人，更容易產生適應不良。老年人難以接受新鮮事物，往往沉迷於對過去時代的追憶當中，看不慣，想不通，精神憂鬱，產生失落感。

3. 社交障礙

經濟的發展提高了人們的物質生活水平，馬路越來越寬，樓房越來越高。而人與人之間心靈的距離卻越來越遠。特別是，隨著手機、網路等便捷通訊方式的發展，人與人之間面對面地交流越來越少，人際交往呈現形式化、快捷化和虛擬化的趨勢。這更催生了真實社交環境下社交恐懼症較高的發病率。

社交焦慮常無明顯誘因，突然起病，中心症狀圍繞著害怕在小團體中被人審視，一旦發現別人注意自己就不自然，不敢抬頭、不敢與人對視，甚至覺得無地自容，不敢在公共場合演講，集會不敢坐在前面，故意迴避社交，在極端情形下可導致社會隔離。常見的恐懼對象是異性、嚴厲的上司和未婚夫（妻）的父母親或是熟人等。可伴有自我評價低和害怕批評，可能有臉紅、手抖、噁心或尿急等症狀，症狀可發展到驚恐發作的程度。臨床表現可僅限於如公共場合進食、公開講話或遇到異性，也可泛化到涉及家庭以外的幾乎所有情景。

4. 焦慮

當前社會競爭異常激烈，工作節奏快，工作壓力大，人們容易感到焦慮不安，甚至會得焦慮症（anxiety neurosis）。焦慮是一種不愉快的、痛苦的情緒狀態，同時伴有軀體方面的不舒服體驗。而焦慮症就是一組以焦慮症狀為主要臨床表現的情緒障礙，往往包含兩組症狀：

（1）情緒症狀。患者感覺自己處於一種緊張不安、提心吊膽、恐懼、害怕、憂慮的內心體驗中。緊張害怕什麼呢？有些人可能會明確說出害怕的對象，也有些人可能說不清楚害怕什麼，但就是覺得害怕。

（2）軀體症狀。患者緊張的同時往往會伴有自主神經功能亢進的表現，像心慌、氣短、口乾、出汗、顫抖、面色潮紅等，有時還會有瀕死感，心裡面難受極了，覺得自己就要死掉了，嚴重時還會有失控感。

5. 物質依賴症

處於社會轉型期的個體社會壓力較大，很多人在無力承受這種壓力或者遭受挫折之後，會以「物質濫用」的形式轉移壓力。就像古語講的「借酒消愁」，但是這種方式的後果往往是「借酒消愁愁更愁」，因為時間久了就可能患上物質依賴症。

物質依賴症是指長期使用某類物質後，身體和心理都對這種物質產生依賴，難以自控地重複使用這種物質以獲得生理和心理愉悅，如果突然戒斷會產生難以忍受的生理和心理痛苦。常見的物質依賴症有煙草依賴，酒精依賴，毒品依賴等。

三、社會轉型期心理調適

由社會轉型所引起的心理問題，需要社會和個人共同努力，構築防護堤壩，進行調適和解決。

1. 構築良好的社會支持體系

（1）建立健全的心理衛生保健體系

不僅要在提高心理諮詢質量、重視心理疾病診治、加強心理危機干預等硬體方面來進一步提高物質條件和科技水平，以促進心理衛生工作隊伍盡快走向專業化，而且還要在軟體方面全面廣泛地提高全體社會成員保持自身良好心理狀態的自覺意識，努力構建和諧社會、和諧環境，促進民眾的心理健康成長，提高適應社會轉型期的心理素質和能力。

（2）建立有效的家庭支持系統

要充分發揮家庭的社會支持功能，在當前社會支持系統比較紊亂的情況下，增強家庭的凝聚力和支持力是至關重要的。家庭對家庭成員的心理扶助是其他社會組織和群眾無法替代的。因此，要積極創造有利於家庭和睦穩定的條件，弘揚傳統美德，增強人們對家庭的責任感、義務感。另外，還要重視家庭社會關係網對家庭成員的社會支持作用，積極建立類型各異、較為緊密的家庭社會關係網。這樣既能滿足人們社會交往的需要，又能使家庭在遭遇生活危機時，得到必要的支持、扶助，從而減輕人們的心理負擔。

2. 自我調適

（1）養成健康的生活方式

要養成規律的飲食和作息習慣，不熬夜、不暴飲暴食。注意培養和發展有益的業餘興趣和愛好，如體育運動、唱歌、下棋、畫畫、集郵等，以便能在緊張的學習、工作之餘，透過愉快的自我娛樂活動，愉悅自己的身心，放鬆緊張的心情，從而有效地避免因過度疲勞、緊張而出現種種心理障礙。

（2）提高人際交往能力

人際交往能力的培養和提高，是自我心理調適的重要途徑之一。自我封閉常常會使一些不良的心理傾向惡性發展，成為難以治癒的心理痼疾。在現代社會，一個善於溝通、有良好人際關係的人往往容易得到更多的機會和支持。正確處理人際關係，不僅要學會尊重別人，與人真誠交往，善於反省自

己言行，不在不經意的情況下對別人造成傷害，而且還要學會換位思考，善於從對方的角度和處境去體會對方的情感。

（3）培養良好的心理承受力

心理承受力是個體對挫折、苦難等非自我性環境訊息進行處理的理性程度。它是一種心理品質，反映著一個人對待困難和挫折的理智程度，以及對自我思想、情緒的控制能力。如今人們物質生活優越，但缺乏良好的抗挫折心理，心理承受力極為脆弱，當遭遇社會激烈競爭時，往往會產生各種心理困惑甚至是心理疾病。所以我們要以積極的心態面對挫折，善於從挫折和失敗中吸取教訓，只有這樣，才能不斷提高自身的競爭能力和綜合素質，才能以積極的態度、飽滿的精神狀態迎接社會的各種挑戰。

（4）學會調控自我情緒

要正確認識自己的精神狀態，了解自己的情緒變化；要學會恰當地表達自己的情緒，學會合理的宣洩，既不要壓抑自己，也不要放縱自己。如果經過一段時間的自我調適仍然無法擺脫心理困擾時，要學會尋求專業幫助，及時接受專家的心理諮詢。

（5）保持積極心態，調整不良認知

社會轉型期的心理健康問題主要來自很大的壓力。壓力一般包括壓力源、中介因素、心理生理反應三部分。壓力源是影響心理健康的直接因素，包括人們在日常生活中所經歷的各種重大生活事件和社會事件，其作用的大小既與壓力本身的性質和強度有關，又受中介因素調節作用的影響。中介因素是指在壓力源和心理健康狀況之間起調節作用的因素。由於這種調節常是透過個體心理活動來完成，所以通常又稱心理中介。心理中介是個體內部的一種心理活動，如認知、體驗和應對等。美國心理學家薛利說：問題不在於發生了什麼，而在於你如何對待它。也就是說心理中介對心理生理反應具有重要的調節作用。近年來一些研究指出，心理中介對改變和控制壓力源的直接影響有重要意義，如 Lazarus 等人認為，在許多方面人們對事件的認知評價會

影響他們對事件的反應；Billings 等的研究揭示，積極的應對有利於緩和壓力的影響，而消極應對則有加重壓力損害的趨勢。

因此，面對社會轉型期巨大的社會壓力和諸多的「不公」，我們應該隨時保持積極的心態，調整自己的不良認知，就能夠緩解壓力，保持身心健康。

心理自測

漢斯賽爾耶精神壓力自測問卷

此問卷適合於 16 歲以上的成年人。請回答下列問題，在「是」或「否」上打「√」（是）或「×」（否）。請根據你本人在過去 12 個月內的經驗和感受來回答問題。

1. 你是否曾在嘈雜的環境中居住或工作？ A. 是 B. 否

2. 你是否曾改變你的生活環境或搬家？ A. 是 B. 否

3. 你是否曾有姻親（婆媳、妯娌、連襟）困擾？ A. 是 B. 否

4. 你是否曾申請取得一大筆抵押貸款？ A. 是 B. 否

5. 你應該做的事情是否有進一步落後的傾向？ A. 是 B. 否

6. 你是否有時候很難集中注意力？ A. 是 B. 否

7. 你是否經常有失眠的困擾？ A. 是 B. 否

8. 你是否有暴飲暴食和吸煙過度的傾向？ A. 是 B. 否

9. 你是否數週來每天連續看三小時以上的電影？ A. 是 B. 否

10. 你和你的配偶是否曾換工作或改變工作職責？ A. 是 B. 否

11. 你是否對你的工作覺得不滿意或不快樂，或感覺工作責任太重？ A. 是 B. 否

12. 你是否有近親或友人死亡？ A. 是 B. 否

13. 你是否對性生活不滿意？ A. 是 B. 否

14. 你是否懷孕？ A. 是 B. 否

健康心理學
第八章 社會文化與健康

15. 你家中是否添了新生兒？A. 是 B. 否

16. 你是否煩惱如何收支平衡？A. 是 B. 否

17. 你是否有家人健康狀況不良？A. 是 B. 否

18. 你是否有時服用鎮靜劑？A. 是 B. 否

19. 你是否常因事情進展不順利而惱火？A. 是 B. 否

20. 你是否經歷惡劣的人際關係甚至是和你最愛的人？A. 是 B. 否

21. 你是否經常對小孩或其他家人急躁沒有耐心？A. 是 B. 否

22. 你是否常常無法靜下心來，而又容易緊張？A. 是 B. 否

23. 你是否常有頭痛或消化性疾病？A. 是 B. 否

24. 你是否數日來均感到焦慮和煩惱？A. 是 B. 否

25. 你是否總因如此專注，以致忘記了你把東西放在哪裡，譬如像鑰匙，或是忘了離開辦公室或離家時忘了關機器？；A. 是 B. 否

26. 你是否結婚或和配偶在和解調停中？A. 是 B. 否

27. 你是否曾發生嚴重的意外事故，疾病或手術？A. 是 B. 否

28. 你的近親中是否有人死亡？A. 是 B. 否

29. 你是否離婚或分居？A. 是 B. 否

計分規則與結果解釋：

各題回答「是」的得分規則如下：

1）-3 分

2）-3 分

3）-3 分

4）-3 分

5）-3 分

6) -3 分

7) -3 分

8) -3 分

9) -3 分

10) -4 分

11) -4 分

12) -4 分

13) -4 分

14) -4 分

15) -4 分

16) -4 分

17) -4 分

18) -4 分

19) -4 分

20) -4 分

21) -4 分

22) -4 分

23) -5 分

24) -5 分

25) -5 分

26) -5 分

27) -5 分

健康心理學
第八章 社會文化與健康

28）-6 分

29）-7 分

請根據計分規則的要求,將所有回答「是」的分數加起來,你的分數可能從 0 到 117 分。

低分（0～15）：

這個得分範圍表示,對這個測驗所列的壓力情境,你所感受到的壓力程度很低。假如你的分數很低,表示你很可能身體各方面正處於最佳狀態。如果你的分數接近分數範圍的頂端,就是你感受了一些壓力,但可能處理得很好。如果你覺得處理生活中的壓力並不像你期望的那麼好,那麼對其他兩項高分者所提的建議對你可能也有幫助。

中等分數（16～40）：

如果你的得分位於這個範圍,你就是處在介於輕微和中度的壓力下。了解你目前遭受多大的壓力和造成壓力的緣由是什麼,對你是非常重要的。當你感覺壓力正在逐日增加時,回顧通常用來舒緩壓力的方法有助於自我了解;同時注意任何可能增加壓力的事件,你也許需要延遲、避免或者重新排定某些行程的日期。

高分（41～117）：

這個範圍的得分者壓力很大。如果你的得分在這個範圍內,毫無疑問你已明白生活中的壓力程度,但你不明白的是到底什麼事情造成如此大的壓力。再回頭看一遍這測驗,並且注意那些特殊的造成你如此高分的事件。但是不論是由什麼所造成的,重要的是你要做兩件事:第一,如果可能,避免任何額外的壓力,直到你覺得比較能控制你的生活;第二,尋求心理專家協助,他們可指導你如何緩解壓力和防止壓力。

複習鞏固

1. 社會轉型時期常見的心理問題有哪些?

2. 如何做好社會轉型時期的心理調適？

第三節 資訊網路

一、資訊網路及其心理學意義

現在上網的人口眾多，資訊網路深刻地影響和改變著人們的生存方式和生存狀態。

網路在給人們的工作生活帶來極大方便的同時，也給人們帶來一系列的心理問題，心理學工作者逐漸將網路作為重要的研究對象。

人們網路行為的心理學意義涉及三個層次：人機交流層次、個體心理層次、社會心理層次。

1. 人機交流層次

人們在使用計算機的過程中，首先發生的就是人與電腦之間的互動，也就是人機互動。比如，你輸入一個網址，電腦會給你一個回饋。打開這個網頁之後，如果你對這個網頁感興趣，那麼會長時間瀏覽，如果這個網頁激發不了你的興趣，那麼你會很快關閉該網頁，這就是一種人機互動。並且隨著電腦的智慧性越來越高，人與電腦之間的這種互動也越來越接近於人與人之間的交流。比如，可以透過語音指揮電腦，電腦也可以進行面孔識別，甚至電腦可以與人對話交流。

也就是說，隨著技術的提高和電腦交互界面的提升，人機交流將變得更加人性化、更快捷、更有效。

2. 個體心理層次

網路給人們生活帶來便捷的同時，也在深刻地改變著個體的生活方式和生存狀態。

(1) 意識形態的改變

寄居在互聯網上，人們的娛樂、交流、購物都以一種虛擬的形式進行，網路遊戲甚至是以一種超現實的類似於夢的形式進行，這將深刻地影響個體的心理。

(2) 上網者的自我捲入程度很高

主要體現在當個體玩網路遊戲時，有很強的帶入感，會不由自主地趨同於自己遊戲角色的所思、所感。

(3) 上網者具有較高的自我分裂程度

主要體現在人們在線上可以分飾多個角色，比如一個人可以同時用多個帳號進行網路聊天，這些帳號可以是不同的性別、不同的年齡、不同的個性特點。這些反映了個體人格不同的側面。

(4) 平等的社會地位

由於網路的匿名性，現實社會中個人最重要的標籤如長相、身分地位、個人財富甚至性別等都可以偽裝，因其可偽裝性而變得次要和模糊。現實社會中的階層消失，平民可以和官員平等地討論問題，工薪階層可以和億萬富翁爭論不休。在互聯網上，每個人都可以平等地發表自己的見解，而一個人的受歡迎程度完全取決於其觀點的新穎、語言幽默、文字表達技巧等。這種現象被稱為「網路民主」（net democracy）。

3. 社會心理層次

(1) 網路交際的虛擬性給人帶來虛幻的滿足

1993年，漫畫家彼得·施泰納在美國著名雜誌《紐約客》曾經發表過一幅著名的漫畫（圖8-1），畫面上一條狗邊上網邊對旁邊的另一條狗說：在「互聯網上，沒人知道你是一條狗。」這幅漫畫之後被多次重印。這幅漫畫很好地反映了網路交際的匿名性。人們可以很好地隱藏自己的缺陷，修飾和美化自己，並能從中找到前所未有的自信和自我滿足。

第三節　資訊網路

在互聯網上，沒人知道你是一條狗。

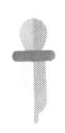

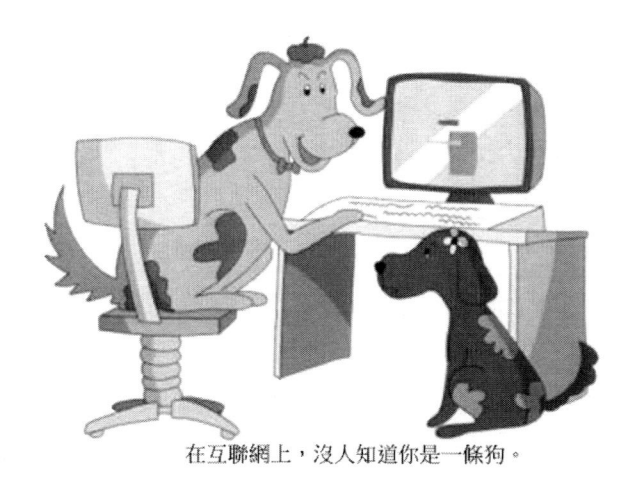

圖8-1　漫畫

(2) 網路人際交往的虛擬性造成個體人際交往能力的退化

互聯網使人與人之間的交往更加便捷，然而也加深了人與人交往的隔閡，真實的面對面的交往是一種可以調動人的視聽觸嗅各種感官的立體的交流方式。而網路人際交往不是面對面的交流，雖然便捷，卻難以調動人的觸覺和嗅覺。人們很難感知真實人際交往過程中那種微妙的感覺。在一定程度上會造成人們交往能力的退化。

(3) 虛擬社群（virtual community）的形成

網路購物、網路聊天室、線上聊天、群組討論、論壇等網路服務，將一大批有著相同興趣愛好的網民聚集到一起，大家透過這些網路平臺買賣交易、分享訊息、交流思想、共同娛樂休閒，並產生依賴感和歸屬感。這些網路平臺催生了痴迷於網路購物的「淘寶族」、在家裡辦公的 SOHO 族（small office home office，家居辦公）、整日寄居於網路論壇的「天涯人」，形成所謂的「虛擬社群」（virtual community）。

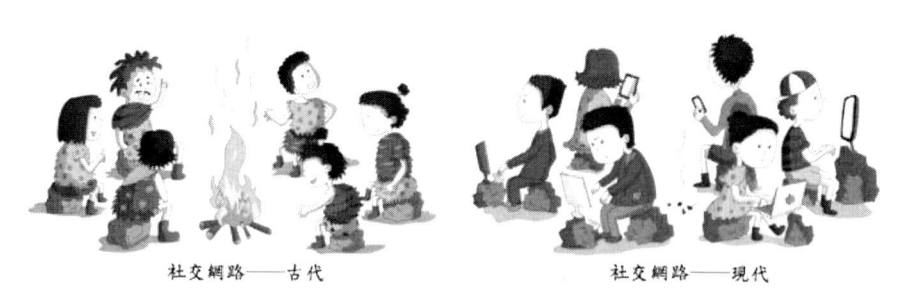

圖8-2 社交網路

二、資訊損傷

人是在不斷進行資訊交流的過程中成長起來的，人的心理感受與外顯行為之所以受到外部環境的影響，是基於人腦與外部資訊的交互作用。所以，資訊對於個體心理的發展和維持健康的心理狀態至關重要。

資訊是一個中性的概念，但是在某些情況下，資訊卻可以給人帶來巨大的心理衝擊。

（1）資訊爆炸

資訊技術和互聯網的飛速發展，使得資訊的採集、傳播的速度和規模達到空前的水平，實現了全球的資訊共享與交互。人類已進入到「資訊爆炸」（information explosion）的時代。

這種資訊爆炸給人們帶來了很大的認知干擾和認知負擔。洶湧而來的資訊有時使人無所適從，從浩如煙海的資訊海洋中迅速而準確地獲取自己最需要的訊息，變得非常困難，甚至海量的訊息會給人的身心帶來損傷。

（2）在環境封閉或者訊息不對稱的情況下，又會出現資訊缺失或資訊封閉。個體會因此空虛寂寞、焦躁不安、情緒紊亂。

（3）海量的資訊是良莠不齊的，除了良好的、有用的資訊，也充斥著不準確訊息和虛假訊息。這些不準確訊息或者虛假訊息會造成訊息受眾的認知偏差、心理結構失衡等後果。

基於以上情況，我們提出資訊損傷的概念：在資訊的影響下，因資訊過剩或資訊爆炸、資訊缺失或資訊封閉、虛假訊息或恐嚇訊息，引起受眾心理結構的失衡，導致其認知偏差、情緒紊亂、意志消沉甚至人格扭曲，從而導致社會活動效能降低的狀態，稱為資訊損傷。

資訊損傷會帶來很多心理問題，現舉一典型例子：資訊焦慮症候群。

（1）資訊焦慮症候群（information anxiety disorder）的表現

沒有任何病理變化，也沒有任何器質性病變，但突發性地出現噁心、嘔吐、焦躁、神經衰弱、精神疲憊等症狀，女性還會並發停經閉經和痛經等婦科疾病。有關專家認定，這是一種名為資訊焦慮症候群的身心障礙。

（2）資訊焦慮症候群的分類

資訊焦慮症候群從症狀表現來看，一般可分為以下三種類型：

①資訊消化不良：大量訊息在短時間內輸入大腦卻來不及消化，時間一長，便出現偏頭痛、頭昏腦漲、注意力分散等現象，嚴重的還會導致高血壓、緊張性休克等。

②資訊干擾：大腦中可能同時貯存著大量同類訊息，對於各種資訊接觸過多，又不善於分析和處理，會變得思緒混亂，判斷力下降。

③資訊恐懼：由於知識更新過快，不得不拚命學習新的知識。有些人會因此而顧慮重重，感到負擔過重或擔心跟不上時代的發展，最後出現惶恐不安、失眠健忘、食慾不振等症狀，甚至會產生厭世情緒。

三、網路疫情

由於網路具有平等性、開放性和虛擬性等特點，人們樂於在論壇、聊天室等虛擬社區中討論新聞事件、公眾事件。我們把這些人稱為「新意見階層」。由於網路資訊是「所有人對所有人的傳播」，所以「新意見階層」往往暢所欲言，能在極短的時間內凝聚共識、發酵情感、誘發行動、影響社會。那麼，網路將在人的生活中扮演什麼角色？網路是多功能、高速度的資訊傳播工具，它的出現加快了人對事物的認識，加深了人與人之間的交流。網路

帶來實惠的同時，我們不由感覺一團邪惡恐怖般的黑暗向人們襲來。論壇汙穢、下流、趣味低級、胡編亂造，對人的家庭、生活無益有害的貼文受人關注；宣揚正直、善良，對人有現實意義，對人的家庭、人生有幫助的貼文，反被人輕視，被視為懦弱，跟不上時代潮流。

不正當的利用科技，使一些不健康的畫面、鏡頭、語言、文字如傳播疫情一樣傳播到每一個接觸它的人身上，它們雖不像瘟疫那樣立刻發病，但在人的心裡已有了病毒，一旦在身上發作出來將造成不良的社會影響。網路的開放性和虛擬性，決定了網路疫情具有以下特點：

1. 直接性，透過 BBS，新聞評論和部落格網站，網民可以立即發表意見，下情直接上達，民意表達更加暢通；

2. 突發性，網路輿論的形成往往非常迅速，一個熱門事件的存在加上一種情緒化的意見，就可以成為點燃一片輿論的導火線；

3. 偏差性，由於發言者身分隱蔽，並且缺少規則限制和有效監督，網路自然成為一些網民發洩情緒的空間。在現實生活中遇到挫折，對社會問題的片面認識等等，都可以利用網路得以宣洩。因此在網路上更容易出現庸俗、灰色的言論。

四、資訊損傷與網路疫情的防護

（一）資訊損傷的防護

資訊損傷的防護，需要政府的監管和引導，特別是對青少年這一易感人群，更應該加強教育和引導。當然，資訊損傷和網路疫情防護的主體是個人，因此，個體應該提高警惕性，加強自身對資訊損傷和網路疫情的預防和應對能力。

1. 社會和政府應該著手做好以下工作

（1）推進網路立法工作，加強網路監管。應修改和完善現行法律中關於電腦犯罪的懲治條款，推進網路立法工作。同時必須加強青少年的網路法制教育，幫助青少年形成正確的價值判斷能力。

（2）組織科學研究人員開發本土化的網路成癮預測和診斷測評系統，明確網癮干預機構的法律地位和監管職責；進一步完善和落實網咖及網路遊戲市場管理制度規範，加強對網路遊戲研發及運營單位的引導。要提高網路遊戲運營商的可持續發展意識和社會責任感，並在行業內部建立協會組織，規範經營，相互監督。同時相關部門也要加大網路產品的監管，處理好網路文化價值與經濟利益的關係。

（3）在網路上宣傳優良的文化。互聯網是一個多種文化相互衝突與整合的世界，我們既要引導網民正確利用人類社會的優秀文化成果，又要增強網民的「免疫力」，抵制網路上意識形態的無形滲透。

（4）預防青少年網路成癮，構建家庭、學校、社會互動的教育網路系統。就家庭而言，家長應熟悉電腦和網路，了解孩子常訪問的網站和上網習慣，用成年人的經驗幫助孩子離開線上垃圾；就學校而言，應建立一支能適應網路時代教育需要的教育者隊伍；從社會來看，應加強對網路從業人員的管理和培訓，建立完善的社會監督機制。只有三者共同努力，有機結合才能從根本上預防網路成癮的發生。

（5）借鑑國外經驗，國家聯合學校、醫院及社會各方力量建立專門的心理矯正服務機構，為患有網癮的青少年提供免費醫療救助，使其得到專業的服務和治療。目前對於網路成癮的治療，主要有以下幾種方法：興趣遷移法、行為療法、替代法、認知療法、藥物治療、家庭治療、社會支持療法、團體心理輔導。就網路遊戲成癮的矯治來說，應該針對不同個體、成癮的不同程度，綜合考慮，加以選擇。

2. 個人應該從以下幾方面做好資訊損傷的防護

（1）應該有明確的生活目標和積極的生活態度，熱愛生活、努力工作，生活充實而有追求，就不會長時間泡在線上，導致「資訊超載」而對自身造成損傷；也不會因為空虛無聊而將精神寄託在虛幻的網路世界，由此降低網路成癮的風險。

(2) 控制過量的資訊入侵：上網前明確目的，一旦收集足夠資訊，迅速下網；制定時間表，在規定的時間上網，如果忘記時間，可使用鬧鐘在需要下線的時候提醒；建立一個穩定、可交流的辦公環境，減少對網路的依賴；邀請同伴監督，規定上網時間，到了之後由同伴強制執行下網。

(3) 增強自控力，不去瀏覽或主動迴避網路上的不良資訊。嚴格要求自己，遠離網路色情、暴力文化。

(4) 轉移興趣點。有「網路成癮」傾向的人，在感到空虛寂寞時應多走出去，參加體育活動；或閱讀心理調適書籍，以轉移注意力，排解空虛；或多與家人、朋友溝通，及時釋放不良情緒。

（二）網路疫情的防護

1. 政府方面

(1) 政府應加強引導，透過留言引導輿論、在主流媒體發布新聞稿、冷處理、刪貼文等處置措施，使網路疫情事件逐漸平息，消除不良影響，同時做好處置後的監控匯報工作。

(2) 政府應主導構建網路倫理的理論和實踐規範體系。網路倫理，是在電腦資訊網路專門領域調節人與人、人與社會特殊利益關係的道德價值觀念和行為規範。網路道德源於社會生活中的道德體系，又有別於現實道德。我們應加強對網路倫理規範的研究和探討，明確各種網路主體之間的權利、義務和責任，以及網路道德的基本原則，構建和規範網路倫理，為網路社會創造一個良好的道德環境。

2. 個人防護

(1) 應樹立堅定的、正確的人生觀、世界觀，這樣，就不會在資訊的海洋中迷失。可以有效抵制網路上的不良輿情。

(2) 培養自己明確的生活目標和積極的生活態度，在努力工作、用心生活中尋找自身的人生價值，這樣也可以防止過度關注網路上的虛擬消息，被網路疫情所左右。

（3）自覺規範自身上網行為，加強自我約束，不造謠、不亂傳。不做侵犯他人個人隱私和傷害別人身心的事。

複習鞏固

1. 簡述人在心理學意義上的網路行為的三個層面。

2. 資訊焦慮症候群有哪幾種亞型？

3. 結合自身實際，談談如何做好資訊損傷和網路疫情的防護？

要點小結

1. 文化的四個層面包括物質層面、制度層面、行為層面和精神層面。

2. 文化對個體心理的影響包括：影響個體的社會化和社會適應、影響個體的行為、影響群體人格特質、影響健康與疾病的判斷標準、影響心理疾病的表現、影響心理疾病的治療。

3. 健康文化具有和諧性、積極性、培塑性、發展性等特點。

4. 要抵制不良文化的侵襲，需要做好以下幾點：吸收傳統文化的精華、樹立遠大的理想、增強自制力。

5. 社會轉型的心理學意義包括：自我迷失、繁重壓力導致「亞健康」、因相對剝奪感產生心理失衡等。

6. 社會轉型期常見的心理問題包括：壓力障礙、適應不良、社交障礙、焦慮、物質依賴症等。

7. 社會轉型期的心理調適應該由社會和個人協力完成。首先要構建良好的社會支持體系。其次，個體應該從以下幾點做好社會轉型期的心理調適：養成健康的生活方式、提高人際交往能力、培養良好的心理承受力、學會控制自我情緒、保持積極心態、調整不良認知等。

8. 網路行為的心理學意義涉及三個層次：人機交流層次、個體心理層次、社會心理層次。

健康心理學
第八章 社會文化與健康

關鍵術語

文化 社會化 人格特質 健康文化 不良文化 自我對話 社會轉型 文化震盪 壓力障礙 適應不良 社交障礙 物質依賴症 虛擬社群 資訊損傷 資訊綜合焦慮症 網路成癮

複習題

1. 文化包括四個層次，其中（ ）由人類社會實踐和意識活動中經過長期孕育而形成的價值觀念、審美情趣、思維方式等構成，是文化的核心部分。

A. 物態文化層

B. 制度文化層

C. 行為文化層

D. 精神文化層

2. 在社會生活中，個人的滿意程度主要取決於自身和他人的比較，當比較中發現自己應得而未得到某事物時，就會產生怨恨與不滿，此即著名的（ ）

A. 剝奪理論

B. 相對剝奪理論

C. 比較理論

D. 失衡理論

3. 在遭受強烈的或災難性精神創傷事件之後，數月至半年內出現創傷性體驗反覆重現、面臨類似災難境遇可感到痛苦和對創傷性經歷的選擇性遺忘等症狀的是（ ）

A. 急性壓力症

B. 焦慮症

C. 廣場恐懼症

D. 創傷後壓力症候群

4. 長期使用某類物質後，身體和心理都對這種物質產生依賴，難以自控的重複使用該種物質以獲得生理和心理愉悅，如果突然戒斷會產生難以忍受的生理和心理痛苦。我們一般稱這種心理疾病叫做（　）

A. 物質成癮症

B. 物質濫用症

C. 物質依賴

D. 焦慮症

5. （　）是個體對挫折、苦難等非自我性環境訊息的處理理性程度。它是一種心理品質，反映著一個人對待困難和挫折的理智程度，以及對自我思想、情緒的控制能力。

A. 心理素質

B. 心理健康

C. 心理狀態

D. 心理承受力

6. 下面不屬於人在心理學意義上的網路行為主要涉及的三個層面的選項是（　）

A. 人際心理層次

B. 人機交流層次

C. 個體心理層次

D. 社會心理層次

7. 大腦中可能同時貯存著大量同類訊息，對於各種資訊接觸過多，又不善於分析和處理，會變得思緒混亂，判斷力下降。這屬於資訊焦慮症候群的哪種類型？（　）

A. 資訊消化不良

B. 資訊混亂

C. 資訊干擾

D. 資訊恐懼

第九章 患者心理與干預

　　張大爺今年55歲，最近半年他有時感到胸悶、疲倦，以為是年紀大了的原因，未引起重視。3小時前在爬樓梯時張大爺突然感到胸口劇烈疼痛，同時伴隨窒息感、悶脹感、呼吸短促、頭暈、皮膚濕冷，家人急送至醫院，經檢查診斷為冠心病（心絞痛型）。張大爺從14歲開始吸煙，平時喜歡吃油膩的東西，很少鍛鍊身體。這次的經歷讓張大爺意識到，自己成為一名冠心病患者。從此，他開始遵從醫生的建議，改變自己的生活習慣，並遵醫囑服藥。

　　疾病改變了一個人生存的正常狀態或生活模式。對病痛的痛苦體驗，加上生活節律的破壞，不僅會使病人的注意力集中到病體上，還會影響到他的心理狀態，改變他的情緒狀態、社會適應能力、自我評價，以至人格特徵。作為醫務工作者，我們需要掌握患者的心理變化，根據病人不同的個性心理特徵，有的放矢，在治療原有疾病的基礎上注重心理護理和心理輔導，有利於促進患者全面康復；作為患者，了解自己生病後的心理變化，有利於及時調整心態，積極面對和戰勝疾病。

第一節 患病與患者角色

一、患病的界定

　　現代疾病觀認為，患病（sick）是指個體對其不健康的主觀感受，是個體對生理、心理、社會、發展或精神功能的減退或受損狀態的體驗。而疾病（disease）是指一個人受到生理、心理、社會因素的作用，引起一種複雜且有一定形式的病理過程，包括軀體疾病和心理異常。患者（patient）是指軀體患有疾病或心理障礙，或個體在工作、生活、社會中活動功能受損的人，是機體或心理功能處於不正常狀態的人。因此，患病與疾病、患者是不同的概念。一個人可能因為疾病而感覺患病了，也可能患有某種疾病但沒有「病了」的感覺。可見，患病具有明顯的主觀性。

利文撒爾將他對疾病認知的描述歸納到自我調節模型（self-regulatory model of illness cognition）中。該模型以問題解決為基礎，他認為和解決其他問題一樣，個體會運用相同的方式來應對疾病或症狀。傳統的問題模型有三個步驟：

（1）解釋（理解問題）；

（2）應對（解決問題以恢復到平衡狀態）；

（3）評價（評估應對階段的成功程度）。

依據問題解決模型，在應對策略沒有被評價為成功、沒有重新恢復平衡狀態之前，這三個階段會繼續運行下去。就健康和疾病而言，如果健康是一個人的正常狀態，那麼任何疾病的發生就意味著問題的出現，個體將會主動調整以重建健康狀態。

二、患者行為

（一）求醫行為

求醫行為（seeking behavior）是當一個人感到生病時，為了達到確認疾病存在和尋求減輕疾病痛苦的目的，而主動採取的行動，亦稱為「患病行為」。通常情況下，一個人感到不適就應該去求醫，得到必要的檢查和適當的治療，但研究表明情況並非如此。人們往往在疾病的初期存在僥倖心理，自認為沒有什麼大問題，希望透過自我調整使症狀減輕或消失，或者根據自己的經驗服用一些藥物期望治癒疾病。上述方法不能奏效時，個體才選擇尋求科學的醫療幫助。

1. 求醫行為的類型

根據求醫行為的決定權是誰，可把求醫行為分為以下三類：

（1）主動求醫行為：是指病人根據自己的感覺及其他條件自己決定去醫院就診。這是最常見的求醫行為，一般神志正常，生活能夠自理者均能做出主動求醫決定。

（2）被動求醫行為：是指病人自己因各種原因，不能做出求醫的決定，必須由其家長、親屬、鄰居或同事的幫助、護送才能達到求醫的目的。常見的有嬰幼兒、老年人、各類昏迷病人、垂危病人、精神病人等等。

（3）強制求醫行為：是指會對自身和他人產生危害的疾病患者所採取的強制求醫措施。如部分傳染性疾病，有危害社會行為的精神病人等。

2. 求醫行為的影響因素

個體是否做出求醫決定，並付諸行動受到很多因素的影響，以下幾種因素較為常見：

（1）個體對疾病的主觀感受和認知：生活中個體患病後是否求醫，首先取決於個體對疾病的主觀感受。有人感覺很糟糕，檢查結果卻輕微異常或正常；有人感覺良好卻可能已處在疾病的中、晚期。有人對自己的不適感較敏感，稍有不適即認為自己某臟器有問題，立即求醫；有人有不適感但認為並不嚴重，可能躊躇徘徊。總之，對疾病的感受和認識不同，人們決定是否進一步採取求醫行為亦有很大差異。

（2）疾病種類和嚴重程度的影響：個體是否求醫與疾病的種類和嚴重程度有關。一般性疾病，如感冒、咳嗽、牙齦炎等症狀或疾病在人群中出現頻率高，預後易於判斷，個體有一定的預防和治療經驗，較少求醫；而有些疾病如腦血管意外、腫瘤、骨折等，症狀嚴重，預後難以估料，患者及家屬無法自行處理，這種情況下往往主動求醫；有些疾病涉及隱私，如愛滋病、性病，患者往往不願求醫。

（3）社會心理因素的影響：求醫行為與性別、年齡、心理體驗、文化背景及宗教信仰、經濟條件、教育程度等因素有關。常見有病不求醫的原因包括以下方面：

①醫療費用太高，沒有足夠的經費；

②對疾病的症狀沒有覺察出來；

③對所患疾病的意義和重要性認識不足；

④對於醫療過程的恐懼心理，如對於診斷過程的恐懼、對外科處置的恐懼；

⑤太忙，工作丟不開，請不了假；

⑥對個人健康的冷漠態度；

⑦存在一種自我懲罰的心理；

⑧存在一種認為患了病乃是羞恥的觀念。

一般認為，老年人、兒童、女性、就醫方便者、經濟條件較好者求醫行為較多。

（二）遵醫行為

遵醫行為（compliance behavior），是指病人按醫護人員指導所進行的自我保健、服藥或治療行為。在防治疾病的過程中，不遵醫囑的現象普遍存在。據馮麗娟等對原發性高血壓的一項調查顯示：因受經濟、地域等多方面限制，18.9%的患者不能定期複查。因對治療失去信心，或認為血壓高時服藥，血壓不高就停藥，35.4%的患者不能長期堅持藥物治療。因原發性高血壓飲食限制難以適應，41.4%的患者不能合理地控制飲食。沈玉枝等對105例冠心病住院患者調查結果顯示，不遵醫行為22例，占20.95%。在農村，由於教育素質低，接受能力與資訊來源不足等原因，不遵醫囑的行為更為嚴重。龔勁松等對85例農村糖尿病病人進行電話隨訪發現，出院1個月後能完全按醫囑用藥者僅35例，而未按醫囑服藥者50例；有25例能完全按醫囑進行飲食調理，有60例不能控制飲食。醫學工作者認為，病人遵醫行為不良，是影響疾病防治效果的一個極為重要的因素。輕者延遲疾病的痊癒，重者可能導致病情惡化，甚至死亡。

1. 不遵醫囑的原因

如上所述，病人不執行醫囑的發生率很高，常見不遵醫囑的原因有以下三方面：

(1) 患者方面的原因

①對自身疾病的認識不足：患者常常對所患疾病一知半解，當症狀不明顯或自以為疾病已經好轉時，常出現不遵從醫囑檢查、治療和預防等行為。對於慢性病的患者，往往認為自己久病成良醫，擅自更改醫囑也較常見。

②醫囑與患者社會需要衝突：如對於經濟困難的患者，過高的醫療費用可能導致其無法遵從醫生的檢查、治療要求；醫囑與患者的工作生活有衝突時，也易導致患者不遵醫囑。

③醫囑複雜，患者理解和記憶困難：通常情況下，普通的治療方式，患者依從率是很高的。如果治療方式複雜，檢查項目繁多，患者可能出現理解和記憶困難，尤其對於老年人，故要求病人遵醫的項目越多越會降低遵醫率。

④醫囑措施或藥物治療的副反應：隨著人們對健康意識的增強，這已經成為不遵醫囑行為最常見的原因。不少患者擔心長期服藥的不良反應危害身體健康或對目前治療的副反應無法接受，導致其擅自改變治療方案或拒絕治療。

⑤患者被動性就醫：有些疾病是患者沒有能力認識、判斷、做出求醫決定的，患者常常在監護人、親屬、鄰居或同事等幫助下被動就醫，如精神病患者（自知力缺失），此類患者往往依從性較差。

(2) 醫務人員方面的原因

①醫務人員服務態度不良：醫務人員對患者態度冷漠，話語生硬，解釋病情敷衍了事，給患者不負責的感覺，常引起患者的不滿情緒。或者患者抱著很大的期望來治病，而醫生三言兩語就給自己下診斷、開藥，從醫生那裡得到的資訊讓其很失望，又不敢向醫生諮詢自己不懂的，對治療措施的不理解，往往導致患者對醫囑產生懷疑、不信任、牴觸的現象。

②醫務人員對醫囑指導不充分：醫務人員應根據病人的教育程度，採用通俗易懂的語言耐心向病人和家屬介紹疾病的有關知識，解釋執行醫囑的必要性和重要性，具體明確地說明執行的方法，必要時讓患者重複醫囑的內容。了解患者存在的疑慮，並予以解答。

③醫務人員操作不熟練或醫療措施給患者帶來痛苦：患者往往不願配合，導致不遵從醫囑。

(3) 社會因素

①社會經濟狀況、醫療保障系統：治療費用影響病人的遵醫行為，全自費的患者遵醫囑情況顯著低於公費或半公費。醫療保障涵蓋水平不高也是病人就診率降低的原因之一。

②社會支持系統因素：遵醫行為與社會支持系統密切相關，病人的朋友和家屬對執行治療的方案給予精神或物質上的支持和幫助，有利於提高病人的依從性。一些公益性的社團組織如：糖尿病之友會、抗癌明星聯誼會、戒酒同盟會等，社團成員之間能彼此關心愛護，互相鼓勵交流經驗，有利於提高共同的治療依從性。

2. 提高患者遵醫行為的方法

（1）提高患者的滿意度：醫務人員的服務態度、職業道德作風、技術水平是影響患者滿意度的重要因素。醫務人員在工作中要了解病人的心理需求，善於向病人表達尊重、關心、理解，使患者感受到溫暖。醫務人員要努力提高技術和操作技巧，使診斷正確、操作熟練、治療得當。

（2）增加口頭和書面訊息：醫務人員在診治過程中應儘量用淺顯易懂的語言與病人交流，少用專業術語，把複雜的治療方案用具體直接的語言分成幾個部分，或使用簡單的圖表或書面說明等方法，幫助病人理解和記憶。

（3）完善患者對疾病的知識：開展對病人和家屬的疾病知識普及教育，可以改善病人對疾病的認知，從而加強其遵醫行為。

（4）提供良好的社會支持：社會支持對病人的依從性有很大影響，尤其是當治療方案是長期的，或者需要病人改變生活方式時，家人、朋友的鼓勵和支持對病人的遵醫行為能造成積極作用。另外，醫療保障制度的健全和完善，能提供更好、更公平的社會醫療環境，使經濟較困難的病人提高依從性。

三、患者角色

患者角色又稱患者身分,是社會對患者所期望的行為模式。一個人被認為患了某種疾病之後,這個人就取得了患者角色,可以享受應有的權利、履行應盡的義務,原有的社會角色就會部分地或全部地被患者角色所取代。

美國社會學家柏森斯在《社會制度》一書中提到「患者角色」具有一定的權利和義務,可概括為以下四點:

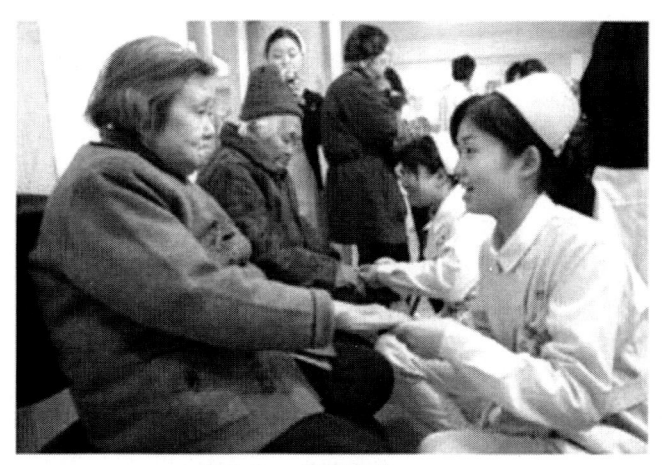

圖9-1　患者角色

1. 患者可從常規的社會角色中解脫出來,並根據疾病的性質和嚴重程度,相應減輕他平時承擔的社會責任(工作)。

2. 患者對其陷入疾病狀態沒有責任,因為通常一個人對病本身無法控制;應盡可能使他早日康復。

3. 患者有義務力求痊癒。生病不符合社會的願望和利益,社會希望每個成員都健康,以承擔應有的責任和角色。生病是暫時的非正常狀態,應主動力圖恢復常態。

4. 患者應該尋求可靠的治療技術幫助,必須與醫生、護士等合作,共同戰勝疾病。

由此可見，患者角色既有從常態社會職責中解脫出來的權利，又有積極求醫以早日康復的義務。

四、患者常見角色問題

生老病死是自然規律。人的一生都有暫時伴隨患者角色的可能，甚至與患者角色終身相伴。這是一個令人懼怕、厭惡的角色，但由於某種原因有時不得已而接受或安於擔當這個角色。當個體從其他社會角色轉化為患者角色以及在承受患者角色的過程中，由於種種因素會出現一些適應不良從而影響疾病過程向健康轉化的情況。

1. 角色行為闕如：即患者未能進入患者角色。雖然醫生診斷為有病，但本人否認自己有病，根本沒有意識到或不願承認自己是患者。

2. 角色衝突：同一個體常常承擔著多種社會角色。如果個體存在對某種需要的迫切追求所產生的動機超過求醫的動機，從其他角色轉化為患者角色時便會出現衝突，影響或延誤疾病的治療。

3. 角色行為減退：已進入角色的患者，由於更強烈的情感需要，不顧病情而從事力所不及的活動，表現出對病、傷的考慮不充分或不夠重視，從而影響到疾病的治療和康復。

4. 角色行為強化：因患病而「繼發性獲益」或因病後依賴性加強、自信心減弱、對自己的能力表示懷疑，對承擔原來的社會角色恐慌不安，安心於已適應的患者角色現狀，或者自覺病情嚴重程度超過實際情況。

5. 角色行為異常：患者受病痛折磨以及悲觀、失望等不良心境的影響導致行為異常，如對醫務人員的攻擊性言行，病態固執、憂鬱、厭世以至自殺等。

上述在患者角色轉變過程中所出現的不同情況，與患者的年齡、性別、個性及文化背景等因素有關。在角色轉變過程中出現的各種問題，如果解決不好，將對患者的康復造成威脅，故在醫療過程中，我們應注意評估患者角色適應情況，幫助患者盡快完成角色的轉變。

複習鞏固

1. 疾病與患病的概念有何不同？
2. 影響求醫行為的因素有哪些？
3. 影響遵醫行為的因素有哪些？
4. 患者常見角色問題有哪些？

第二節 患者常見心理

一、擇優心理

近年來隨著醫療體制的改革和人們生活水平的不斷提高，擇優就醫成為患者的普遍心理，一方面反映了社會的進步，另一方面也帶來了一些負面影響。擇優心理常常表現為：

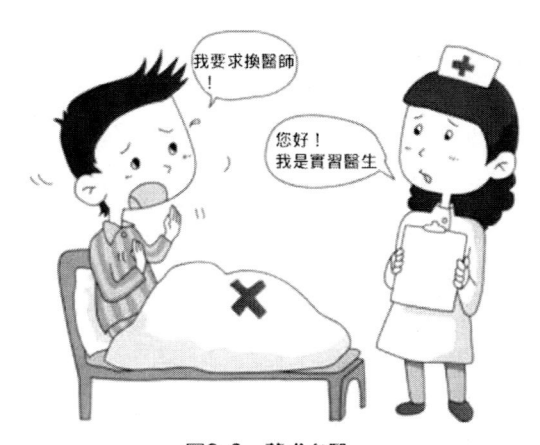

圖9-2　慕求名醫

1. 慕名求醫。優秀的醫院擁有較高的醫療技術人才、先進的醫療設備，享有較高聲譽，得到大眾的信任。因此，慕名前來的患者絡繹不絕。

2. 尋找求醫門道。初診患者對掛號、候診、檢查等治療程序陌生，怕麻煩，怕等候，看不上好醫師則希望有人幫助，因而託熟人的事時有發生，既影響門診秩序，又易使「走正門」的患者心理失衡。

3. 渴望名醫診治。慕名求醫的病人企望名專家、名教授看病的要求十分強烈。有的病人身患絕症，千里求醫，期待名醫診治，甚至說：「就是治不好，讓他看了病死也心甘！」在這種擇優心理的驅使下，常常出現專家候診室病人排長隊，年輕醫生坐冷板凳的現象。實際上，常見、多發病並非需名家診治。況且專家門診的時間和精力是有限的，病人多了還會影響專家門診的質量。

4. 崇信高檔儀器。隨著科技的發展，醫院設備不斷更新，如 CT、核磁共振等，對改進診療手段、提高診斷準確率造成積極作用。但是，有些病人盲目崇信高檔儀器，不管病情是否需要，強烈要求做這樣或那樣的檢查。不滿足要求，即產生不滿情緒。

5. 追求進口藥物。對於常見病，同類的國產藥和進口藥都能達到相同的治療效果，但進口藥價格更貴，選用價格合適的國產藥更符合衛生經濟的原則，但有的病人卻不理解，盲目崇拜進口藥。

6. 擇護心理。與選擇就診醫生一樣，在治療時，病人更傾向於挑選 30 歲以上的中老年護士打針、換藥，認為這個年齡段的護士成熟老練，善解人意，有親切感、信任感，而對年輕護士則不太放心。

總之，我們一定要理解病人的擇優心理，並給予正確引導，以便更好地滿足患者的心理需要。

二、缺陷心理

缺陷（defect），本意指欠缺或不夠完備的地方。疾病損傷了包括健康在內的許多東西，如失去身體的某部分，失去身體的某種功能，失去工作等，導致患者出現缺陷心理，自我價值感降低。例如乳腺癌患者乳房切除引起的形體改變，燒傷患者引起的容貌改變，患者總會自覺不自覺地與功能健全時加以比較，產生「心理陰影」，容易形成孤僻、自卑的個性特徵，繼而出現自我封閉，自動或不得已地脫離他人和社會，把自己的活動限制在狹小的環境內。醫務工作者應對其表示理解、體諒，維護患者的自尊，使患者感到自

己在受到重視和尊重。注意引導患者,讓其有正確的自我意識,增強社會支持,鼓勵積極行為。

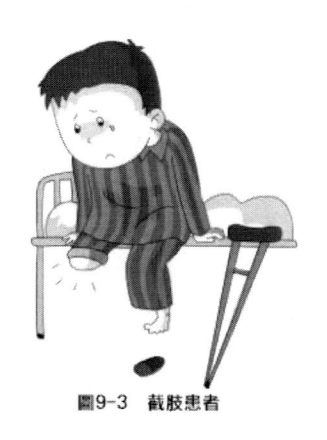

圖9-3 截肢患者

三、愧疚感

有的患者患病後感到自己不能再照顧家人,還給家人添加了許多負擔;有的患者因住院不能工作,家庭收入減少,支出增加,甚至可能失去原有的工作;有的患者認為自己患了絕症,不可能醫治好,給家庭帶來了巨大的經濟負擔和精神負擔,因而產生強烈的愧疚感(guilt)。

四、失去自主感

當一個人認為自己對所處情境沒有控制力並無力改變它的時候,就會產生無助感。這是一種無能為力、無所適從、聽之任之的情緒反應。患者住院期間的檢查、治療、護理等活動均在醫護人員的安排下進行,且患者感到生命受到威脅,這種心理壓力使自我價值感喪失,自信心降低,使患者失去自主感(sense of autonomy)。

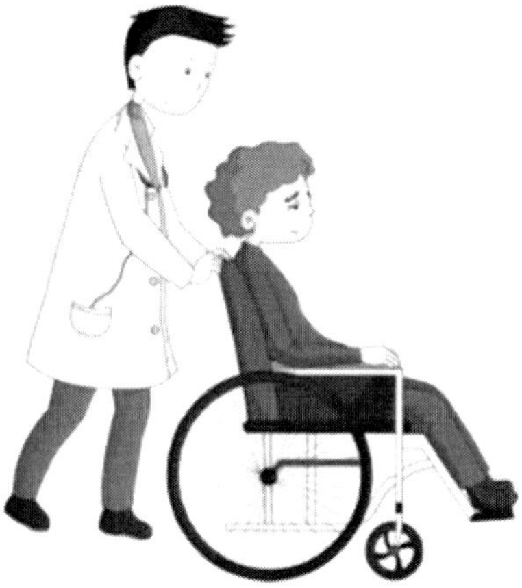

健康心理學
第九章 患者心理與干預

圖9-4 失去自主感

五、受威脅感

有的患者擔心醫院裡患者集中、病種繁雜，容易感染其他疾病；有的患者擔心在醫院人多口雜，自己的隱私得不到保護。醫務人員應耐心向其解釋病室的消毒隔離制度，增加其安全感。在涉及患者隱私時，應注意保護患者的自尊，消除其不必要的顧慮。

生活中的心理學

一位患者的點滴感受

我由於偶然不慎，誤將假牙吞入，疼痛不已，隨即急診入院。我心急如焚地期待著盡快手術，同時反覆思索著：手術能成功嗎？會不會遇到萬一呢？也許弄不好很快就到另一個「極樂世界」去了，願上帝保佑我能遇上一個認真負責又醫術高明的大夫，這種凶吉未卜的憂慮，一直到我被完全麻醉後，才消失殆盡。甦醒後，獲悉異物已順利取出，隨之我心裡的一塊石頭落地，儘管傷口很痛，但畢竟脫離了危險，而後轉入護理治療階段，於是跟護士打交道的機率多了。我最怕的就是打針了，特別是靜脈點滴。由於初次接觸，心中多少帶些恐懼，特別是有些護士一針要扎上好幾次，扎得我鮮血直流時，我更覺得發怵。誠然痛不痛已不是主要問題，而更多的擔心是會不會出現什

麼危險？靜脈會不會進空氣啊？肌肉注射會不會超過規定區域啊？會不會留下什麼後遺症？常常往壞處聯想，造成心理上的緊張。

一週後，我自覺許多異常症狀逐步消失，真高興馬上會出院了，但經透視後發現我食道仍有問題。我將要再繼續住上相當一段時間，我洩氣了，悲觀的情緒占了上風，有時甚至失去了治療的勇氣。這一突變不能不算一個挫折，而對我來說更大的挫折，莫過於插鼻胃管了。從直觀上感覺，從鼻中插管到胃裡是十分可怕的，因為它改變了進食的正常管道。儘管事先我向一些護士打聽過，她們都說「不痛」。但實際操作中，我實在難以忍受，無法抑制地痛哭流涕。我越發懷疑人家不痛而我卻覺得這樣痛，會不會有什麼意外呢？無奈只好將管子拔出。好在後來經驗豐富的護士長給我做了必要的說明和解釋，消除了我許多疑慮，加上她熟練的技術，終於順利完成了插管，我覺得她救了我一條命。在我看來，若能消除患者的一些疑慮，無疑是給他們服了一劑良藥。

複習鞏固

1. 患者的常見心理有哪些？
2. 患者的擇優心理有哪些表現？

第三節 患者心理問題及干預

一、焦慮心理

焦慮（anxiety）是患病後最常見的一種心理現象。患者對自身健康或客觀事物做出過於嚴重的估計，常為疾病不見好轉或病情惡化、康復無望時的一種複雜情緒反應，其主要特徵是恐懼和擔心。也可能因擔心家庭、工作、經濟、學習、婚姻問題等社會因素而焦慮煩惱、坐立不安。焦慮的主要表現為緊張不安、提心吊膽、恐懼、害怕等內心體驗，以及肌肉緊張、出汗、搓手頓足、緊握拳頭、面色蒼白、脈搏加快、血壓上升等交感神經系統的機能亢進的徵兆，也可能出現失眠、頭痛。

有的患者能意識到自己的焦慮情緒，積極調整；有的則極力否認焦慮的存在，他們不提任何問題，也避免談論自己的病情；有人故作姿態來掩飾自己的焦慮；有的患者則以敵意和攻擊來表達自己內心的焦慮；有人則提出不合理的特殊照顧等等。醫務人員要以共情的態度和足夠的耐心進行有效的引導，給病人以哭泣和傾訴的機會，有助於疏洩病人積累的緊張和焦慮；對疾病的相關知識進行說明解釋，避免患者出現對疾病的歪曲認知。症狀嚴重時，可考慮合併使用抗焦慮藥物治療和心理治療。常選擇的藥物有：

①苯二氮平類藥物：安定文、贊安諾等；

②抗焦慮憂鬱藥物：克憂果、立普能、丁螺環酮、速悅、樂復得、千憂解等；

③其他：急性焦慮發作時可以考慮服用恩特來錠，臨時服用，能夠改善症狀。

二、憂鬱心理

憂鬱（depression）是患者另一種常見的情緒反應。因患病喪失了勞動力，或疾病導致了形象變化或患難以治癒的疾病，患者往往出現悲觀、絕望情緒和厭世心理，通常表現為言寡行獨、厭惡社交、憂鬱苦悶，常被失望、孤立無援及淒涼的感情所包圍，對生活失去信心。他們可能出現睡眠不佳，食慾減退，體重減輕的情況。嚴重者希望逃脫令他感到不能忍受的生活環境，擺脫身體上、精神上的痛苦，可能企圖自殺。

對這類患者，醫務人員需提高警惕，多引導和鼓勵患者正確對待疾病，樹立戰勝疾病的信心，嚴防自殺，必要時進行心理治療和藥物治療。常用的抗憂鬱藥物有：克憂果、樂復得、百憂解、西酞普蘭、速悅、千憂解、米氮平等。對於伴有睡眠障礙的患者，可以短期使用一些苯二氮平類藥物或者一些新型的助眠藥物，如唑吡坦、佐匹可隆。對於一些症狀嚴重，甚至伴有精神病性症狀的患者，可以合併抗精神病藥物治療。還可採用物理治療方法，如改良電休克（MECT）治療以及重覆經顱磁刺激（rTMS）治療。

三、恐懼心理

恐懼（fear）是指由於某種危險或威脅情景引起的情緒反應。有的患者患病後伴隨而至許多特殊的恐懼。對新的環境感到恐懼，如醫院、診所、醫生、護士及周圍的環境和病友等；對醫療設備感到恐懼；害怕疼痛或失去身體某一部分，如截肢；害怕自己被用作「實驗」的對象；害怕作為對過去過失的懲罰而受苦；對治療和診斷過程感到恐懼，如手術、各種插管；害怕個人感情受傷害或被忽視；害怕孤獨或與親人分離；害怕喪失功能或失去自我控制；害怕死亡。患者可能出現迴避、哭泣、顫抖、警惕和易激怒等表現，出現血壓升高、心悸、呼吸加快、尿頻尿急等生理反應。

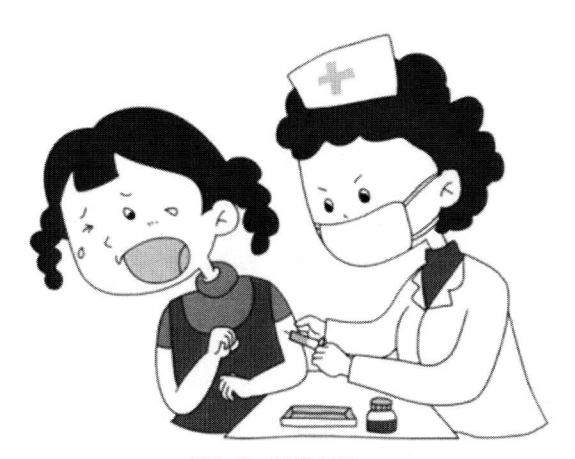

圖9-6　恐懼心理

對這類患者，首先要弄清產生恐懼的真正原因，要給予親切、和藹的開導，醫護人員的醫德和技術是病人獲得安全感的基礎，為了幫助病人緩解心理衝突，減輕精神痛苦，醫護人員還應針對每位病人的具體情況做好心理疏導工作。建立治療同盟，家屬、親友、朋友等與醫護人員一起多鼓勵支持患者，儘量避免消極暗示，尤其是來自家屬、病友方面的消極暗示，使患者能夠身心放鬆，感到安全。症狀嚴重時，亦可考慮合併使用抗焦慮藥物治療和心理治療，如放鬆療法。

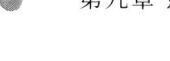

四、憤怒心理

憤怒（anger）是指當願望不能實現或為達到目的的行動受到挫折時引起的一種緊張而不愉快的情緒。它是一種消極的感覺狀態，一般包括敵對的思想、生理反應和適應不良的行為。有的患者不能面對從一個健康人到患者的角色的轉變，不能從事原來的工作，大好的前程因病提前結束，更覺得老天不公平，自己太倒霉。「我為什麼得這種病？」「為什麼同樣的病因他是良性我是惡性？」從而出現嚴重受挫的憤怒情緒。常常為一些小事而發火，也可能為自己不能自理而惱怒。這種莫名的怒火，可能是潛意識的，可能導致攻擊性行為。他可能向周圍的人，如親友、病友甚至醫生、護士，毫無理智地發洩。

應當認識這種受疾病折磨的易激惹狀態是患者的心理反應，要有足夠的容忍力來應對。憤怒還有可能轉化為自戕和憂鬱。自戕和憂鬱是攻擊性情緒轉而攻擊自身的表現。面對患者的憤怒情緒，應進行適當的引導，使其認識自己憤怒的深層原因，鼓勵其用健康的、有建設性的方式合理宣洩。對少數因不合理要求未得到滿足而憤怒攻擊的患者，應冷靜處理。

五、孤獨心理

孤獨（loneliness）又稱社會性隔離，是一種無依無靠或沒人陪伴的感覺。一個人生病而離開了家庭和工作單位，住進病房，周圍接觸的都是陌生人。而醫生每天僅在查房時和病人說幾句話，護士定時打針送藥，又極少言談。這樣病人自然產生一種孤獨感。特別是小病房的病人，更易產生孤獨感，總希望別人陪伴，說幾句話，以得到心理上的寬慰。訓練有素的醫護人員能充分理解病人的這種心理。例如遇到病人總打信號燈，絕不訓斥病人說：「你怎麼這麼多事！」而是輕聲問病人是不是想要喝水或者有其他什麼需要。如果沒什麼事，就去給他蓋一蓋被子，理一理枕頭，使病人帶著安慰、進入夢鄉。同時也應看到，醫護人員的這些行動，得到安慰的不只是一個病人，而整個病房的人都會感到溫暖。與孤獨感相聯繫，還會有被遺棄的焦慮，擔心

成為家庭和社會的累贅,甚至萌發輕生意念。應鼓勵其親屬朋友和同事進行探望、照顧,使病人與親友、同事間保持親近的關係。

六、報復心理

在社會交往中,有些人以攻擊的方式對那些曾給自己帶來傷害或不愉快的人發洩不滿,這種情緒就是報復(retaliation)。近幾年多地發生患者攻擊醫務人員的暴力事件,要求我們重新審視當前的醫患關係。有的患者在久病或絕望時會出現一種以自我為中心的偏激心態,對許多事都看不順眼或厭煩,常常認為醫務人員對他服務不周到,不能容忍他人的錯誤,甚至對治療、用藥、檢驗、醫療費用等都作猜疑反應,產生報復心理最終往往使得小問題引發大矛盾甚至是惡性暴力事件。另一方面,患者對醫療效果期望值過高。醫學領域充滿著未知和變數,針對複雜的患者個體,醫務人員對疾病的認知和醫療技術的運用會存在或多或少的差異,即使在醫學高速發展的今天,世界一致承認的疾病確診率僅為70%,各種急症搶救的成功率也只有70%～80%,因此,任何醫院和醫生都不可能包治百病。但有不少患者對醫療行業,對醫學科學的認識不夠,對醫學知識一知半解,把到醫院就診看作一種簡單的商品消費,往往是付出後不能獲得等值的回報,自然就導致了矛盾的升級和惡化。研究表明當個體陷入對某種冒犯行為的沉思並反覆體驗自己受到傷害時的情緒感受時,他內心便會不自覺地增加復仇的動機。故醫務人員在醫療過程中應加強有效的醫患溝通,在用藥、檢查、改變治療方案等情況中,都要根據不同的對象進行有選擇地告知,這樣既尊重了患者,又融洽了關係,也可避免可能發生的矛盾。

擴展閱讀

穆斯和謝弗(Moons & Schaefer,1984)在應對生理疾病危機中運用危機理論。

他們認為,當生理疾病成為患者生活轉折點時,它就被認為是一種危機。例如發生以下改變:

導致身分改變：疾病可能會使一個人的身分發生改變，比如從家裡的頂梁柱變成被照顧者。

導致生活場所的改變：疾病可能會造成患者生活環境的改變，如從忙碌的工作的辦公室變成整日臥床的病房。

導致角色的改變：患病後可能導致個體從獨立變成依賴。

導致社會支持的改變：疾病可能導致親人、朋友的疏遠，從而引起社會支持發生變化。

導致未來的改變：疾病可能導致患者對未來的事業、生活目標變得不確定。

當出現上述生理疾病危機的時候，穆斯和謝弗描述了構成了應對過程的三個過程：

（1）認知評價；

（2）適應任務；

（3）應對技巧。

這三個過程見圖 9-7。

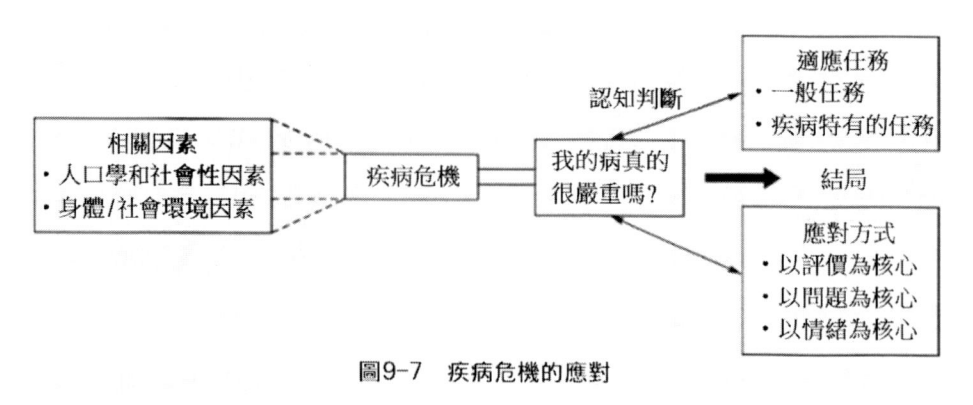

圖9-7 疾病危機的應對

過程1：認知評價。

當患者的身體因疾病而陷入一個不平衡狀態時，他馬上就會對自己疾病的嚴重性和重要性做出評價（比如說，我的病情嚴重嗎？）。評價過程受到患者的教育程度、既往經驗、情緒狀態、社會支持等影響。

過程2：適應任務。

認知評價完成後就進入適應任務階段。穆斯和謝弗描述了七種應對過程中運用的適應任務。

① 克服疼痛、失能及其他症狀；

② 克服醫院環境和特殊的治療程序；

③ 建立並維持與健康專業人士的關係；

④ 學會用積極情緒來戰勝消極的狀態；

⑤ 認可自我形象，保持自己的能力和控制力；

⑥ 保持與家人和朋友的交流；

⑦ 坦然面對不確定的未來。

過程3：應對技巧。

可歸為三類：

① 以評價為中心：主要包括試圖理解這個疾病的原因和探尋這個疾病的意義。

② 以問題為中心：主要指面對問題並且把問題重組為可掌控的。

③ 以情緒為中心：主要是控制自己的情緒並保持平衡。

因此，根據這個疾病危機應對理論，個體先對這個疾病做出評價，然後完成一系列的適應任務並運用一系列的應對技巧來應對這個疾病，而這些任務和技巧往往能決定疾病的結果。

複習鞏固

1. 患者常見的心理問題有哪些？

2. 針對患者的不同心理問題，醫務人員可採取哪些心理疏導措施？

3. 常見的抗焦慮、憂鬱藥物有哪些？

要點小結

1. 患病與疾病、患者概念不同。

2. 利文撒爾關於疾病認知的自我調節模型，有三個步驟：

（1）解釋

（2）應對

（3）評價

3. 求醫行為的三種類型：

（1）主動求醫行為

（2）被動求醫行為

（3）強制求醫行為

4. 求醫行為的影響因素有：

（1）個體對疾病的主觀感受和認知

（2）疾病種類和嚴重程度的影響

（3）社會心理因素的影響

5. 不遵醫囑的原因：

（1）患者方面的原因

①對自身疾病的認識不足

②醫囑與患者社會需要衝突

③醫囑複雜，患者理解和記憶困難

④醫囑措施或藥物治療的副反應

⑤患者被動性就醫

(2) 醫務人員方面的原因

①醫務人員服務態度不良

②醫務人員對醫囑指導不充分

③醫務人員操作不熟練或醫療措施給患者帶來痛苦

(3) 社會因素

①社會經濟狀況、醫療保障系統

②社會支持系統因素

6. 提高患者遵醫行為的方法

(1) 提高患者的滿意度

(2) 增加口頭和書面資訊

(3) 完善患者對疾病的知識

(4) 提供良好的社會支持

7. 患者常見角色問題

(1) 角色行為闕如

(2) 角色衝突

(3) 角色行為減退

(4) 角色行為強化

(5) 角色行為異常

8. 患者常見心理：擇優心理、缺陷心理、愧疚感、失去自主感、受威脅感。

9. 患者心理問題：焦慮心理、憂鬱心理、恐懼心理、憤怒心理、孤獨心理、報復心理。

健康心理學
第九章 患者心理與干預

關鍵術語

患病 疾病 患者 求醫行為 遵醫行為 患者角色 擇優心理 缺陷心理 愧疚感 失去自主感 受威脅感 焦慮 憂鬱 恐懼 憤怒 孤獨 報復

複習題

一、單選題

1. 個體對其不健康的主觀感受是指（　）

   A. 患病

   B. 疾病

   C. 患者

   D. 生病

2. 下列哪項不屬於求醫行為（　）

   A. 主動求醫行為

   B. 被動求醫行為

   C. 強制求醫行為

   D. 自行求醫行為

3. 下列哪項不屬於利文撒爾關於疾病認知的自我調節模型的三個步驟（　）

   A. 解釋

   B. 評價

   C. 適應

   D. 應對

4. 下列哪項不屬於求醫行為的影響因素（　）

A. 個體對疾病的主觀感受和認知

B. 社會心理因素

C. 人格特徵

D. 疾病種類和嚴重程度

5. 疾病損傷了包括健康在內的許多東西，導致患者出現自我價值感降低是什麼心理？（　）

A. 缺陷心理

B. 愧疚感

C. 失去自主感

D. 擇優心理

二、多選題

6. 不遵醫囑的原因來源有哪些（　）

A. 醫務人員態度冷漠

B. 患者對自身疾病認識不足

C. 醫囑太複雜

D. 經濟困難

7. 患者常見的角色問題有哪些（　）

A. 角色衝突

B. 角色行為強化

C. 角色行為減退

D. 角色改變

8. 患者常見心理有哪些（　）

A. 擇優心理

B. 缺陷心理

C. 自我心理

D. 失去自主感

9. 患者常見心理問題有哪些（ ）

A. 憂鬱心理

B. 愧疚心理

C. 恐懼心理

D. 焦慮心理

10. 患者出現憂鬱情緒可使用下列哪些干預措施（ ）

A. 嚴防自殺

B. 鼓勵患者

C. 心理治療

D. 藥物治療

11. 提高患者遵醫行為的方法有哪些（ ）

A. 減少醫療費用

B. 健全醫療保障制度

C. 提高患者的滿意度

D. 完善患者對疾病的知識

12. 恐懼心理有哪些表現（ ）

A. 恐懼醫療設備

B. 恐懼孤獨

C. 恐懼死亡

D. 恐懼疼痛

13. 恐懼心理有哪些干預方法（ ）

A. 藥物治療

B. 放鬆治療

C. 建立治療同盟

D. 鼓勵支持

14. 對憤怒情緒如何干預（ ）

A. 合理宣洩

B. 引導其認識自己

C. 放鬆治療

D. 教育、懲罰

15. 產生報復心理的原因有（ ）

A. 自我為中心的偏激心態

B. 猜疑心強

C. 對醫療效果期望值過高

D. 沒有文化

健康心理學
第十章 特殊患者心理問題與調適

第十章 特殊患者心理問題與調適

疾病狀態下的患者往往出現各種心理問題，這部分知識我們已經在前面一章討論過了，在臨床上還有一些特殊患者，如愛滋病毒感染者、癌症患者、長期處於疾病狀態或者疼痛狀態的慢性病患者，以及一些心理／精神疾病患者，他們往往需要承受比一般患者更多的壓力，這部分患者的心理狀態值得更多的關注。

第一節 愛滋病

小王是大學四年級的男生，性格樂觀開朗，但最近一個月小王像變了一個人，悶悶不樂，心事重重的樣子，室友常常被小王半夜做噩夢的喊叫聲驚醒，面對同學朋友的關心小王更加煩躁不安。終於有一天，小王對自己最信任的體育老師道出了原因。放暑假時小王去農村舅舅家玩了兩天，長期在外地打工的表哥也正巧回家了，表兄弟倆自幼熟悉，這次也一起玩耍，晚上表哥自己打地鋪，把他的床鋪讓給小王睡了。半個月後聽說表哥咳嗽發燒，到醫院看病居然查出患了愛滋病。小王一下子傻了，表哥就要死了嗎？而自己當時與表哥一起吃飯，還睡了他的床鋪，加上農村蚊子多，小王屢次被蚊子叮咬，若是蚊子叮了表哥又來咬自己，那不就是肯定被傳染了？小王越想越害怕，又不敢對同學和老師講，晚上常常做噩夢夢到自己得了愛滋病，在同學朋友鄙視的眼光中死去。

小王會被傳染愛滋病嗎？他應該怎麼辦呢？

一、愛滋病概述

愛滋病，即後天免疫缺乏症候群（acquired immune deficiency syndrome，AIDS），是由人類免疫缺陷病毒（human immunodeficiency virus，HIV）感染後致病的。世界上第一例愛滋病出現的確切時間並不清楚。它似乎在19世紀70年代初期始於中非，在中非諸

國快速傳播，隨後傳到歐洲，1981 年美國報導了首例愛滋病病人並正式將該病命名為 AIDS。

1. 愛滋病的流行情況

根據世界衛生組織 2011 年發表的統計數字顯示：全世界的愛滋病病毒攜帶者達四千多萬，這其中已有兩千二百多萬愛滋病人喪生。撒哈拉以南的非洲地區有 2500 萬名愛滋病毒攜帶者，占全球總數的 70%。擁有眾多人口的亞洲目前正處於控制愛滋病蔓延的關鍵時刻。一方面，大部分亞洲國家愛滋病病毒的傳播仍主要局限於高危險人群中；另一方面，該地區已成為疾病傳播最快的地區之一。

2. 愛滋病的傳播途徑

愛滋病病毒存在於人體的血液、精液、陰道分泌物、乳汁等體液中。2011 年的資料顯示，性傳播仍是愛滋病病毒傳播的主要途徑，占 63.9%；第二位是經注射吸毒傳播，占 28.4%；經既往有償採供血、輸血或使用血製品傳播占 6.6%，經母嬰傳播占 1.1%。

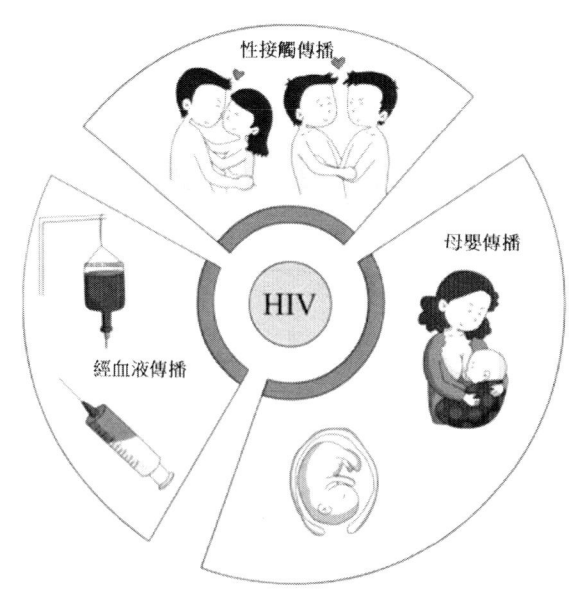

圖10-1　愛滋病的傳播途徑

生活中的心理學

身邊的朋友、同事、同學或親戚患了愛滋病,我會被傳染嗎?

日常生活接觸不會傳播愛滋病,一般的生活接觸,如:與愛滋病人握手、擁抱、共用餐具、共用廁所、共用電話、一起游泳、睡了愛滋病人睡過的床鋪等均不會被傳染愛滋病。蚊蟲叮咬、咳嗽、打噴嚏也不會傳播愛滋病。與愛滋病感染者一起工作、生活或者照顧愛滋病感染者都不會感染愛滋病病毒。

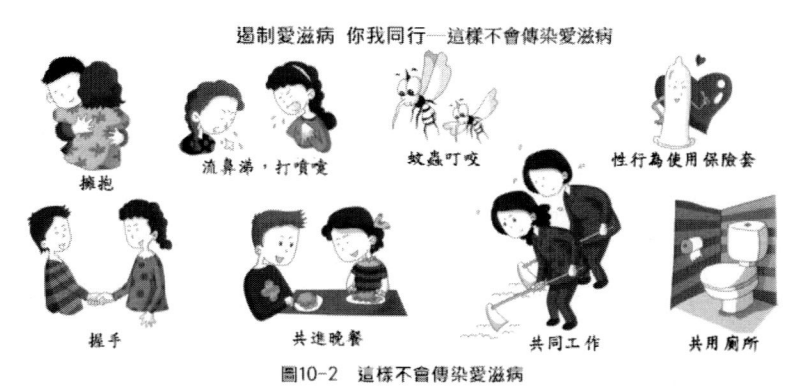

圖10-2 這樣不會傳染愛滋病

3. 愛滋病的病程

愛滋病病毒感染後最初幾週,病毒在體內快速生長並且散播到全身。HIV 感染後的 3～6 週,可出現全身不適、發熱、寒顫、關節痛、腹瀉等症狀,持續 7～14 天;2～3 個月後可出現血清抗體陽性,隨後感染者轉為較長的無症狀期(潛伏期,即感染 HIV 後到發病這段時間),一般認為成年人潛伏期為 8～10 年,兒童平均為 1～2 年。愛滋病感染者多數成為無症狀的 HIV 病毒攜帶者或表現症狀不明顯,是傳播愛滋病的重要傳染源。隨著病毒數量的逐漸增加,透過殺死輔助 T 淋巴細胞而嚴重地損害免疫系統,使得個體對條件性致病菌易感染,絕大部分愛滋病感染者在感染後 10 年內發展為愛滋病。

4. 愛滋病的症狀

了解愛滋病的臨床表現特徵，既能幫助醫務人員對該病做出正確的診斷，也有利於 HIV 高危人群儘早檢查就醫。對於愛滋病的早期發現、早期治療有重要意義。常見的症狀體徵有：

（1）全身症狀：最常見的是反覆出現的低熱（約占72%），伴隨寒顫、消瘦、體重明顯下降、慢性腹瀉、疲乏無力、嗜睡，且常找不到發熱、體重減輕和腹瀉的原因。

（2）淋巴結腫大，皮膚損害，如皮疹、濕疣、肉瘤等。

（3）中樞神經系統症狀是愛滋病患者發病與致死的常見原因。

（4）併發症：機會性感染和惡性腫瘤，主要為肺部感染（卡氏肺囊蟲性肺炎）和卡波濟氏肉瘤。

5. 愛滋病的治療

早發現、早治療使愛滋病患者可能過上正常生活。晚發現、晚治療是導致死亡病例增多的主因。藥物治療包括抑制病毒、增強免疫功能、抗感染、抗癌等，其中「雞尾酒藥物療法」是將上述兩種到三種藥物聯合應用，已經幫助很多愛滋病患者或病毒攜帶者很好地控制住了 HIV 病毒的繁殖。

6. 愛滋病的預防

愛滋病雖不能治癒，但是可以預防。主要預防措施有：

（1）潔身自好，避免婚外性行為。研究表明，個體性伴侶的數量與其感染愛滋病的機率成正比。

（2）安全性行為——使用保險套。在同性性行為、與吸毒者性交、對性伴侶不了解的情況下發生的性行為中，使用保險套可以有效減少感染愛滋病的危險。

（3）不吸毒，尤其不與其他人共用針具吸毒。

（4）減少母嬰傳播。HIV 陽性的母親所生的小孩有 15% ～ 30% 的可能會出現 HIV 陽性，感染可能發生在懷孕期間、分娩或哺乳期。如果進行齊多夫定（AZT）治療，其發生率將下降到 4% ～ 8%。

二、愛滋病患者的心理行為問題

在許多國家，愛滋病仍然是一種被高度歧視的疾病。由於社會文化的因素，過去某段時期對愛滋病的妖魔化宣傳，以及從普通老百姓到醫務人員都普遍缺乏對愛滋病的了解，使得對愛滋病人的歧視比歐美國家更甚。社會的歧視和孤立，加重了愛滋病感染者的恐懼、消極、憂鬱、孤獨、邊緣感；使愛滋病人出現明顯的心理行為問題，包括：

1. 焦慮恐懼

成千上萬的人 HIV 檢測呈陽性，而沒有發展為愛滋病。但一般來說，這些人當中的大多數最終將發展為愛滋病，因此，這一人群生活在嚴重的健康威脅事件中，需要去應對這種不確定性帶來的焦慮以及對死亡的恐懼。但是，從記者的採訪資料來看，愛滋病感染者和病人最害怕的不是死亡，而是因「身分暴露」而「被歧視」，因此不敢公開自己感染愛滋病毒的情況。某志工接觸了千餘名感染者，其中有 50% 的人選擇沉默。他們不知道該如何告訴家人和周圍的朋友。

2. 憂鬱

HIV 感染的診斷常伴隨著憂鬱的發生。高劍波等對 300 例愛滋病人的觀察發現，41.3% 的病人有憂鬱表現。張健萍等對某愛滋病專科醫院臨床確診並收治的患者的調查表明，愛滋病人憂鬱評分的均值達到中度憂鬱的水平，憂鬱在下列個體中最為常見：缺乏社會支持者、採取迴避性應對方式的人、有較嚴重的 HIV 症狀者。在被周圍的人歧視或被消極對待的感染者中，憂鬱者表現出全方位的退縮，病情發展加速，容易出現自殺念頭。

3. 孤獨無助

在高度重視家庭的國家，一方面，患病的人主要從家庭成員中得到關懷、照顧與支持；另一方面，由於社會對愛滋病的歧視會波及患者的家庭，對於 HIV 陽性者來說，保護家庭成員就妨礙了公開 HIV 感染的實情，而不公開這一事實也意味著這些人無法從他們的家庭中得到所需要的支持。在社會中，愛滋病人也面臨不被團體接納和平等對待的問題。2010 年 11 月 28 日，旨在探尋「人與愛滋病關係」的「絕對距離」當代藝術展開幕儀式中，一位愛滋病感染者套在羽絨服外面的白 T 恤上寫著：「我是愛滋病感染者，請給我一個擁抱」，但始終無人回應。除心理上的孤獨無助之外，多數愛滋病人會因為 HIV 感染而失去工作和經濟收入，年輕的感染者難以得到工作機會。一些法律、法規也對愛滋病病毒感染者存在不合理限制。

4. 報復心理

多發生在患病的早期，部分病人在高風險行為前並沒有意識到有可能患病，所以當得知被 HIV 感染後，有無辜被害的感覺，產生憤怒和失意感、委屈感。因而繼續原有的高風險行為，甚至更加放縱自己或產生逆反心理，恨蒼天不公，仇視社會，想把愛滋病傳染給更多的人，達到心理平衡。研究報導有過報復心理者占 3.3%～20%。

5. 麻木

多發生在患病的晚期，在吸毒的患者中，毒品對其神經系統的作用使病人對 HIV 感染這一現實表現出麻木、無所謂，不願意改變目前的行為和生活方式，對於治療持消極態度。

三、愛滋病患者的心理調適及干預

愛滋病是一種慢性疾病，但其他慢性病患者通常能得到的同情和幫助，愛滋病患者卻很難得到，還必須應對來自大眾的恐懼和歧視。因此，HIV 感染者面臨由疾病所致的大量心理社會問題。心理的痛苦又會加速摧毀愛滋病人的整體免疫力。因此，適當的心理干預、良好的心理調適，能夠改善感染者的生活質量，讓他們有更長的存活期。

1. 確診初期的心理調適

被確診的初期，每個人都需要一段時間來適應，這是 HIV 感染者心理最脆弱的時候，很容易想不開、容易鑽牛角尖，有的人甚至會精神崩潰。如果有心理學者立即介入，讓感染者能有一個宣洩的出口，可以幫助他們樹立正確、積極的人生觀，一方面不要自我傷害，另一方面，不再去感染別人。

2. 愛滋病患者的心理干預

與 HIV 感染相關的長期負擔需要應對策略加以解決，那些缺乏應對技巧的人將面臨心理上的痛苦，且會加速愛滋病的病情惡化。應對有效性訓練有益於處理與 HIV 陽性狀態有關的心理痛苦。一項研究發現，用於提高積極應對技巧和獲取社會支持的能力，以及認知行為應對技巧能改變 HIV 陽性個體的生活質量和心理健康。

（1）自我控制感。感覺到自己能控制壓力源的個體常常能更好地適應該壓力源，正如在其他慢性或晚期疾病患者中所發現的一樣，自我控制感或自我效能感（相信自己能控制疾病）對於成功適應愛滋病是非常重要的。

（2）情緒表達。研究發現，讓愛滋病患者寫日記，透過書寫的方式自我暴露，表達、宣洩情緒，有利於患者改善應對技巧，增加體內 CD4+T 淋巴細胞的數量，延緩病情進展。

（3）找到生活的意義和價值感。研究發現，積極的情感可以降低愛滋病導致死亡的危險性，找到生活的意義和價值似乎能夠減慢 CD4+T 細胞水平下降的速度，降低愛滋病的死亡率。與悲觀者相比，對疾病較樂觀的患者會表現出更多的健康促進行為。一項干預研究將 HIV 感染者分配到試驗組和對照組，要求試驗組的人描寫未來生活中可能發生的積極事件，對照組不給予干預。結果顯示，對於開始不太樂觀的參與者，干預使他們變得更加樂觀了，自我報告對藥物治療的依從性增加了，藥物副作用引起的痛苦也減少了，研究表明對將來進行積極的描述的干預方法可有效減少個體的痛苦，提高感染者對治療的依從性，尤其是悲觀的個體。而對於樂觀的 HIV 感染者來說，這一方法可能會幫助他們更好地抵抗額外的壓力源。

（4）社會支持。對於愛滋病人來說，家庭、社會的支持十分重要。擁有情緒上的、切實可行的以及資訊方面的支持的愛滋病患者，其憂鬱程度更低，其病程進展要緩慢得多。

來自家庭的支持對憂鬱的預防起著十分重要的作用，且有伴侶支持的個體更不可能去從事危險性行為。由於愛滋病患者往往不知道如何告訴家人，讓家庭成員對其表示理解和支持也有很大的難度，因此，對心理工作者來說，為愛滋病人增強親人的支持是需要優先考慮的事情。

資訊性支持對於減弱與愛滋病有關的壓力反應非常重要。研究表明，那些處於高度壓力狀態的人，HIV 的病程進展十分迅速。及時得到關於愛滋病的病程、治療等資訊有利於患者從強烈的情緒反應中冷靜下來，採取求醫治病等積極應對的策略，延緩病程。另一方面，由於廣大老百姓尤其是鄉下人口的知識缺乏，普遍認為愛滋病是傳染病，得了就會死，廣泛宣傳愛滋病的防治知識，減少社會人群的恐「愛」心理，有利於減少由社會歧視引起的壓力反應。

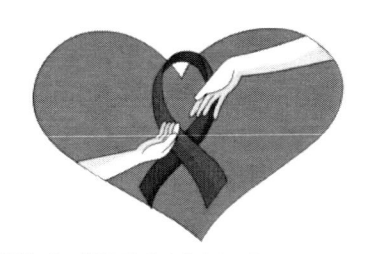

圖10-3　關愛愛滋病患者的「紅絲帶行動」

對愛滋病人的社會支持也很重要。世界各國的經驗表明，社會歧視、排斥愛滋病病毒感染者是非常不利於預防和控制愛滋病傳播的。如果在你身邊發現了 HIV 病毒感染者，不必害怕，因為一般的生活接觸不會被傳染。更不能看不起、排斥他們及他們的家人，因為愛滋病和其他慢性病一樣是可以控制的，HIV 病毒感染者在很長時間內同樣具有工作和生活能力，照樣能為國家和家庭做出貢獻。應該同情、關心並盡力幫助他們，使他們能夠正常工作和生活，不讓病情擴散。有了大家的理解和關愛，愛滋病感染者就有了一個

良好的社會環境，才真正有利於控制愛滋病蔓延，從而使我們都能夠安全。從這個角度說，關愛愛滋病病毒感染者，實際上是在關愛我們自己。

複習鞏固

1. 愛滋病的傳播途徑有哪些？

2. 如何預防愛滋病？

第二節 癌症

一、癌症概述

近三十年來，世界癌症（cancer）發病率以年均 3%～5% 的速度遞增，癌症已成為人類死因第一位。2008 年世界衛生組織的統計資料顯示，當年全世界癌症死亡人數高達 760 萬人，全年新發現的癌症病例 1270 萬例。數據分析顯示，3/4 的新增病例發生在新興工業國家及發展中國家。

癌症的確切病因尚不明瞭，主要與遺傳、感染、個人生活習慣以及環境中的理化致病因素等有關。癌症與生活方式及心理社會因素的關係日益受到重視。生活方式如吸煙是三分之一以上癌症發生的高危因素，尤其是肺癌。美國學者 Temoshok 和法國學者 Baltrush 的研究提出癌症的高危險性格特徵為：過分克制、壓抑憤怒、忍讓、過分謙虛、過分依從社會、迴避矛盾、在壓力反應或困難時陷入絕望或無力感。憂鬱、否認或壓抑性應對策略與癌症的發展有關。針對動物與人類的研究已經證明了壓力與癌症的關聯，長期處於壓力環境中，其惡性腫瘤的發生率明顯增高。

癌症的發生不是一朝一夕的事情，很多癌症有較長的或不穩定的生長週期，即起始期、促長期、加速生長期（如圖 10-4 所示）。一個腫瘤可能需要 2～17 年才能生長到目前能夠被檢測到的大小，即成為臨床上的癌症。癌細胞的性質、環境因素、個體生活方式、心理因素等都能夠影響腫瘤細胞生長的速度。

癌症的三個階段

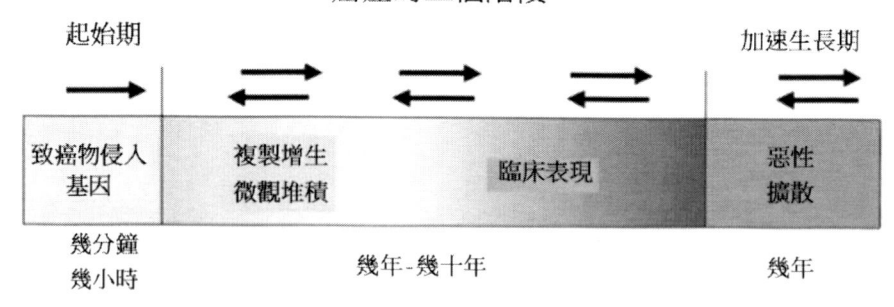

```
 起始期                                              加速生長期
  →        ⇄      ⇄      ⇄      ⇄        ⇄
┌────────┬──────────┬────────────────┬──────────┐
│致癌物侵入│複製增生  │   臨床表現     │ 惡性     │
│基因     │微觀堆積  │                │ 擴散     │
└────────┴──────────┴────────────────┴──────────┘
 幾分鐘            幾年-幾十年              幾年
 幾小時
```

圖 10-4　從癌細胞到臨床癌症

　　癌症的治療效果及預後與發現癌症的早晚有很大的關係，絕大多數早期發現的癌症是可以成功治療的，而晚期癌症的療效及預後則較差。定期體檢有助於發現早期癌症。識別癌症的信號對於及早發現癌症也很有幫助。

　　常見的癌症早期信號包括：

①無痛性腫塊迅速增大

②不明原因的消瘦、厭食

③無誘因的腹痛

④無誘因黑便或便血、尿血

⑤黑痣顏色改變、增大或變形

⑥老年人出現腸梗阻

⑦不明原因刺激性咳嗽、咳血

⑧上腹痛突然變得沒有規律

發現上述情況者，應盡早到醫院進行相關檢查。

二、癌症病人的心理行為問題

1. 癌症病人的心理進程分期

由於早期診斷技術和治療方法的發展，許多癌症病人能存活很長的時間，而且不再遭受疾病的痛苦，還有一些癌症患者則長期與癌症並存，並知道自己最終將因為癌症而死亡。絕大部分病人在得知患上癌症之後會有強烈的情緒反應，一般表現為「三部曲」規律。即從不相信、不接受，內心充滿恐懼和沮喪的「恐懼、否認期」，到為身體的康復而到處求醫的「求索期」，在這個過程中，他們心境不佳，甚至憂鬱，直至最後進入「接受期」，此時的癌症患者已經能夠開始冷靜地面對疾病，療效及預後好的患者一般能夠調整心態，適應良好，正常生活，預後差的患者對疾病和生命的歸宿有了一定的心理準備，雖然心境趨於平靜，但難以擺脫憂鬱的陰影。

2. 癌症病人的典型心理問題

（1）恐懼。對癌症的恐懼是普遍存在的心理問題。醫學界有這樣的說法：死亡的癌症患者中，有 1/3 是被嚇死的，1/3 是病人無法耐受過度治療而死，還有 1/3 才是治療無效而死。恐懼源於兩個方面，一是對死亡的恐懼，還有就是對癌症疼痛的恐懼。因此，心理調適也應該針對這兩個方面進行。

（2）憂鬱。雖然大多數癌症病人的心理問題並不比非癌症者多，但是他們對憂鬱更加易感。研究表明，下列因素與癌症憂鬱相關：

①預後：癌症惡性程度高、預後差的患者容易陷入憂鬱。

②療效及症狀控制：治療好轉、病情穩定、症狀輕微的患者，憂鬱發生率低於療效差、病情惡化、症狀重的患者。

③患者對自己病情的認知程度：對病情完全清楚的患者，憂鬱發生率低於對病情不清楚或不知道的患者。

④家庭及社會支持：家人及朋友給予很大支持的患者，憂鬱發生率低於缺少家庭社會支持者。其中以配偶、子女的支持最為重要。

⑤患者對死亡的態度：談論死亡、對死亡坦然面對者，憂鬱發生率低於拒絕談論死亡及對死亡充滿恐懼者。

⑥經濟狀況：經濟拮据、支付治療費用有困難、因病舉債或因病致貧者，憂鬱發生率高於經濟狀況良好者。

⑦身體形象及軀體功能：因疾病及治療導致身體形象受損、功能產生缺陷的患者，憂鬱發生率高於無軀體缺陷者。

三、癌症病人的心理干預

針對癌症病人憂鬱症的心理干預效果是肯定的。姜曉梅等進行的系統評價納入了11項隨機對照研究，包括1670例患者，結果表明，與常規治療相比，心理干預聯合常規治療可明顯改善癌症患者的抑鬱與焦慮症狀。萬同玉等回顧了學者10多年來對癌症患者心理干預的研究文獻，其內容主要涉及癌症患者的心理特徵，心理干預手段，影響癌症患者生活質量的主要因素，癌症患者的心理需求等幾個方面。結果顯示，心理干預能夠改善癌症患者的生活質量。

1. 心理干預的方法

認知行為治療、解決問題的治療、心理支持療法、催眠與自我催眠、音樂治療、正念減壓干預等都是可以採用的方法。

（1）認知行為干預：這是對於癌症病人最為常用的心理干預方法，幫助患者接受並以積極的心態面對癌症，以及與疾病及治療有關的症狀管理，如應對疼痛、壓力、疲乏、食慾不振、治療副作用等等。包括以下方面：

①克服恐懼：要克服對癌症死亡的過度恐懼，必須糾正「腫瘤一定要治癒」的錯誤觀念，糖尿病不能治癒，高血壓、冠心病不能治癒，很多慢性病都不能治癒，癌症為什麼一定要治癒呢？因此，從觀念上把癌症當成慢性病，從心理上接受患癌症的事實，學會慢性病的管理策略，與疾病和平共處，並盡可能提高生活質量。

②疼痛管理：大部分癌症進展期伴隨著明顯的軀體疼痛，疼痛不僅給生存帶來威脅，更重要的是嚴重影響病人的生活質量。而隨著疼痛的加重，對癌症的恐懼就會越來越嚴重。因此，根據疼痛的程度使用相應強度的鎮痛藥物非常重要，尤其是晚期癌症，治療策略以「充分止痛、緩解症狀、適當營養」為主。世界衛生組織（WHO）推薦的止痛藥物三階梯給藥原則，已經能夠使絕大多數的病人透過口服止痛藥達到滿意的止痛效果。

然而，對癌症疼痛處置的現狀並不理想。全世界每年有 350 萬癌症病人在疼痛折磨中艱難度日。研究資料顯示，疼痛控制成效不高的因素中，醫務人員、病人、病人家屬對止痛藥物的不正確認知及對藥物成癮的顧慮、擔心，以及觀念、文化等因素是影響疼痛處置的重要原因。其實，癌症病人止痛藥的用量需要不斷加大，主要是因為軀體對藥物的耐受性增加、敏感性下降引起的軀體依賴，與吸毒者的心理或精神依賴（成癮）不同。臨床資料表明：「成癮性」幾乎不發生在疼痛患者中，包括癌症患者。

生活中的心理學

世界衛生組織推薦的癌症疼痛三階梯止痛法

1986 年世界衛生組織推薦的三階梯止痛法（如圖 10-5 所示），已將臨床疼痛治療列入世界範圍內解決腫瘤問題的四個重點之一。

遵循給藥原則按時給藥，90% 以上的癌症疼痛可以得到緩解，生存質量得到改善，部分病人由於疼痛的消失，信心增加，生命延長。

圖 10-5　三階梯止痛法示意圖

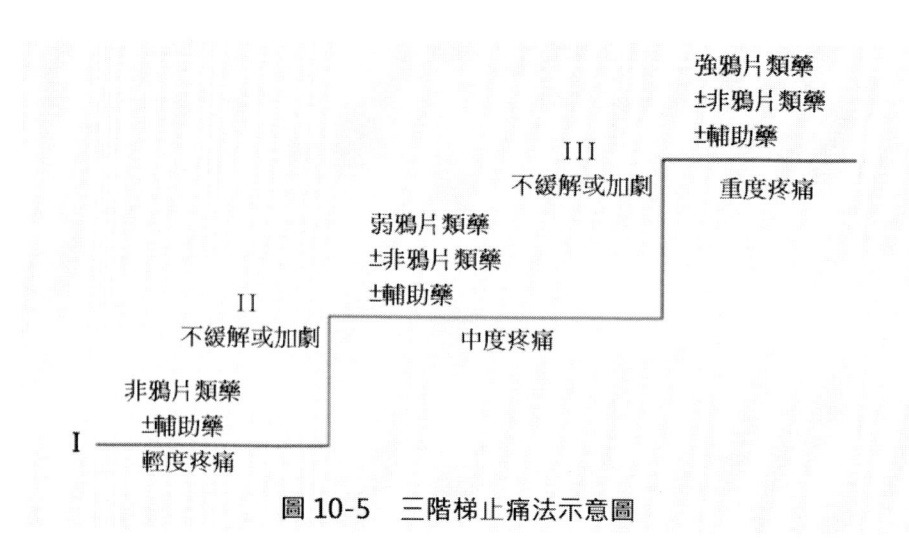

癌症止痛的給藥原則：

1) 按階梯給藥；

2) 首選無創途徑給藥：如口服，吩坦尼止痛貼片等；

3) 按時用藥：先測定能控制患者疼痛的劑量，然後有規律的按時給予，比如嗎啡緩釋片需要每隔 12 小時服用一次，而不是等到下一次疼痛時才給；

4) 個體化給藥：鴉片類藥無統一的標準用藥劑量，存在明顯個體差異，能使疼痛得到緩解的劑量即是正確的劑量。應從小劑量開始，逐漸增加劑量直到緩解疼痛又無明顯不良反應的用藥劑量，即為個體化給藥；

5) 減少藥物的不良反應，如使用緩瀉劑對抗嗎啡類藥物引起便祕的副作用。

③運動：研究表明，軀體運動對癌症病人的生活質量有積極的影響，促進軀體功能和情感健康。因此，建議癌症病人選擇適合自己的運動方式、堅持有規律的運動。

④書寫：對於某些有一定教育程度的患者，透過書寫的方式來表達內心感受或者寫出一些從患病經歷中發現的意義，能夠造成釋放心理壓力及心理

痛苦、降低軀體症狀的作用。書寫的方式也有助於患者對家庭成員及好友的情緒情感傾訴與交流。

(2) 正念減壓干預：正念干預的方法包括放鬆、冥想、瑜伽等，首先教會病人熟悉相應的方法，然後在家裡進行練習。研究表明，從為期兩個月的短程正念冥想干預到為期一年半的長療程干預均有利於改善癌症患者的情緒與精神狀態，緩解疼痛，減輕心理壓力反應，促進適應性的應對方式和積極認知，提高患者的生活質量。

(3) 合理告知：病人親屬常常對癌症病人隱瞞診斷及病情，對癌症的迴避性應對策略是較為普遍的現象。研究表明，採用迴避性應對策略的患者會經歷更多的心理困擾，且身體健康狀況更糟。當患者的配偶和家人採用迴避性策略來應對患者的疾病時，病人也是很痛苦的。而採用問題關注和情緒關注策略的患者，其心理和軀體更健康。因此，在適當的時機以適當的方式告知病人診斷及病情有利於患者的心理調適及心理健康。

3. 心理干預的形式

個體心理干預、團體治療、家庭干預、癌症支持性團體等都是可以採用的方式。

(1) 個體心理治療：針對癌症病人的個體心理治療主要是遵循危機干預原則，而不是系統心理治療模式，也就是主要集中在病人面臨的特殊問題上，而不是對病人的心理進行全面、長期的探索與分析。個體心理治療中最普遍的問題是：對復發、疼痛和死亡的恐懼，對手術中失去器官的恐懼，重要的活動受到限制，現實生活中的困難等。癌症病人臨近死亡時，常常會出現心理痛苦的高峰，此時給予心理支持也是很重要的。

(2) 家庭治療：癌症勢必會影響到患者的家庭成員，有必要把家庭成員納入到治療中。一方面，癌症病人最希望從家庭成員中得到情感的支持，但並非所有的家庭都能夠自由交流，並非家庭成員提供的所有支持都是患者所希望的。另一方面，對照顧者的研究表明，家庭成員長時間照顧癌症病人，照顧者的心理和生理均會受到不良影響，其焦慮、憂鬱評分顯著高於常模水

平，生活質量和身體健康也受到影響。照顧者往往缺少社會支持，給予心理干預能夠改善照顧者的負性情緒、提高應對技巧，提高心理健康水平。家庭治療能夠促進患者和家人的有效溝通交流、使家庭成員獲得更多的照顧病人的知識和方法。

（3）團體干預：團體干預能夠為癌症病人提供一些有用的資訊和應對技巧。研究表明，對放療化療的住院病人進行為期 6 週、每週 2 次、每次 2～3 小時的支持性集體心理治療，能夠有效緩解癌症患者的焦慮和憂鬱，提高整體生活質量。

（4）支持性團體：支持性團體將患同樣疾病的病人聚集在一起，可以滿足病人對資訊和情感的需要，團體還給病人提供很多應對技巧，便於病人從中選擇適合自己的方式。研究表明，支持性團體對於那些問題多和缺乏家庭社會支持的患者最有幫助。大部分民間癌症支持團體的成員包括醫務人員、社會工作者、愛心人士和癌症患者，但專業的心理工作人員比較缺少。

複習鞏固

1. 簡述世界衛生組織推薦的癌症疼痛三階梯止痛法的給藥原則。

2. 癌症患者應用止痛藥容易成癮嗎？

第三節 慢性病

一、慢性病概述

慢性病（chronic disease）不是特指某種疾病，而是對一類起病隱匿、病程長且病情遷延不癒的慢性非傳染性疾病的總稱，包括心腦血管疾病、糖尿病、惡性腫瘤、慢性阻塞性肺部疾病、精神性疾病等等。據世界衛生組織 2008 年的資料顯示，各種慢性疾病死亡人數的總和占全球總死亡人數的 60% 以上。2012 年的報告顯示，確診的慢性病患者超過 2.6 億人，且呈現出發病率上升及發病年輕化趨勢。

1. 慢性病的發病原因

慢性病病因複雜，一般認為是生物、心理、社會多因素共同作用的結果。主要病因包括：

（1）遺傳因素：遺傳因素使個體對某種疾病的易感性增加。

（2）環境因素：細菌或病毒感染、水和大氣汙染、理化毒物接觸等均可導致慢性疾病。

（3）生活方式：長期過量飲食、缺乏運動、體重超重、睡眠不足或紊亂、吸煙、飲酒等與慢性疾病有關。

（4）心理社會因素：一方面，長期的精神緊張、情緒波動及處於壓力狀態可導致慢性病。比如慢性心理壓力和社會事件與冠心病的發生有關，急性壓力如憤怒、極度興奮、消極情緒、突然的爆發性行為等會引起突發的心絞痛、心臟病發作甚至死亡。此外，消化性潰瘍、高血壓、癌症等慢性病的發病與精神心理因素的關係也已得到公認。另一方面，慢性病的控制有賴於良好的自我管理。患者的心理因素，比如對慢性病的正確的觀念、積極的應對策略、良好的壓力管理、情緒調適等對於慢性病管理至關重要。

2. 與慢性病有關的心理行為問題

（1）消極情緒：慢性病患者常常出現否認、焦慮、憂鬱等情緒反應。慢性病通常會對病人的軀體與社會功能構成威脅，甚至威脅生命，否認情緒在疾病急性期有一定的保護作用，但帶有否認情緒的患者在出院後對疾病的適應性和治療依從性都更差，因此，幫助患者面對、接受患病事實對於疾病的長期有效的自我管理至關重要。此外，由於擔心疾病造成的痛苦和死亡，擔心可能的併發症及復發，擔心疾病會對工作與生活造成重大影響，焦慮也是慢性病診斷之後常見的反應。憂鬱出現的時間較晚一些，但會在整個病程中反覆出現，當患者長期感覺擁有的資源無法有效應對疾病時，就可能陷入憂鬱。憂鬱情緒本身使患者感覺痛苦，還對症狀改善及疾病康復的各個方面造成負面影響。

（2）治療依從性問題：慢性病遷延不癒，有些疾病表現為發作與緩解交替反覆，急性期需要藥物治療，疾病緩解期不用服藥，但需要堅持非藥物防治措施，如慢性肝病；很多慢性病人需要長期或終生的藥物治療，如高血壓、糖尿病患者。慢性病人自行停藥或減少服藥的種類和劑量是較為普遍的現象，促使疾病進展及併發症的發生。非藥物治療措施的依從性更差，比如健康的生活方式，雖然對所有慢性病人均有益處，但很多病人難以改變習慣化的生活方式，或短暫的改變後不能堅持，影響疾病控制。

（3）家庭影響：慢性病除了影響患者之外，還對整個家庭造成影響。一方面，患者原有的家庭角色功能減退，對家庭成員的依賴性增加，家庭成員的照顧、理解和支持對於患者的康復信念、治療依從性、積極情緒、健康生活方式等方面均有重要作用。另一方面，家庭成員尤其是已婚患者的配偶和未成年患者的父母，由於承擔了主要照顧者的角色，可以自己支配的時間變少，工作、休息、娛樂等方面都受到影響，有時還伴隨患者與家庭成員之間的溝通不良，讓家庭照顧者感覺難以應付、焦慮甚至憂鬱。

3. 慢性病相關的心理行為調適與干預

認知行為干預及各種放鬆方法均有利於慢性病防治，目的是讓患者獲得更多的控制感、更有效地應對疾病。心理干預的主要內容包括：讓患者樹立對於疾病的正確信念，堅持健康生活方式，採取積極的應對策略，良好的壓力管理，對消極情緒進行干預，爭取家庭及社會的支持。

（1）樹立正確的信念：慢性病人常常對自身疾病持一種不恰當的觀念，以為像急性病一樣經過短期的治療就可以治癒及停藥，導致服藥依從性差。此外，患者對於疾病控制力的信念也很重要。總的來說，相信自己能控制住疾病的人比態度悲觀者的狀態更好，但另一方面，有些患者認為僅僅透過良好的健康生活習慣或者僅靠意志力就可以控制疾病，甚至相信氣功、特殊的食譜等可以代替藥物，這些錯誤的觀念會妨礙疾病控制。因此，透過認知行為干預促進病人對疾病的現實性理解，培養病人與疾病和平共處的觀念，堅持服藥及治療，採取健康生活方式，調整日常活動，對於控制疾病、適應疾病、提高生活質量有重要的作用。

（2）培養健康的生活方式：世界衛生組織認為，健康生活方式不但是慢性病患者非藥物治療中非常重要的一部分，也是普通人防病的法寶。健康生活方式對慢性病防治的效果顯著，美國近年來冠心病、癌症等慢性病發病率呈下降的趨勢，主要得益於全民健康教育，讓更多的人採取了健康的生活方式。其內容包括：合理飲食，堅持運動，保持健康的體重，戒煙，控制飲酒，心理平衡。

合理飲食，包括：

①食物多樣化，各種營養成分均衡；

②低脂少油；

③卡路里熱量適當（根據體重情況及運動量大小而定）；

④減少鈉鹽攝入：低鹽飲食有利於高血壓、慢性腎病、肝硬化等疾病的防治。

堅持運動：對幾乎所有的慢性病人均推薦進行有規律的運動鍛鍊，這既有利於疾病的控制，也有利於改善情緒。較好的運動方式是低或中等強度的有氧運動，比如散步、快走、慢跑、太極拳、打球、游泳、健身操、舞蹈等等。根據病情、身體狀況、時間安排、個人喜好、是否易於堅持等因素綜合考慮，選擇一種適合自己的運動，堅持每週 3～5 次以上，每次 20～60 分鐘。

控制體重：計算身高體重指數，或稱體質指數（Body Mass Index，BMI），計算公式為：BMI= 體重（kg）/ 身高的平方（m^2）。世界衛生組織關於成人正常體重的標準為 18.5 ≤ BMI<25，而 BMI ≥ 25 為超重，BMI ≥ 30 為肥胖。

（3）積極應對：研究表明，慢性病人，尤其是老年患者多採用迴避、屈服、自責、幻想等消極的應對方式，較少使用面對、積極關注、做計劃、解決問題、積極重構、幽默、運用情感支持、求助等積極的應對方式。消極的應對方式與憂鬱的發生率呈正相關。迴避性應對策略會增加心理不適感，還會加速疾病的進程，比如採取迴避性應對方式的糖尿病人通常不能堅持飲食治療計劃，放棄血糖監測，或者對血糖升高視若無睹，直到嚴重併發症出現。

而積極應對，尤其是靈活採用上述多種積極應對策略的患者能更好地適應疾病和管理疾病。

（4）壓力管理：壓力與許多慢性病的發生及病情惡化均有關，比如，壓力會使個體發生不正常的血糖反應，長時間處於壓力狀態會導致血糖升高、胰島素分泌減少，在糖尿病的發病及病情進展中都有不良作用。因此，應幫助患者學會日常生活中的壓力管理方法，包括學會識別壓力源、監測及識別誘發壓力的特殊情境、用積極的自我對話和自我指導替代消極的自我對話、制定計劃、情緒宣洩、學會一種或幾種放鬆方法。此外，幫助個體識別、拓展、應用內部資源與外部資源，能利用的資源越多，個體就越能有效應對壓力事件。

（5）對消極情緒的干預：對慢性病人常見的焦慮、憂鬱進行干預，詳見本章第五節。

（6）家庭干預：透過家庭干預，促進患者與家庭成員的溝通與理解，教會患者及照顧者一些應對策略和應對技巧，尋找更多可利用的資源等，都會對家庭系統有所幫助。慢性病的種類較多，以下對常見的兩種慢性病——高血壓和糖尿病進行詳細闡述。

二、高血壓

高血壓（hypertension）是以血壓升高為主要臨床表現，伴有或不伴有多種心血管危險因素的症候群。其中約 5% 的高血壓是由某種確定的疾病或病因引起的，稱為繼發性高血壓，而超過 90% 的高血壓病因不明，稱為原發性高血壓。高血壓的診斷是根據血壓計測量收縮壓和舒張壓的數值來確定的。收縮壓 ≧ 140mmHg 和（或）舒張壓 ≧ 90mmHg 即診斷為高血壓。

高血壓的發病率呈逐年增高的趨勢，相對於高患病率，高血壓的防治則呈現出「三低」，即人群對高血壓的低知曉率、低治療率、低控制率，因此加大人群對高血壓的了解對於提高防治水平至關重要。

1. 高血壓的危害

高血壓可損害重要器官系統,包括心臟、腎臟、腦和眼,並導致這些器官功能衰竭,是致殘或致死的重要原因。

2. 高血壓的病因及危險因素

高血壓是遺傳易感性、生活環境因素及心理社會因素共同作用的結果。

遺傳因素:若父母雙方均有高血壓,則子女患此病的可能性高達 46%。

飲食:飲食中鈉鹽攝入量、高不飽和脂肪酸攝入量、飲酒量均與高血壓成正相關。

肥胖及缺乏運動:肥胖是高血壓的重要危險因素,尤其是腹部肥胖者。

吸煙:煙草中的尼古丁等物質導致血管壁損害,引起或加重高血壓。

精神壓力:壓力與高血壓的發生及惡化均有關係。長期的社會競爭、工作壓力、精神緊張可導致高血壓,尤其是工作要求過高而自我控制性低的情況;從事腦力勞動者比體力勞動者易患高血壓;憤怒、敵意、焦慮、人際衝突等也會使血壓升高;噪音、擁擠等環境因素也會增加高血壓的發生率。

總結上述高血壓的病因及危險因素,如圖 10-6 所示。

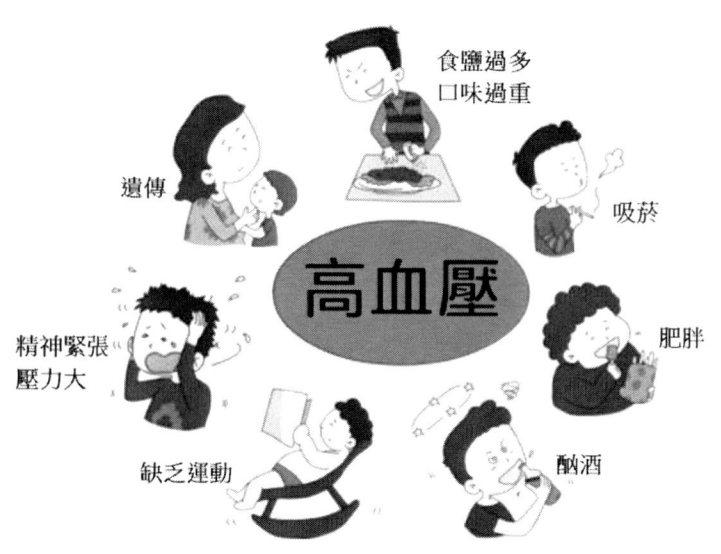

圖10-6 高血壓病因及危險因素

3. 高血壓的防治

（1）藥物治療

原發性高血壓目前尚無根治方法，使用降壓藥物控制血壓主要是為了減少高血壓導致的器官功能損害，減少併發症的發生率，減少併發症導致的嚴重後果（器官衰竭和死亡）。長期堅持服藥是控制血壓的關鍵。

（2）高血壓的預防：主要是生活方式及行為的改變，即堅持健康生活方式，如前所述。具體如下：

合理飲食：《高血壓防治指南》對於飲食的建議如下：

①食鹽量逐步降至每人每天 6 克。具體措施包括：限制烹調用鹽，少用高鹽食品，如醃製、滷製、泡製食品、榨菜等；在烹調時盡可能用量具稱量家用的食鹽量，如特製的鹽勺，普通啤酒瓶蓋去掉膠皮墊後水平裝滿可盛 6 克食鹽。

②脂肪類：避免高脂油膩飲食，減少膳食脂肪，食油 <25 克（半兩）/天

③果蔬類：新鮮蔬菜每天 1 斤以上，水果 2～5 兩 / 天。

④高蛋白類：瘦肉類 2～3 兩 / 天（魚蝦及家禽類優於豬牛羊類瘦肉），奶類 250ml/ 天，蛋類 3～4 個 / 週。

⑤少吃糖類和甜食

保持運動：研究表明運動鍛鍊有利於減輕體重，降低血壓，並有助於提高心血管適應能力，使血壓保持在穩定狀態。

控制體重：透過飲食調整與堅持運動相結合，將體重控制為 BMI<25。

戒煙、限制飲酒：原則上應嚴格戒煙，每日飲酒量折合成乙醇量不超過 50g。

4. 高血壓患者的心理行為調適與干預

本節概述中「慢性病相關的心理行為調適與干預」的內容均適用於高血壓病人，對降低血壓、延緩病情進展有積極作用。此處不再重複，只針對高血壓進行一些補充和強調。

（1）提高對疾病的認知：高血壓是一種起病隱匿的慢性病，很多人沒有定期檢測血壓，不知道自己患有高血壓病，在偏遠地方，很多患者因血壓過高出現腦溢血時才發現患高血壓病，這已成為導致鄉村地區腦血管疾病為第一位死因的重要因素。很多城市的患者也缺乏對高血壓的疾病與健康知識的了解。一項對近 5000 名社區居民的檢查發現，871 例高血壓病人中，只有 55.4% 的人知道自己患有高血壓，約 1/3 的患者知道血壓正常值、低鹽飲食、戒煙等健康知識；一半左右的患者知道肥胖、缺乏運動、精神緊張等是高血壓發病原因。對高血壓併發症的知識知之甚少，對高血壓可能導致心力衰竭、腎臟疾病、眼睛疾病的知曉率不到 10%。研究表明，採用系統健康教育方法，使社區居民掌握關於高血壓的治療、併發症及健康知識，能夠顯著提高患者對疾病的知曉率及控制率。

（2）增加服藥依從性：原發性高血壓不能根治，在每個患者確立有效治療方案並獲得血壓控制後，仍應繼續治療，不要隨意停藥或頻繁改變治療方

案。很多患者錯誤地認為如果他們感覺良好,血壓就沒有問題,也就可以不吃藥,但停服降壓藥後多數患者在半年內又回復到原來的高血壓水平,從而導致各種併發症。研究表明,心理行為干預能夠提高患者的服藥依從性。一項對社區高血壓患者的研究表明,只有 39% 的患者完全遵照醫囑服藥,把行為轉變成理論為指導進行干預後,干預組的血壓下降程度及服藥依從性均優於對照組。

(3) 對情緒反應的干預:研究表明高血壓患者中憂鬱的發生率為 18.6% ~ 35.4%,而住院病人中有不同程度的焦慮者可高達 60%;一項研究對 500 例社區高血壓患者的調查表明,高血壓患者焦慮、憂鬱分數的均值顯著高於常模水平,提示在高血壓管理中情緒干預的必要性。

三、糖尿病

糖尿病(diabetes mellitus)是一組以慢性血葡萄糖(簡稱血糖)水平增高為特徵的代謝性疾病,由於胰島素分泌和(或)作用缺陷所引起。胰島素是由胰腺 β 細胞分泌的一種激素,結合到細胞表面的受體上,作為鑰匙開啟葡萄糖進入細胞內的通道,若胰島素分泌不足(鑰匙不夠)或出現胰島素抵抗(鑰匙不管用了)時,葡萄糖就不能進入細胞內被分解利用,滯留在血液中導致高血糖。其中 I 型糖尿病是胰腺分泌胰島素絕對不足所致,也稱為胰島素依賴型;II 型糖尿病是由於胰島素的產生與靶細胞對胰島素的反應之間失去平衡所致,包括胰島素抵抗為主伴胰島素分泌不足,或胰島素分泌不足為主伴胰島素抵抗。糖尿病的發病機理如圖 10-7 所示。

第三節 慢性病

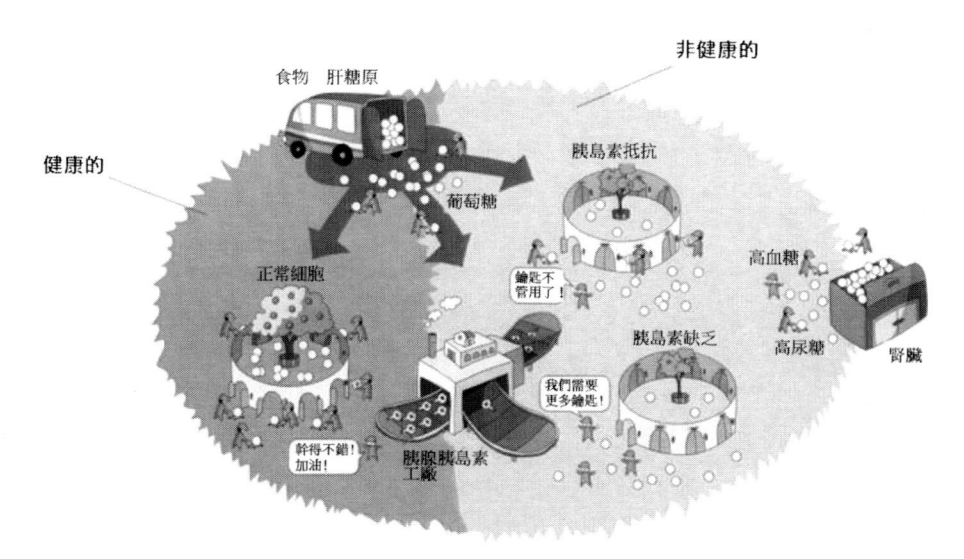

圖10-7　糖尿病發病機制示意圖
(來自國際糖尿病聯盟的健康教育工具——糖尿病看圖對話)

糖尿病的發病率呈逐年上升的趨勢。2010 年統計數據顯示，成人糖尿病患病率為 9.7%，是 1996 年患病率 (3.2%) 的三倍。

1. 糖尿病的危害

糖尿病的危害在於糖尿病引起的併發症。糖尿病的慢性併發症可遍及全身各個重要器官，發病機制複雜，由高血糖引起的氧化壓力是重要的共同機制。大多數糖尿病患者死於心、腦血管併發症或糖尿病腎病，其中糖尿病腎病是致死性腎病的主要原因，糖尿病人失明的發生率是普通人群發病率的 10 倍，下肢壞疽及截肢是普通人群發病率的 20 倍。

2. 糖尿病的病因

糖尿病病因複雜，至今未完全闡明，總的來說是遺傳因素與環境因素共同作用的結果。

Ⅰ型糖尿病：絕大多數Ⅰ型糖尿病是自身免疫性疾病，在遺傳易感性的基礎上，外界因素（如病毒感染、化學毒性物質等）激活體內的 T 淋巴細胞，破壞胰島細胞，導致胰島素分泌絕對不足，發生糖尿病。

365

II型糖尿病：除遺傳因素外，環境因素主要包括營養過剩及肥胖、缺乏運動、血脂代謝紊亂、化學毒性物質等。

3. 糖尿病的危險因素

包括：肥胖或超重、缺少運動、既往診斷有葡萄糖調節受損、高血壓、巨大胎兒史（出生時體重超過 4kg）、糖尿病家族史（兄弟姐妹或父母患糖尿病）。有上述危險因素者患糖尿病的機率增加，研究表明，盡早採取干預措施，包括運動鍛鍊、體重控制及飲食調整，能夠降低糖尿病的發病率。

4. 糖尿病的診斷與治療

（1）診斷：糖尿病的主要臨床表現為代謝紊亂症狀群，典型症狀為「三多一少」，即多飲、多食、多尿、體重減輕。但有的患者無任何症狀，僅在體檢或因其他疾病就診化驗時發現高血糖，也有的患者以糖尿病併發症的症狀而就診。化驗血葡萄糖值高於正常達到糖尿病標準，即可確診。

（2）治療：對糖尿病採用綜合性治療方法，包括藥物治療、醫學營養治療（飲食治療）、運動治療等，以有效控制血糖，防止併發症的發生。I型糖尿病需要終生注射胰島素治療，II型糖尿病若機體尚保存相當數量有功能的胰島細胞，則使用口服降糖藥能夠控制血糖，否則也需要注射胰島素治療。

5. 糖尿病人的心理行為調適與干預

所有的糖尿病人都需要在一定程度上改變生活方式，堅持上述藥物及非藥物治療措施、定期監測血糖等。本節概述中「慢性病相關的心理行為調適與干預」的內容均適用於糖尿病病人，此處不再重複，只針對糖尿病進行一些補充和強調。

（1）糖尿病自我管理教育：積極的自我管理是成功控制糖尿病的關鍵，美國糖尿病學會和歐洲糖尿病研究協會發表的關於糖尿病管理的共識聲明，強調所有的患者都要接受針對血糖控制的糖尿病自我管理教育。系統的教育項目讓患者了解疾病及併發症的知識，學會自我管理策略，進行積極有效的自我管理。

在美國，糖尿病自我管理教育包括以下方面：

①糖尿病教育項目必須經過美國糖尿病學會認證；

②負責糖尿病教育的教員應是一個不同專業人員組成的團隊，一般要求包括糖尿病專科護士和營養師，所有教員必須通過美國糖尿病教員認證委員會的考試並取得證書；

③糖尿病教育項目必須有高質量的書面材料，書寫課程設置內容，包括糖尿病的過程、營養治療、運動治療、藥物治療、血糖自我監測、急慢性併發症、目標設定、心理社會調節、妊娠糖尿病等方面，說明採用的教學方法、教學工具及評價系統。教育項目至少包括 6～10 次課程，總課時在 12 小時以上；

④效果評價方面，教員需要記錄對每個患者的個體化評估情況、到課及合作情況，隨訪的各項代謝指標及行為改變情況等資料，還有包括專家及社區人員組成的顧問委員會每年開會一次，評價臨床效果（血糖控制等）和行為目標（飲食、運動等）達成情況；

⑤醫療保險公司為上述糖尿病教育項目支付費用，保證糖尿病教育的質量和可持續性。

研究表明，系統的糖尿病管理教育在改善血糖及代謝指標、促進健康生活方式、運動及體重控制、自我管理技巧、自我效能感、提高生活質量等方面都有顯著的效果。

（2）控制飲食與堅持鍛鍊：飲食控制對於糖尿病來說是一種治療措施。一項調查顯示，約 50% 的人能夠每週 6～7 天遵守飲食計劃，23% 的人大部分時間沒有控制飲食，影響病人堅持飲食及運動計劃的障礙主要包括：生活習慣難以改變；對治療飲食的消極體驗（食物不可口、令人厭煩）；認為在社交場合控制飲食會顯得自己與眾不同。而堅持鍛鍊的依從性更低，56% 的人沒有或很少鍛鍊（每週 0～2 次），主要原因包括在壓力或緊迫時無暇顧及；認識與理解不足；太忙而沒時間運動，感覺運動太累及太消耗精力等。

控制飲食：飲食控制是一項重要的基礎治療措施，應長期嚴格執行。不控制飲食很難獲得良好的血糖控制，但另一方面，吃得越少越好的觀點也是錯誤的。飲食控制的目標是「血糖正常、營養正常」，而不是「血糖正常、營養不良」。因此，糖尿病人應尋求專業營養師的幫助或看營養專家的門診，在營養師指導下制訂個人化的飲食方案，包括：

①根據理想體重和全天熱能消耗情況計算需要攝入的總熱量；

②各類營養物質按一定的比例搭配：碳水化合物的熱量占總熱量的50%～60%、脂肪熱量占30%，蛋白質占10%～15%，

③主食的量固定，增加含纖維素高含糖低的蔬菜；

④三餐熱量合理分配，按時進餐；

⑤飲食清淡少油、限制甜食、含糖飲料和零食；

⑥戒煙、限制飲酒等。

堅持運動及控制體重：運動能促進血糖的利用，並有助於把體重控制在正常範圍。應避免空腹時運動，以飯後1小時開始、每次運動30分鐘為宜，以免發生低血糖。

研究表明，促進患者的動機能夠幫助患者克服障礙。一方面是充分利用外在動機，比如醫療保健人員提供飲食與運動的具體標準、實施方法、目標與期望，家人和朋友對他們保持期望與支持，都能夠有效地促進患者堅持飲食與運動計劃。更重要的是促進患者的內在動機，研究表明，那些持積極觀念（認為飲食控制及運動能夠保持體重、控制血糖、減少併發症、增進健康）的患者，以及自我效能感強、認為自己有能力控制飲食及運動者，能夠更好地堅持飲食與運動計劃。

（3）對負性情緒的干預：一項研究對4100餘例糖尿病病人持續十年的跟蹤隨訪，結果發現憂鬱的發病率為20.3%（輕度8.3%、重度12%），其中年輕患者、女性、胰島素治療、缺乏運動、肥胖、血糖高、有合併症或併發症的患者更可能發生憂鬱。糖尿病伴發憂鬱者自我管理能力受損，治療依

第三節 慢性病

從性差、痴呆的發生率及住院時間增加。其中重度憂鬱是死亡的獨立危險因素。因此，建議對病程長的患者進行常規的憂鬱篩查，並給予及時的心理干預及治療（見本章第五節）。

（4）監測血糖及注射胰島素：Ⅰ型糖尿病人需要勤測血糖（最好每天監測），及時處理高血糖及低血糖等異常情況，定期注射胰島素（一般每餐前均需要注射），並嚴格遵照飲食計劃。這必然會帶來一定的社會壓力，常常讓患者難以堅持。訓練病人的社交技巧和應對策略，學會在不利的社會環境中堅持飲食計劃及治療方案，有助於增加患者的依從性。

（5）青少年患者的特殊干預：與大多數慢性病以中老年為主不同，Ⅰ型糖尿病多為兒童或青少年起病，患者心理生理均未發育成熟，在明確診斷後存在一個較長的心理適應階段，容易出現憤怒、恐懼、焦慮、憂鬱等心理問題，其中以憂鬱最為常見。與正常青少年相比，糖尿病患者更容易出現衝動行為、交往不良、社交退縮等行為問題，其中社交退縮最多見。

除了給予青少年患者針對性的心理干預之外，還應針對青少年的特點採取提高治療依從性的措施。比如，互聯網用於青少年糖尿病的自我管理取得了成效。一項在美國開展的Ⅰ型青少年糖尿病患者自測血糖的研究，要求病人將每次自測血糖的視頻上傳到指定的網頁，每上傳一次就可以得到一定的獎勵。此種方法新穎有趣，對於督促青少年患者按時檢查血糖取得了較好的效果。社群網站的回饋和互動功能也被用於青少年的血糖管理，每週每位病人都會被問到糖尿病的自我管理中遇到的問題，同時要做下一步的計劃，所有的問題和計劃都將展示在網頁上，以方便病人間的討論。這種回饋、互動式的交流方式有利於患者將糖尿病管理的態度內化，使行為改變更能持久。

複習鞏固

1. 簡述對慢性病患者心理行為調適及干預的要點。

2. 簡述健康生活方式的要點。

第四節 疼痛

王先生75歲，退伍軍人。他的左腿膝關節慢性病變，已嚴重影響活動，醫生告訴他需要做膝關節置換手術，否則疾病發展會導致他無法行走，但王先生堅決拒絕手術。大家都很詫異，因為六年前王先生的右腿膝關節病變經過膝關節置換手術後，右腿功能恢復得很好。王先生坦言，上次手術後的疼痛讓他感覺痛不欲生，當年在戰爭中他都沒有怕過，但想起手術疼痛就不寒而慄，他寧願再上戰場也不願上手術臺了，就算餘生坐在輪椅上度過也不後悔。

最後，在醫生堅決保證有效鎮痛並讓他看了其他手術病人的鎮痛效果後，王先生接受了手術，術後兩天持續使用鎮痛泵，隨後加用了幾次口服止痛藥。王先生只在功能鍛鍊時感覺到輕度的疼痛，他順利康復，對治療非常滿意。

王先生的經歷是一個典型的例子，代表了醫院中普遍存在的讓手術病人忍受疼痛的狀況，以及近年來醫生對「無痛治療」觀念的接受和應用止痛治療觀念的改變。

一、疼痛（pain）概述

據世界疼痛研究學會估計，在發達國家有30%左右的人受到慢性疼痛的困擾，而三分之二的門診病人伴有各種疼痛症狀，其中僅慢性三叉神經痛的患者就超過200萬人。疼痛造成了病人的軀體和精神痛苦、嚴重影響病人的心理狀態、活動能力及生活質量。慢性疼痛帶來的醫療費用、工作效率降低甚至喪失勞動力，造成了巨大的經濟損失。

長期以來對疼痛的重要性認識不足，醫生常常將疼痛視為疾病的伴隨症狀，重視針對疾病的治療而忽略了疼痛治療，直到最近，疼痛治療才被認為是疾病治療過程必不可少的內容，對於慢性疼痛基本上達成了一致意見，即慢性疼痛不只是一種症狀，它本身就是一種疾病。美國疼痛學會將疼痛列為「第五大生命體徵」，並提出「消除疼痛是患者的基本權利」。

第四節 疼痛

1. 疼痛的生理機制

當環境中的溫度、機械性或化學性刺激（傷害性刺激）作用於人體，組織中的外圍感受器（傷害性感受器）把它轉換成神經衝動（傷害性訊息），沿著相應的感覺傳入通路（傷害性傳入通路）進入中樞神經系統，經脊髓、腦幹、間腦中轉後到達大腦邊緣系統和大腦皮質，透過各級神經中樞整合後產生疼痛感覺和疼痛反應。

疼痛感覺受參與疼痛訊息處理的各級神經系統的調節。相應的疼痛調節理論有「閘門控制學說」「神經網絡理論」等，後者認為，疼痛是由一個特殊的腦神經網絡發出的神經信號所決定的多維的經驗，疼痛相關的神經網絡主要包括視丘、軀體感覺皮層、腦島、前扣帶迴、前額皮質等腦區。這些腦區有些參與認知加工，有些參與情緒加工。因此，疼痛是腦神經網絡信號輸出的結果，而不是個體對疼痛刺激的直接反應，外界疼痛刺激僅僅造成「觸發」疼痛神經網絡的作用。痛感不僅與損傷性刺激的強度和持續時間有關，也受個體對疼痛的認知判斷及對疼痛含義的理解有關。

2. 急性疼痛與慢性疼痛

急性疼痛定義為最近產生並可能持續較短時間的疼痛，通常與手術、創傷或某些疾病導致的急性組織損傷有關。慢性疼痛是相對於急性疼痛而言的，一種定義方法是，疼痛持續一定的時間（一般為3個月以上）即為慢性疼痛。另一種定義方法是，當急性損傷癒合後，疼痛仍持續存在，可稱為慢性疼痛。

慢性疼痛的產生與痛覺過敏有關。在損傷過程中，疼痛傳遞通路的外圍和中樞神經系統都表現出了極大的可塑性，可以擴大疼痛的信號並且產生痛覺過敏。這種可塑性能夠促進防禦反射的形成，但是如果持續下去就導致慢性疼痛。

區分急性疼痛與慢性疼痛有重要的臨床意義。這兩類疼痛對病人造成的影響、鎮痛治療的效果以及疼痛管理方式均有不同。

首先，急性疼痛和慢性疼痛對病人心理造成的影響不同。急性疼痛以焦慮、恐懼等情緒為主，疼痛緩解後情緒隨即好轉，持續時間較短。慢性疼痛

常常成為慢性壓力事件，誘發持續性的心理壓力，憂鬱、焦慮、憤怒情緒、適應不良的應對方式在慢性疼痛病人中很常見。尤其是憂鬱與慢性疼痛如同孿生兄弟，據統計，30% ～ 45% 的慢性疼痛患者經受著憂鬱症的困擾，而 34% ～ 66% 的憂鬱症患者伴有慢性疼痛。消極的心理情緒反應加重了慢性疼痛患者的不適感和功能障礙。

第二，鎮痛治療效果不同。醫學上的疼痛控制技術對急性疼痛控制良好，而對慢性疼痛效果不佳，對慢性疼痛強調個人化的疼痛控制方案與病人自我管理相結合的綜合措施。

第三，急性疼痛和慢性疼痛對病人生活的影響不同。慢性疼痛往往對患者的心理、行為、婚姻家庭、社會關係多方面造成影響。慢性疼痛往往使患者採取一種圍繞著疼痛的生活方式，過於自我關注，病人角色強化，社會角色減退，在家庭中與家人溝通不良，性功能受損，在社會交往中容易出現消極情緒反應，影響人際關係，出現社交退縮等。

二、疼痛心理

疼痛是包括情緒、認知、動機以及生理多種成分在內的複雜的生理心理過程。疼痛感受和疼痛反應均與心理因素有關，受到感覺—分辨（sensory-discriminative）、情感—動機（affective-motivational）以及認知—評估（cognitive-evaluative）的綜合影響。疼痛的感覺成分的功能是分辨疼痛的性質、位置以及持續時間等，疼痛的情感成分具有感受疼痛的痛苦程度並做出合適的行為反應的功能，而疼痛的認知-評估成分則是透過對疼痛感的高級認知加工從而對疼痛的感覺成分和情感成分施加影響。比如，緊張、焦慮、憂鬱等消極情緒可以加重疼痛的痛苦程度，注意、期望和認知評價可以影響我們對疼痛的感受和體驗。因此，應重視心理因素在疼痛緩解中的作用，對疼痛的管理遵循生物心理社會模式，才能夠最有效地控制疼痛，尤其是對慢性疼痛控制。

生活中的心理學

　　幾個幼兒園同班的孩子放學後在社區裡玩遊戲，兩個孩子跑得太快摔倒了，小女孩的奶奶趕忙跑過去把她扶起來，一看擦破了一點兒皮膚，心疼地說：「乖乖，很疼吧？快去塗藥。」小女孩哇哇大哭，奶奶抱回家安慰了很久才平靜下來。小男孩摔倒後愣了一會兒，爬起來接著玩，直到大家玩累了各自回家，媽媽看到他的手臂上皮膚擦破了，男孩子卻滿不在乎地說：「不疼，我又不是女孩子，摔一下就哭。」

　　兩個差不多大小的孩子摔倒擦破了皮膚，小女孩受到大人的關注，又被暗示「很疼」，表現為疼得大哭，退出遊戲。小男孩沒有家長的關注，且具有「男孩子應該勇敢」的信念，因此摔倒後自我認知評價為「不疼」，繼續玩耍。

　　可見，心理因素在疼痛感知中有重要作用。

三、疼痛的測量

　　對疼痛程度進行測量有利於疼痛管理人員評估患者的疼痛情況，給予相應的疼痛控制方法（比如對輕度疼痛單用認知行為技術就可以較好地控制疼痛，對中重度疼痛就需要使用鎮痛藥物），以及評價疼痛控制的效果（以無痛或輕度疼痛作為疼痛控制的目標）。

　　但疼痛是一種主觀感覺，要客觀判斷疼痛的輕重程度比較困難。常用的測量方法有視覺模擬評分法（visual analogue scales，VAS）和數字疼痛分級法（numeric rating scale，NRS）。前者是在紙上畫一條10cm長的直線，以1cm為單位標上數字，「0」代表無痛，「10」代表最劇烈的疼痛，讓患者根據自己感覺的疼痛程度，在直線上標出相應位置的數字，即為評分值，分值越高，表示疼痛的程度越重。後者分為四個等級：0分為無痛；1～3分為輕度疼痛；4～6分為中度疼痛；7～10分為重度疼痛。疼痛評分與疼痛程度的關係、不同程度的疼痛對病人的影響及相應的處理見表10-1。

　　VAS量表及NRS量表的優點在於以1～10的十個維度來測量疼痛程度，便於橫向和縱向對比以及統計學分析。但對一些特殊病人，如兒童、老人、

語言和表達能力受損者，病人不一定能夠準確地理解及表達與疼痛程度對應的數字，可採用 Wong-Banker 面部表情量表進行疼痛測量。而疼痛尺是將數字刻度與語言描述相結合，增加了可操作性。總之，量表的選擇及應用，應綜合考慮量表的精確性及病人的理解能力。

表10-1　VAS及 NRS 疼痛評分與疼痛程度、疼痛影響及處理

疼痛評分	程度	疼痛感受	疼痛影響	處理
1~3分	輕度	靜坐(臥)時可感覺疼痛，以工作、娛樂、交談、想像等方式轉移注意力後疼痛感覺可被忽略	日常生活及睡眠基本不受影響	採用疼痛控制的心理行為技術
4~6分	中度	轉移注意力後疼痛減輕，但疼痛的感覺難以被忽略	疼痛影響日常活動及睡眠。難以集中精力工作或思考	一般需服用非類固醇抗炎藥鎮痛，輔以心理行為技術
7~10分	重度	疼痛感強烈而持續，轉移注意力無法緩解疼痛，因疼痛難忍而坐立不安或採取強迫體位，可伴有出汗、心跳加快等生理反應	無法堅持工作及日常活動，難以入睡，或短暫睡眠後即因疼痛而醒來	一般需使用鴉片類藥物止痛

四、疼痛的緩解與疼痛管理

　　緩解疼痛的方法／技術分別作用於疼痛感受過程中的四個方面，即外圍的疼痛感受器、疼痛訊息的傳遞、疼痛信號調節系統、大腦皮層的疼痛感知。包括：

1. 藥物止痛

　　包括非類固醇消炎止痛藥、抗癲癇藥、抗憂鬱藥、鎮靜催眠藥，以及鴉片類藥物等。

2. 手術止痛

　　手術治療主要是毀損與疼痛感覺有關的神經，但過一段時間後疼痛仍會出現，僅用於估計存活期很短的頑固性疼痛的病人。

3. 疼痛控制的心理行為技術

（1）放鬆技術：深呼吸放鬆法、漸進性肌肉放鬆、正念冥想、生物回饋療法等都是常用的放鬆方法。簡便易行，患者學會後可在各種環境中使用。放鬆技術對緩解一些急性疼痛的效果一般，與其他方法聯用對緩解慢性疼痛較為有效。放鬆技術之所以有效，可能與內源性鴉片肽的釋放有關，也可能透過對免疫功能的影響而產生效果。詳見第三章「放鬆技術」。

（2）分散注意力：當注意力轉移到高度緊張的活動中，或者被不相關的刺激所吸引，均可以使注意力從疼痛上轉移。比如激烈戰鬥中的戰士會忽略自己受的傷，「輕傷不下火線」，肌肉注射時引導患者談論別的事情可以減輕注射的疼痛。慢性疼痛患者中，參加工作及社會活動者與長期休息者相比，疼痛體驗更少。

（3）認知行為技術：認知行為技術是慢性疼痛管理中的核心技術之一，主要包括以下內容：

①改變患者對於疼痛的災難化認知，使他們相信疼痛是可以控制的。

②糾正適應不良的認知，讓患者學會調控自己的思想、情感和行為，對疼痛做出適應性反應。

③學會一些疼痛控制技術，如放鬆技術、針對慢性腰背痛的腰背肌群拉伸練習等，增加對於疼痛控制的自我效能感。

④採取積極的應對策略：包括採取正確的姿勢、堅持鍛鍊、參加社會活動、保持工作、完成日常任務；避免消極的應對策略，如貪食或厭食、避免活動及社交迴避、長期的休息、使用熱水袋或熱水浴、吸煙、喝酒等。積極的應對策略能夠減少疼痛導致的心理痛苦和殘疾，減少住院和藥物依賴。

（4）視覺想像技術：引導患者在感覺疼痛時想像一些景象或場面，使注意力從疼痛不適中轉移出來，從而減輕疼痛。可以想像平和、寧靜的畫面，如夕陽海灘，也可以想像攻擊性場面來應對疾病或治療疾病引發的不適。下面是一個白血病患兒的視覺想像。

生活中的心理學

在兒科病房裡，白血病患兒西西正在接受化療，西西的偶像是鋼鐵人，他特別喜歡看鋼鐵人與外星人戰鬥的故事。上一次的化療讓西西很難受，所以在這次化療開始的時候，他就想像化療藥物是鋼鐵人，癌細胞是邪惡外星人，鋼鐵人把外星人打得落花流水，拯救了地球（自己的身體）。西西借助這種想像來應對化療引起的疼痛不適，成了病房裡最勇敢的孩子。

4. 慢性疼痛管理程序

對慢性疼痛，單靠止痛藥物難以獲得滿意的止痛效果，往往需要與心理行為干預相結合，達到緩解疼痛、發展自我管理技能，改善心理社會功能的目標。在歐美發達國家，一般由社區醫生按照「慢性疼痛管理程序」對每個病人進行管理，強調兩個方面，一是全面評估，包括評估疼痛強度、疼痛對日常生活及睡眠的影響、評估情緒狀態（如有無憂鬱、焦慮及其程度），並據此制訂針對性的干預計劃；另一方面是重視病人的疼痛與健康知識教育及技術學習，病人需要參加專門的培訓課程，內容包括疼痛知識、止痛藥的應用、非藥物鎮痛方法技術的訓練、應對睡眠障礙的方法，自信心和社交技巧的訓練等。

複習鞏固

1. 簡述疼痛心理。
2. 簡述疼痛控制的心理行為技術。

第五節 精神疾病

一、憂鬱症（depression disorders）

小米 23 歲，大學畢業。自述就讀的大學不是自己理想的學校，也不喜歡所學的專業，因此常常逃課去上網玩遊戲，勉強畢業。畢業後發現找工作困難，半年後到一家私人企業上班，發現工作與專業完全不對口，且認為該企業的老闆「自私、刻薄」，工作兩個月後辭職，後來看網路上的徵人啟事

第五節 精神疾病

也投過幾次簡歷，只有一次被通知面試，未被錄用。隨後認為沒有「關係」是找不到好工作的，就不再試圖找工作了，每天待在租屋裡看電視、上網、睡覺，飲食以泡麵為主。一開始還給同學打打電話，漸漸地和同學的聯繫也越來越少，基本上不太出門了。

最近三個月小米情緒特別低落，對任何事情都提不起興趣，感覺人生沒有希望、活著沒意思。睡眠不好，常常天沒亮就醒來了，躺在床上更覺悲觀絕望，想一死了之，又覺得對不起在老家的父母。前天晚上看一部電影，片中的主角投海自盡，小米心中湧起一種強烈的衝動，隨即離開租屋往附近的江邊走去，跳江前給最要好的朋友打個電話告別，朋友大驚，懇求小米等他來見最後一面，後來朋友將他帶到自己家裡，整晚開導、勸說，第二天陪同他去了心理門診，診斷為憂鬱症，小米隨後接受藥物治療以及心理諮詢。

憂鬱症是一種嚴重危害人類身心健康的常見病，很多人一生中曾有過憂鬱的體驗，而憂鬱症在成年人中的終身患病率達 5%～10%，成為世界第五大疾病。據世界衛生組織估計，全世界的憂鬱症患者達 3.4 億人，約有六分之一的憂鬱症患者會選擇自殺結束生命。

與高發病率和自殺率形成鮮明對比的是，公眾和患者對憂鬱症的危害性都缺乏足夠的認知，90% 的憂鬱症患者都意識不到自己可能患有憂鬱症。公眾普遍對憂鬱症不以為然，片面地認為只要「放寬心」「想開些」，過段時間自然會好。其實，憂鬱症是嚴重的心理疾病，簡單的開導、空洞的振作口號並不能治療憂鬱症，及時、積極、系統的疾病管理是治療憂鬱症的關鍵，重度憂鬱需要藥物治療與心理治療相結合。如果對憂鬱症早期症狀不重視，往往導致病情加重，降低工作學習效率和生活質量，影響家庭生活和人際交往，嚴重時還會威脅到人身安全。

1. 臨床表現

憂鬱症的臨床表現以心情低落、興趣喪失、思維遲緩、意志活動減退為特徵，可伴有多種軀體不適症狀。

(1) 憂鬱心境：病人表現為顯著的、持久的情緒低落、悲觀，整日鬱鬱寡歡。自我評價過低，產生無用、無望、無助、無價值感的想法。憂鬱心境存在於一天中大多數時間裡，基本不受環境影響，持續至少 2 週。

(2) 興趣下降：凡事不感興趣，對平日感興趣的活動亦喪失興趣或愉快感。

(3) 思維遲緩：病人的思維聯想速度緩慢，反應遲鈍，工作和學習能力下降。

(4) 意志活動減退：意志活動呈現顯著而持久的抑制狀態。表現為行為緩慢，生活被動，不想做事，不願外出及參加活動，嚴重時發展為「憂鬱性木僵症」狀態。

(5) 軀體症狀：主要有睡眠障礙，特點是早醒，醒後不能再次入睡，或者是入睡困難，睡眠不深；食慾減退、體重下降；疲乏無力；性慾下降；身體不適。

對於有上述某些臨床表現者（尤其是憂鬱心境及興趣喪失者），有必要去精神／心理科門診，由醫生根據 ICD-10 的標準進行診斷。此外，憂鬱評定量表可用於憂鬱症的篩查及憂鬱程度的輔助判斷，如漢密爾頓憂鬱量表、貝克憂鬱量表、Zung 憂鬱自評量表（表 10-2）。

說明：請仔細閱讀以下 20 個項目，然後根據您最近一週的實際情況做出適合自己的選擇，1、2、3、4 代表相應的分值。

表10-2 Zung 抑鬱自評量表

	從無或偶爾有	有時	經常	持續
1. 我覺得悶悶不樂,情緒低沉	1	2	3	4
2. 我覺得一天之中早晨最好	4	3	2	1
3. 我隔一陣就會哭出來或覺得想哭	1	2	3	4
4. 我晚上睡眠不好	1	2	3	4
5. 我吃得跟平常一樣多	4	3	2	1
6. 我與異性密切接觸時和以往一樣感到愉快	4	3	2	1
7. 我發覺我的體重在下降	1	2	3	4
8. 我為便秘而煩惱	1	2	3	4
9. 我心跳比平常快	1	2	3	4
10. 我無緣無故地感到疲乏	1	2	3	4
11. 我的頭腦跟平常一樣清楚	4	3	2	1
12. 我覺得經常做的事情並沒有困難	4	3	2	1
13. 我覺得不安但平靜不下來	1	2	3	4
14. 我對將來抱有希望	4	3	2	1
15. 我比平常容易生氣激動	1	2	3	4
16. 我覺得做出決定是容易的	4	3	2	1
17. 我覺得自己是個有用的人,有人需要我	4	3	2	1
18. 我的生活過得很有意義	4	3	2	1
19. 我認為如果我死了別人會生活得好些	1	2	3	4
20. 過去感興趣的事我仍然照樣感興趣	4	3	2	1

評分說明:將20個項目的得分情況相加,總分乘以1.25,四捨五入取整數,即得到標準分。標準分<50 分表明無憂鬱,50~59分提示輕度憂鬱,60~69 分提示中度憂鬱, 70 分提示重度憂鬱。

2. 病因

憂鬱症的發病原因不明,與遺傳因素、生化因素、心理社會因素都可能有關。其中重度憂鬱者大多存在著生物學上的變化,尤其是那些發病前人格比較穩定的患者。目前認為人體內的去甲腎上腺素、五羥色胺、多巴胺、乙酰膽鹼等神經遞質改變可能參與憂鬱症的發病,針對這些神經遞質的抗憂鬱藥物對於重度憂鬱症取得了較好的療效。重度憂鬱一般需要藥物治療為主,輔以心理治療,而對於輕中度憂鬱,或者是很多人在人生的某個階段都有過的憂鬱心境,心理諮詢／治療以及一些自我心理調節的技術是很有幫助的。

3. 憂鬱的調適

(1) 糾正不合理的認知

認知學派認為，憂鬱症患者傾向於以一種消極、歪曲的方式解釋自己的生活，這種歪曲、消極的認知模式存在於患者的潛意識中，以負性自動思維方式出現，導致患者對自我、對生活的消極評價和全面否定，以及對未來失去希望。不合理認知的表現形式及心理行為調適的方法見第三章第四節「壓力應對」。

也可以採用如表 10-3 所示的「三欄目技術」，包括三個步驟：認識到並記錄下內心的負性自動思維，弄清楚這些思想歪曲的根源，以合理的認知對它們進行反擊。

表 10-3 「三欄目技術」應用實例

負性自動思維	歪曲的認知	合理的認知(反擊)
1. 我總是比別人慢很多	以偏概全	不對，我只是做財務帳目方面比別人慢，其他方面並非如此。我要著手解決這個問題，比如：學會一套快速記帳的方法
2. 我什麼事也做不好	以偏概全	不對，我有很多事情做得不錯
3. 我真是個笨蛋	自咒，情緒推理	我還在工作，我就不是笨蛋
4. 每個人都會瞧不起我	瞎猜疑，非黑即白，以偏概全	有些人會因為我工作速度慢而失望，但誰又能讓所有人都滿意呢？
5. 我毀了自己的工作，毀了一切	自罪自責、誇大化，災難化思維	老闆是批評我了，那又怎麼樣，又沒有辭退我，我還可以改進。就算他辭退我了，我還可以再找別的工作，天塌不下來！

(2) 戰勝無所作為的空虛感

憂鬱會麻痺人的意志力，輕度憂鬱者也許只是辦事拖拉，對一些事務遲遲不願辦理，隨著動力的日益缺乏，做什麼事都顯得很勉強，最終變得無所事事。由於一事無成，空虛無聊，心情便愈加憂鬱。研究發現，只要憂鬱症的病人努力自助，絕大多數人的病情會有根本性的好轉。人的思想、情緒與行為之間的聯繫是相輔相成的，一方面，思想決定情緒和行為，另一方面，

第五節 精神疾病

積極的行為對思維方式也具有積極的影響。因此,戰勝憂鬱,最重要的是行動起來!

以下介紹一些常用的促使你行動起來的一種技術,如每日活動計劃表、反拖拉表、消極思維日誌、快樂預測表等。根據自己的情況選擇一個即可,比如你不知道該幹什麼時,每天制定一個日常活動計劃的簡表,大有裨益;如果有事情等著你做,但因為缺乏動力而一再拖延,那麼反拖拉表會有所幫助。在一天快結束時,記下這一天實際做的事情,進行評價。

①每日活動計劃表:早上計劃一天的活動內容,其中掌控型活動(Mastery)表示能給你帶來掌控感的活動,標記為M,比如梳頭刷牙、做飯、開車、工作等;休閒活動(Pleasure)標記為P,比如看書、吃飯、看電影、和朋友約會等。估計每一項活動的難度或快樂程度,並打分(0~10分),比如起床洗漱這樣簡單的事情,可記為M-1或M-2,強迫自己運動或工作是較難的事情,可記為M-8或M-10。和朋友共進晚餐,比較愉快,則可標記為P-8,等等。

表 10-4　每日活動計劃表

目標 早上開始計劃你一天的活動,以小時為單位	結束 一天結束時,記下你在這一天中實際所做的事情, 每項活動標記分類(M或P),並打分(0~10分)
日期	
時間(時)	
上午:8~9	
9~10	
……	
下午:1~2	
2~3	
……	
晚上:7~8	
……	
11~12	

健康心理學
第十章 特殊患者心理問題與調適

堅持使用這個計劃表，最初你會感覺非常勉強，堅持做下去，每天總結的時候，即使只完成了部分計劃，也會給你一些滿足感，堅持一週以後回顧，你會發現有些活動能給你帶來掌控感或快樂，以後的計劃中就儘量多安排一些類似的活動。長此以往，充實感就會逐漸代替你的空虛感。

在此特別推薦，將運動鍛鍊列入活動計劃，比如散步、跑步、騎車、打球、韻律操、跳舞等。制訂運動計劃時，應考慮以下問題：你喜歡哪種運動，你的身體狀況適合哪種運動，你適合團體還是獨自運動，哪些項目與你的時間吻合。根據自己的情況選擇任何一種運動，能堅持下去就好。美國一項對重度憂鬱症的研究表明，運動組與藥物治療組憂鬱改善的效果一樣好，且運動組憂鬱的復發率最低。

②反拖延表：你可能想逃避某些特定的活動或任務，因為你認為它很難、很麻煩，或者不值得去做，透過「反拖延表」，你會發現你的消極預測很多時候不是真的。將被拖延了的事情分成幾個小步驟，預測每個步驟的難度，以及完成任務後預期的滿足程度，以 0～100% 的數值表示，數值越大表示難度（或滿足度）越大。每完成一個步驟，就記下它的實際難度和實際感受到的滿足程度。

下表是一位在大學做學生管理工作的老師製作的反拖延表。按學校慣例她需要在開學後兩週之內上交本校大一新生家庭經濟情況調查報告，用於學校申報助學金資助項目。但她想起來就覺得太難太麻煩了，拖了一個多月還沒有動手做，學校的催促越發讓她焦慮和鬱悶。後來她按照「反拖延表」的程序把事情分步驟進行，結果發現並不難做，看到最終影印出來的調查報告，她覺得很有成就感。

第五節 精神疾病

表 10-5　反拖延表應用實例

日期	活動(分成小步驟)	預計難度 (0~100%)	預計的滿足程度 (0~100%)	實際難度 (0~100%)	實際的滿足程度 (0~100%)
2012.10.24	1.複印..份調查表及答題機讀卡	80	10	20	60
10.25	2.給班導打電話聯繫時間（周日晚上集中點名時）	90	10	20	70
10.28	3.發放調查表，收回	90	10	10	80
10.29	4.讀機讀卡，應用電腦程式統計結果	90	10	10	90
	5.列印調查報告、上交	50	5	0	95

③消極思維記錄日誌：當懶惰的思想占上風，什麼也不想做時，這份記錄會有所幫助。當你腦子裡想到某件事情，下意識的反應就是不想做時，把它記下來，駁斥這種消極想法，寫下理性的反應。記錄的內容包括：日期、當時的情景、你的情緒、下意識的思維、理性的反應、結果。比如，一個人在週六整天躺在床上不想起床（情景），感覺憂鬱（情緒），因為沒心情沒興趣做任何事情（下意識的思維），駁斥這種想法：「就是因為我什麼都沒做，所以才憂鬱，行動起來才會有動力，至少我先起床洗漱」（理性的反應），然後你感覺好些了，起床洗漱（結果）。然後你再想下一步要做什麼事情，比如去健身、做美容、看電影、約朋友逛街吃飯等等，用上述的方法駁斥自己的消極思維，鼓勵自己行動起來。

④快樂預測表：你懶得去從事某些活動，因為你預測這些活動不會有任何樂趣，記下你預測的快樂值，然後去行動，活動完畢後再記錄你實際感覺到的快樂值，你會驚奇地發現，付諸行動完成的事情比原來的設想更令人高興。

(3) 戰勝內疚

每個人都有做得不好的事情，正常的悔恨主要圍繞這件事情，針對行為，而憂鬱者的內疚則會擴大為自我攻擊，其思維邏輯通常表現為：「我做了件糟糕的事情（或我沒有去做某件應該做的事情），所以我是一個很糟糕

的人。」憂鬱者可能還會有其他一些擴大化的推理，導致憂鬱、恥辱或焦慮，比如：

①我的行為真是糟糕，我一定是個糟糕、無能、沒有價值的人（這個推理導致憂鬱）。

②如果別人知道了這件事情，他們一定會鄙視我（這個推理導致恥辱）。

③我處於受到譴責或懲罰的危險之中（這個想法激發焦慮）。

區別正常的悔恨與病態的內疚：實際上，憂鬱者總是不現實地過分誇大了所犯錯誤的嚴重程度，由此而生的內疚感也是不恰當和不必要的。要區別正常的悔恨與病態而失真的內疚，可以問自己以下一些問題：

①我是否故意地做了某件不應該做的「壞事」或「糟糕的事」？

②我是否不合理地期待自己是一個全能全知盡善盡美的人？

③我是否因為這件事情而對自己全盤否定，認定自己是一個糟糕的人？我的思想是否還包含著其他歪曲的認知，比如誇大化、以偏概全、自咒？

③我的後悔或遺憾導致的痛苦，其強度和持續時間是否跟我犯下的錯誤相稱？

④我是採取措施改正錯誤，或者從錯誤中吸取教訓呢，還是以一種於人無益於己有害的方式自怨自艾、自我懲罰呢？

戰勝內疚的技術：具體技術包括消極思維記錄日誌、三欄目技術等（如前所述）；核心內容包括：

①消除對自己的不合理要求：減少非理性的「我應該……」句式。比如問問自己：「誰說我應該了？」或者是換一種句式，把「我應該」換成「我希望」。此外，作為人都是有弱點和局限的，你對自己的要求和期望也許太高了，那麼，如果你做到了就自我獎勵，沒做到也不怪罪自己。

②不要使委屈自己遷就別人成為一種習慣：人不是為別人活著，要幫助別人也要先把自己的日子過好，處處遷就別人（包括你的親人、朋友）只會讓你疲憊不堪，一不小心就會有內疚感。

③停止自罪自責的念頭：不要錯誤地斷定你得為他人的情感和行為負有終極的責任，或者是為某個自然地發生的事情負有終極的責任。尤其是當某人遭受了極大的痛苦，你或他堅信這種苦難與你有很大關係的時候，要克服內疚就更加困難。這時，就需要客觀看待問題，明確責任劃分，弄清楚哪些是由於對方的原因，哪些是你的責任範圍。

（4）戰勝悲傷（不能拒絕悲傷，但可以拒絕憂鬱）

人生都難免會遇到真實的悲傷事件，比如失業破產、傷殘疾病、喪親之痛等等，悲傷是真實的感情，但它是一股湧動的情感，是有時間限制的，也並不會讓你喪失自尊和自我。而憂鬱是一種凝固了的情感，它傾向於無限的維持或固著在當前的喪失，並逐漸失去自尊和自我。

一般情況下，人在遭遇突發的喪失或危機事件時，可能會出現心理危機，包括反應性憂鬱，但心理危機是有期限性的，急性期一般為6週左右，然後，當事人會逐漸接受已經發生的事情，並以理性的方式去應對，適應現實。憂鬱者和適應者的本質區別還在於思維方式的不同。

悲傷而不憂鬱的思維方式。以下舉例說明憂鬱者和適應者對同一件事情思維方式的不同，比如：

①遭遇失業破產：抑鬱者會始終固著於這個念頭：「我是一個徹底的失敗者」；而適應者會適時停止自怨自憐，轉換想法：「這次失敗對我是個很大的打擊，但誰的人生中只有成功沒有失敗呢？」「以前我還是取得了不少成績，這說明我不是一無是處，現在我也還可以開始新的生活。」

②遭遇傷殘疾病：憂鬱者會堅信「我現在什麼也做不了啦，生活只有痛苦」。而適應者會接受失去的活動能力，並思考在目前的狀況下他還可以從事哪些活動，享受哪些樂趣。

③面對喪親之痛：憂鬱者會反覆自我暗示：「我的幸福和歡樂伴隨著他／她的去世而一去不返了，這世道太不公平了」，而適應者會這樣想：「我失去了他／她，我會永遠懷念我們在一起的那些歲月，懷念我們的美好感情」，並在這種親切而傷感的情緒中努力過好自己的生活。

（5）戰勝自殺衝動

憂鬱者很可能會有自殺的念頭，尤其是重度憂鬱者。他們在悲觀絕望中很容易認為只有死去才能擺脫人生困境。生不如死的想法是沒有道理的，人生有苦有樂，但是死亡絕對沒有快樂可言，憂鬱者往往看不到這一點。因此在這種時候，一定要尋求專業的心理工作者或危機干預人員的幫助，最起碼給至親好友打個電話。憂鬱者需要知道的是：除了自殺之外，還有別的選擇和出路。

在憂鬱者的眼中，人生處於黑暗之中，但是，再長的黑夜都有天亮的時候，這需要你放棄悲觀與絕望，行動起來，在黑夜中點亮一盞心燈，在黎明時睜開眼睛迎接曙光，用行動過好每一個嶄新的日子。

二、焦慮症（anxiety disorders）

劉女士 41 歲，丈夫在外地打工，自己在家經營一個小雜貨店並照顧女兒。半年前女兒考上了外地的大學，丈夫回到家為女兒餞行，隨後又在家住了幾天才返回工作的地方。丈夫臨走前一天，夫妻二人為一件生活瑣事發生了爭吵，劉女士突然感覺心慌、氣緊、出汗，丈夫見狀停止了爭吵，劉女士漸漸恢復了正常。丈夫走了之後，劉女士常常沒有緣由地感覺到心慌、煩躁、睡不著，為此到醫院做了全面檢查，未發現任何軀體疾病。但劉女士的症狀不見好轉，後來發展到坐立不安、看喜歡的電視劇也坐不住，晚上睡覺時更覺心煩，躺下一會兒便起床，在屋裡屋外走來走去，有時候一整晚都不能入睡。自述並不是為某一件事情而擔心焦慮，只是「心煩」的感覺揮之不去。

劉女士在朋友的推薦下去了心理科門診，診斷為焦慮症（廣泛性焦慮）。

在日常生活中，面對壓力和緊迫的時候，每個人都會感覺到擔憂和焦慮，大多數情況下這些情緒反應是正常的，不會造成身體和心理的損害，甚至有

利於我們的生存。擔憂和焦慮僅在反應過分強烈或反應強度與事情的嚴重程度不相符合時，才可能產生危害，成為焦慮症。

1. 焦慮症的表現：焦慮症具有以下特徵：

①與處境不相符合的痛苦情緒體驗，即沒有確定的客觀對象的提心吊膽和恐懼；

②精神運動性不安，如坐立不安、來回走動、發抖等；

③伴有身體不適感的植物神經功能障礙，如出汗、胸悶氣短、呼吸困難、心慌、頭昏、無力等。

這些症狀持續了一個月以上，影響了工作生活及社會功能。此外，急性焦慮障礙也可表現為驚恐發作，在此不做詳述。

2. 焦慮症的病因：既然每個人都會擔憂焦慮，為什麼有的人就發展成了焦慮症呢？焦慮障礙是多種因素共同作用的結果，比如，遺傳及易焦慮的個性使某些人成為易感人群；成長過程中習得的對生活事件的不良應對演變成為日後的焦慮傾向；生活中持續不斷的壓力事件使個體一直處於緊張狀態；習慣性的不合理思維（非黑即白的思維、大難臨頭的想法、誇大化思維等）增強了焦慮反應；使用不良的應對策略和應對技巧（如逃避、喝酒、服藥等）使需要解決的問題變得更糟；缺乏社會支持使個體得不到他人的幫助，更容易被壓力或緊迫所擊倒。上述因素交互作用，形成惡性循環，從而發展成為焦慮障礙。

因此，學習一些應對技巧，打破這種惡性循環，對於維護身心健康是非常有益的。

3. 焦慮症的調適

（1）自我意識訓練和焦慮自查

每一個人對於擔憂焦慮的感受和行為表現都是不同的，激發焦慮的事件也各不相同。因此，意識到這些問題並做記錄：在什麼情況下你感到了特別的焦慮，當時的身體感受和想法如何，焦慮程度的輕重（以 1～10 的分值

表示，1分代表心情平靜、10分代表極度焦慮），採取了什麼行動對問題做出反應。可以按下表的內容記錄焦慮日記。

表 10-6 焦慮日記

| 1 | 2 | 3 | 4 | 5 | 6 | 7 | 8 | 9 | 10 |

心情平靜，不焦慮　　　　　中度焦慮　　　　　極度焦慮或恐慌

日期、時間	發生了什麼具體事情	焦慮程度的分數	什麼激發了你的焦慮反應(想法)	你是如何應對（行動）	再次評定焦慮分數

經過一段時間的記錄，你就能夠弄清楚激發焦慮反應的事情或情境、促發焦慮的想法，以及採取行動的習慣性方式。分析造成焦慮持續存在的惡性循環的各個方面，並從中發現自己的應對方法中哪些是有效的，哪些是無效的，對無效的應對方法應立即放棄，有效的應對方法以後可以繼續採用。此外，有一些短效的應對方法如服用鎮靜藥物、喝酒、進食等雖然能馬上見效，但長期使用會有副作用，適合短期或偶爾使用，應多發展一些長期有效的應對方法，如放鬆技術、運動、問題解決技巧等等。

（2）改變焦慮性思維：很多時候，不是事物本身，而是我們對事物的片面的、錯誤的、不合理的想法導致了過度的擔憂和焦慮。透過記錄自己在焦慮發生時的想法，識別出憂慮性思維，並對此進行分析和挑戰，透過問自己：我持有的憂慮性思維是正確的嗎？放棄憂慮性思維有哪些理由呢？可能發生的最糟糕的事情是什麼？若是出現了最糟糕的後果，我可以如何應付？制訂一個應付最糟糕情形的計劃，以增加信心。最後問自己：看待這個情境最合理的方式是什麼？建立一種新的、合理的思維方式來看待原先的焦慮。

（3）放鬆技術：詳見第三章壓力應對。

（4）問題解決策略：當面對比較困難的問題或者是突如其來沒有準備的問題時，我們很容易感到緊張不安，拖延或逃避只會加重內心的焦慮。在焦慮的狀態下會覺得問題看起來像一團亂麻，所以首先要理清頭緒，把問題分

解成一個個容易解決的任務,然後分別對每個任務做出計劃並付諸行動,最終解決問題,是應對焦慮最好的辦法。

(5) 自信心／決斷力訓練:有一些人在社交場合或人際交往中缺乏自信和勇氣,很難表達自己的憤怒和拒絕,或者難以表達自己的積極情感,以至於在這些情境中常常感到緊張焦慮。透過對相關的情境進行準備、計劃和模擬練習,學會以心平氣和不卑不亢的態度堅持和重複自己的想法和主張,學會機智地回答批評以及協商對話的技巧,使自己成為人際交往中的自信者。

(6) 時間管理:拖延時間和不合理的安排日常工作往往是壓力的根源。一種情況是,在為幾件工作忙碌的情況下,每一件工作都沒做好,或者是不喜歡的、難度大的工作被拖延下來,成為未完成的任務讓人焦慮。另一種情況是,花了幾乎所有的時間去完成工作任務,影響了生活、家庭或健康狀況,導致焦慮。時間管理方法要求:

①記錄時間日記,對日常工作進行梳理、排序;

②列出需要優先處理的事情,安排最優的時間處理最重要的事情;

③制訂合理的目標:包括短期目標和長期目標,記得不要忽略或損害了生活中一些重要的東西,比如家人和親情、朋友和健康,適當讓步將工作與生活兼顧的目標更可能讓你快樂;

④合理安排時間:將每一天的任務排序,分為「今天必須做的事情」「今天有時間就做的事情」「可以延遲的事情」「可以委託他人做的事情」,這樣你就能保證最重要的工作得以進行。將不是非你不可的事情委託給他人去做,可能會有一些損失,但為你贏得了時間,減少了焦慮,也是值得的。

(7) 睡眠管理:偶爾失眠是一種很正常的現象,只有當你對此擔憂、焦慮,入睡困難或早醒才會成為一種問題。實際上,擔心失眠比缺乏睡眠本身更讓人難受,若睡眠減少沒有給你的工作生活造成持續的影響,就不應憂慮。以下是一些改善睡眠的建議:

①運動鍛鍊,盡可能每天堅持,至少達到每週三次。

②保持臥室溫度適宜、安靜、床鋪舒適。

③制定有規律的作息時間表，避免熬夜和早上貪睡。

④採用促進睡眠的方法，如晚飯後散步、睡前洗熱水澡、聽輕音樂等。

⑤晚上不要食用刺激性的食物，如咖啡、濃茶，煙、酒。睡前喝一杯熱牛奶可促進睡眠。

⑥躺上床後，可以使用前面講到的放鬆方法或分散注意力的方法。

⑦若因為總是想著難以處理的工作壓力或情感問題而失眠，建議去尋找朋友或心理諮詢人員的支持和幫助。

⑧如果醒了，就起床，到另外一個地方去看書，讓床與睡眠聯繫而不是和失眠聯繫。

⑨若頭一天晚上失眠，第二天中午可以午睡，其他時間不要小睡。

三、強迫症（obsessive-compulsive disorder，OCD）

王女士31歲，在某大學財務室做出納，工作認真負責，總要檢查幾遍才放心。丈夫是該大學的教師，因為她工作中總是反覆檢查，丈夫認為她很笨、讓他丟臉，住在一起的公公婆婆也嫌她不能幹，不會做家務，時常和她吵架。一年前，公婆因為年紀大了有落葉歸根的想法，搬回了鄉下老家，但丈夫認為是因為她的笨把父母氣走的，和她大吵一架。

近一年來，王女士的反覆檢查行為越來越多，工作效率低下，不再能勝任出納工作，學校主管將其調到學籍管理處工作，仍效率低，後又調到圖書館工作。王女士在家裡做家務事也很慢，有時連輔導兒子的功課都沒有時間。總是擔心東西遺失，需要反覆檢查手裡的東西有沒有遺落在地上、戴的戒指有沒有掉了、手提包裡的東西是否齊備等，早上要花很長時間才能出門。

王女士因反覆檢查導致工作效率低下，家庭角色不能很好地勝任，嚴重影響了工作和生活，因此而焦慮，經朋友介紹到心理科就診，診斷為強迫症。

第五節 精神疾病

幾乎所有的人都經歷過強迫現象，比如出門後總在擔心屋門是否忘記鎖了，甚至會因此回家檢查；睡覺前檢查幾次鬧鐘是否設定好了，擔心沒按時起床影響第二天的重要事情。只是一般人的強迫現象程度輕微、持續時間短，不造成焦慮等情緒痛苦。

1. 強迫症的表現

強迫症患者會強迫自己反覆完成某些特定的動作，或強迫自己反覆思考某些特定的觀念或想法，以減輕痛苦。包括：

①強迫觀念：患者反覆思考一些想法，比如懷疑、回憶、窮思竭慮等；

②強迫行為：反覆做某件事情或某種動作，如反覆檢查、反覆洗手、反覆計數以及儀式性動作等等。

這些強迫現象往往被認為是沒有意義的。

2. 強迫症的特徵

強迫症一般具有以下特徵：

①強迫行為或強迫觀念反覆出現。

②有意識的自我強迫和反強迫。患者明知強迫症狀不對但無法控制，因為一旦控制不去做，就會出現緊張，心慌等嚴重的焦慮表現，為了避免焦慮的發生，患者只好去想、去做。

③患者能夠意識到這種強迫的意識和衝動來自於自我，是自己的想法，而不是來自於外界，與精神病患者不同。

④強迫症狀嚴重影響患者正常的生活和工作，患者為此感到痛苦。

強迫症的發生是因為患者察覺到了某種危險或危機，激發了一種憂慮性的思維，這種憂慮思維迫使他去思考一種安全的想法或去做一種安全的動作。強迫和焦慮就像一對雙胞胎一樣，強迫症患者往往會有明顯的焦慮症狀。

3. 強迫症的心理行為干預

強迫症患者需要專業的心理工作人員的幫助，心理行為干預包括以下內容：

（1）教會一些放鬆技術。讓患者在感到有強烈的焦慮情緒時，練習使用放鬆技術來緩解情緒。

（2）分析患者透過強迫行為／觀念想要達到的目標。分析如果這個目標達不到會出現什麼後果，以及他對可能出現的後果所持的態度。進一步分析他對行為後果態度的合理程度，引導其看到他的行為所追求的結果的不合理性，從而減少強迫行為和焦慮。

（3）分析強迫行為／觀念背後的心理根源，即患者內心深處真正擔憂焦慮的事情是什麼。針對內心的焦慮事件探討應對策略及問題解決技巧。強迫症是焦慮障礙的一種表現形式，往往是因為患者對這些焦慮事件的迴避或者不良應對，才導致了強迫症狀。比如，因擔心細菌感染而反覆洗手的患者，真正的問題是對死亡的擔憂焦慮，他們陷入想盡辦法說服自己所擔心的死亡不會發生，但總會找到那萬分之一的可能來說明所擔心的問題會發生，於是透過反覆洗手來緩解這種焦慮。

（4）進行行為訓練減少強迫行為／觀念。學會在有強迫念頭時告訴自己：不遵從強迫念頭不會造成嚴重後果，並使用放鬆技術來緩解焦慮情緒。以下是對本文案例中的王女士進行的一次行為訓練：

以患者早上收拾東西出門為例進行行為扮演，以正確的行為代替反覆檢查的不良行為。要求來訪者做的事情是：把需要隨身帶著的物品清單寫在一個小本上，對著清單清點一遍，所列物品都在手提包內，然後，站起身，提上包，出門繞走廊走一圈回來（假設是出門上路走到了上班的地方）。在來訪者準備清點第二遍時，溫和而堅定地提醒她：「只清點一遍，就算漏掉什麼東西也沒什麼大不了。」在她站起身，又準備開包檢查時，再次提醒她；繞走廊走一圈時請她在有想檢查的念頭時停下來，做放鬆練習，然後自我提

醒：「沒什麼大不了，不要檢查！」走回治療室，坐下來後，請來訪者查看隨身物品有無遺漏，來訪者查看後承認：出門時只檢查一遍也沒什麼遺漏。

（5）家庭作業和日常練習。在日常生活中練習對強迫衝動不加理睬，帶著這些工作、學習、生活。也可以使用手錶式的微型計數器，每一次有強迫衝動，就按鈕記錄一次，然後忽略它。每天總結記錄的數字，數字有減少就獎勵自己。

（6）促進心理成長和人格完善。就如同人的知識需要終生學習一樣，人的心智也是需要終生成長的。與患者一起探討如何客觀地看待自己、人生以及這個世界。嘗試接受不完美的自己和不完美的人生，學會放鬆和享受生活。

複習鞏固

1. 簡述憂鬱症的表現。
2. 簡述焦慮症的表現。
3. 應用「三欄目」技術對不合理的認知進行反駁，舉例說明。

第六節 臨終患者

一、概述

臨終是指由於疾病終末期或意外事故而造成人體主要器官生理功能衰竭，不能用現有醫療技術治癒、死亡即將發生的過程。目前，世界上不同的國家對臨終的時限尚未統一標準。日本對預計只能存活2～6個月的病人，稱為臨終病人；美國對估計只能存活6個月以內的病人，稱為臨終病人；中國則將預計存活2～3個月內的病人視為臨終病人。統計數據顯示，導致中國城市居民死亡的病因中，惡性腫瘤占第一位（28.2%），其次是心臟、腦血管疾病，如圖10-8所示。農村居民前五位的死因與城市居民相同，只是腦血管疾病排第一位（25.0%），惡性腫瘤占第二位（24.7%）。

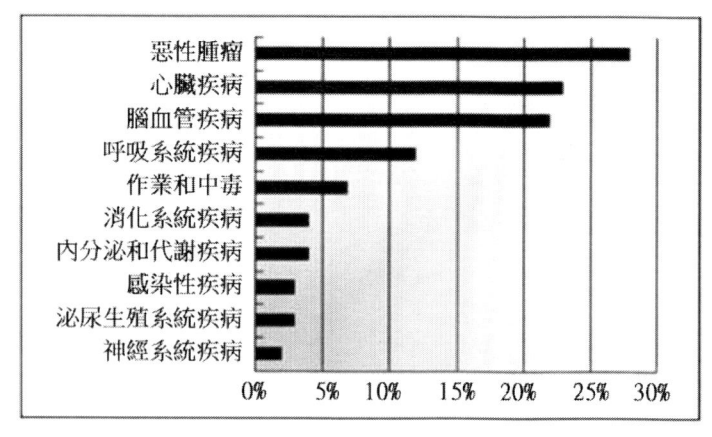

圖10-8　2010年中國城市居民十大死亡原因

當患者走向他生命中最後一個階段時，身體會發生一些變化，心理活動也處於一種特殊的狀態。此外，患者的家人也經歷著精神的折磨和心理的痛苦。對臨終病人及其家屬進行臨終關懷（hospice care），提供包括生理、心理及社會等方面的全面照顧，其目的在於提高臨終病人的生命質量，使病人能夠無痛苦、安寧、有尊嚴地走完人生的最後旅程，使家屬的身心健康得到維護。

臨終患者因身體器官功能日漸衰竭，生理功能日漸減退，需要支持性的治療與護理，對臨終階段伴隨的疼痛不適等症狀也需要對症治療及處理，以增加患者的身體舒適。對臨終患者通常不再採用會引發疼痛或傷害性的治療，醫療護理措施一般選擇無創或微創的方式。臨終關懷的原則是「緩解症狀、適當營養、維持基本生理功能、心理關懷」相結合。

1. 緩解症狀

臨終患者常常有疼痛、呼吸困難、噁心、嘔吐、腹瀉、便祕、排尿困難等症狀，應對症處理減輕患者的不適。其中，疼痛在臨終患者尤其是惡性腫瘤患者中普遍存在，止痛治療及疼痛管理對於改善患者的生活質量至關重要，詳見本章第四節「疼痛管理」。

2. 適當營養

臨終患者普遍存在食慾減退、消化吸收困難及營養不良等情況。給予專業的營養諮詢、口服營養素補充、刺激食慾及減輕症狀的藥物聯合使用，均能有效地增加患者的營養攝入、改善生活質量。但營養支持的措施適合在早期給予，研究表明，對生命最後幾週的病人給予靜脈高營養支持，其效果不能肯定，甚至成為病人的負擔，美國營養學會的指南也提出，特殊的營養支持（如靜脈高營養、鼻胃管餵食等）對預期存活時間在一個月以內的癌症病人不適合。

3. 維持基本生理功能

保護心、肝、肺、腎等重要器官，維持呼吸、循環等基本生理功能。比如，適當靜脈補液維持水、電解質及酸鹼平衡，幫助排痰、保持呼吸道通暢、吸氧以維持氧飽和度正常，維持排尿排便功能，保持口腔及皮膚清潔完好、預防潰瘍及褥瘡等等。在呼吸和（或）心跳停止時，原則上應立即進行人工呼吸和（或）胸外心臟按壓，即心肺復甦術，特殊情況下，比如在美國，病人若在神志清楚時自願簽署了「放棄心肺復甦」（do not re-suscitate，DNR）的文書，則在呼吸心跳停止時不給予醫療干預；中國的病人在呼吸心跳停止時，若病人家屬主動要求並已簽署了放棄搶救的文書，則醫務人員可以不給予心肺復甦及其他搶救措施。

二、臨終患者的心理問題

1. 與治療有關的心理社會問題

大多數病人會表現出強烈的求生欲，接受手術、化療、放療等積極治療。那些被醫生認為現有的治療已經沒有意義的患者，往往會轉而去尋求中草藥、偏方等非正規治療，即使是昂貴、痛苦的。在此期間，患者一方面忍受了治療的創傷、副作用及痛苦，另一方面，療效不佳甚至病情還在惡化，經過種種治療之後，病人常常會感覺到絕望，拒絕繼續治療。此時，是否繼續治療成為一個問題，一種情況是，病人拒絕治療是出於反抗治療帶來的痛苦，並不等於真的決定放棄生命，但醫生、患者及其親屬都很難在治療的痛苦和可

能的療效之間做出明確的利弊權衡，此時，是安撫病人的情緒、勸服病人繼續治療，還是就此放棄？這對患者及其親屬來說都是一個難題。另一種情況是，病人真的決定放棄生命了，是順其自然，還是鼓勵病人與疾病抗爭的勇氣？

臨終病人是否有權利決定放棄生命甚至主動終止生命？鑑於大多數病人希望無痛苦、有尊嚴地死去，安樂死成了一個被廣泛討論的話題。荷蘭於 2001 年第一個通過了安樂死合法化的法案，但迄今只有十來個國家承認積極或消極安樂死。每個人都有生命權，但是否有死亡權？這是個有待解決的生命倫理學問題。

2. 與自我概念的變化相關的問題

隨著病情的進展，病人的生理及社會功能逐漸減退，並最終失去生活自理的能力，飲食、清潔及大小便等都需要依賴別人，性格獨立好強的病人尤其會體驗到挫敗感。此外，由疾病進展導致的惡病質消瘦、黃疸、水腫等使病人外貌變得難看，對病人的自尊心也是很大的損害。病人的挫敗無力感和消極的自我概念可能導致其憤怒、憂鬱、社交退縮等。

3. 與死亡相關的心理行為問題

雖然醫生和患者家屬對患者本人隱瞞病情或者輕描淡寫地告知是一種普遍現象，但很多患者仍會在死亡之前很早就意識到死亡臨近的威脅，出現相關的心理問題。美國著名的心理分析醫生伊麗莎白·庫伯勒-羅斯，透過對大量疾病終末期患者的訪談及研究，將臨近死亡病人的心理過程分成五個階段，即：否認期、憤怒期、協議／抗爭期、憂鬱期、接受期，並探討了不同階段的心理特點及心理行為問題。

否認期：當病人間接或直接知道自己可能會死亡時，他第一個反應就是否認：「不可能」「一定是搞錯了」，否認病情惡化的事實，希望診斷有誤或出現奇蹟。

憤怒期：當病人經過短暫的否認而確定無望時，一種憤怒、怨恨的情緒油然而起：「為什麼是我？這太不公平了」，於是把不滿情緒發洩在接近他

的醫護人員及親屬身上，表現為暴躁易怒，頻繁地對醫務人員或照顧者發脾氣。

協議／抗爭期：承認死亡的來臨，為了延長生命，病人會提出種種「協議性」的要求，希望能緩解症狀。有些病人認為許願或做善事能扭轉死亡的命運，有些病人則對所做過的錯事表示悔恨。並積極尋求與配合治療措施。

憂鬱期：儘管採取多方努力，但病情日益惡化，病人已充分認識到自己接近死亡，心情傷感、憂鬱，可表現為全方位的退縮，不主動說話及活動、不思飲食，迴避溝通交流等。此外，病人可能很關心死後家人的生活，常常會談及和交代後事。

接受期：經歷一段憂鬱期後，病人逐漸對面臨死亡有了準備，表現得較為平靜或淡漠，或者極度疲勞衰弱，常處於嗜睡狀態。

該理論得到了廣泛的驗證和認可，使醫務人員、心理工作者及照顧者對臨終病人的心理關懷更加具有針對性。但並非每一個臨終病人都會依次經歷上述心理活動的五個階段，其「階段」順序應該是可變的和可間斷的，比如一些病人只經歷一個或幾個階段，一些病人會交替或反覆體驗所有五個階段的感受。此外，這個理論忽略了焦慮在臨終病人中的重要性。對死亡的恐懼焦慮、對走向死亡過程中伴隨的疼痛等痛苦折磨的焦慮是普遍存在的心理問題，也應引起足夠的重視。

三、臨終患者的心理調適與干預

1. 死亡教育

對於臨終患者來說，死亡是即將到來的問題。如何看待死亡，如何看待生命的意義，涉及社會文化、宗教等多個層面。美國作家李奧·巴斯卡力的《一片葉子落下來》，溫馨雋永，發人深省，用簡單卻充滿寓意的文字，巧妙地探討了生命與死亡的意義。

健康心理學
第十章 特殊患者心理問題與調適

生活中的心理學

《一片葉子落下來》——關於生命與死亡的思考

弗瑞迪是大樹上的一片葉子，春天發芽，夏天長大，同一棵樹上有成百上千的葉子是他的朋友。他們沐浴陽光雨露，在風中跳舞，聽枝頭上小鳥的歌唱，看天上的雲彩、星星、月亮和太陽。夏天茂密的樹蔭下，人們在乘涼、孩子們在玩耍、老人們追憶過去的時光。

到了秋天，所有的葉子都變黃變紅了，濃艷的色彩把整棵樹變成如彩虹一般美麗。有一天，好冷，起風了，有些葉子被從樹枝上吹落到地面上。所有葉子都害怕了起來，「怎麼回事？」他們問。最有智慧的葉子丹尼爾告訴他們，「時候到了，葉子該搬家了，有些人把這叫做死。」「我們都會死嗎？」弗瑞迪問。「是的。」丹尼爾說。「任何東西都會死。我們先做完該做的事。我們體驗太陽和月亮、經歷風和雨。我們學會跳舞、學會歡笑。然後我們就要死了。」

「如果我們反正是要掉落、死亡，那為什麼還要來這裡呢？」丹尼爾回答，「是為了太陽和月亮，為了大家一起的快樂時光，為了樹蔭、老人和小孩，為了秋天的色彩，為了四季，這些還不夠嗎？」

很快地，**整棵樹的葉子幾乎都掉光了**。弗瑞迪對丹尼爾說：「我好怕死，我不知道**下面有什麼**。」「面對不知道的東西，你會害怕，這很自然。」丹尼爾安慰著他，「但是，春天變夏天的時候，你並不害怕。夏天變秋天的時候，你也不害怕。這些都是自然的變化。為什麼要怕死亡的季節呢？」

那天下午，在黃昏的金色陽光中，丹尼爾毫無掙扎地走了，掉落的時候，他似乎還安詳地微笑著。第二天清早，下了雪，冷得不得了，雪壓在身上感覺好沉重。一陣風把弗瑞迪帶離了他的樹枝。一點也不痛，他感覺到自己靜靜地溫和地柔軟地飄下，落在雪堆上。雪堆很柔軟，甚至還很溫暖。在這個新位置上他感到前所未有的舒適。他閉上眼睛，睡著了。

然而，患者能否做好關於死亡的心理調適，除了與個體的心理、性格特徵有關，與整個社會文化看待死亡的態度，與成長過程中得到的死亡教育都有很大的關係。

2. 針對臨終病人的心理關懷

對處於否認期的病人，不宜將病情全部告知。與病人交談時，要認真傾聽，表示熱心、支持和理解，經常出現在病人的身邊，讓他時常感受到關懷。

病人在憤怒期的表現不是針對醫務人員或照顧者，而是一種對求生無望的反應，因此，要諒解、寬容、安撫、疏導病人，讓其傾訴內心的憂慮和恐懼，切不可以「憤怒」回擊「憤怒」。同時也要防備少數病人心理失衡，以扭曲的方式或傷害性行為發洩憤怒。

處於協議期的病人情緒通常是有益的，能提供合作，形成醫患聯盟，延緩死亡的日期。因此，要盡可能地滿足病人的需要，即使難以實現，也要做出積極努力的姿態。

對憂鬱期的病人，允許其哀傷、痛苦和訴說他的憂傷心情，並耐心傾聽。同時還應鼓勵支持病人增加與疾病做抗爭的信心和勇氣。

對接受期的病人，應延長護理與陪伴的時間，對病人主動談論身後事應認真聽取而不是一味迴避，尊重病人的宗教信仰，讓病人在平和、安靜的心境中走完人生之旅。

3. 提高生活質量

對臨終病人的心理諮詢有其特殊性。包括會談時間和情形必須由病人的精力和狀況來決定，而不是按照固定的時間表來進行。會談的主題主要根據病人的意願，對病人不想談論的話題表示理解和尊重。個人諮詢可以遵循以下目標。

幫助患者重新對生活進行評價。對臨終病人的訪談表明，那些回顧人生時關注一生中的收穫與成功、對自己的人生做出積極評價、認為已經完成了人生目標（通常包括已經完成了對子女的撫育任務）的患者更加安心，較能

平靜地接受死亡。相反，那些回顧人生時關注失去的和未完成的事情的患者會感覺到無助、挫敗和不甘。因此，應鼓勵患者發現人生中的積極面、增加自我滿足感。

幫助患者去解決未完成的事情。「未完成的任務」通常與家庭成員有關，治療師應幫助患者為其牽掛的家人做些準備與安排，特別是年幼的孩子。有些患者存在未完成的個人願望，應盡可能協助患者去解決，對於無法完成的願望，鼓勵患者說出來或者寫下來也會感覺好一些。美籍作家袁慧程在紐約的報紙上刊登廣告徵集臨終遺言，收到眾多臨終患者的來信和他們急需述說的心裡話，有溫暖的囑託，有留念與不甘，有遺憾和懺悔，有埋藏的真情流露。從某種程度上講，說出這些心裡話也是一種完成願望的方式。

幫助患者成長及活在當下。終末期疾病會促使患者做出一些自我改變，比如改變對生命的態度，一些病人重新思考自己的生活定位，珍惜生活中的點點滴滴，改善與身邊的人的關係，尤其是對所愛的人。另外的改變就是很多病人儘量讓自己活在當下、少想將來的事。既然不知道明天會怎樣，那就享受今天的每一個時刻。幫助患者設定一些現實的、可行的短期目標有利於幫助患者找到對生活的控制感、減輕痛苦。

4. 家庭干預

幫助患者與家庭成員更好地適應與應對。患者需要適應疾病，其家人也需要適應相應的角色轉變，當照顧者的角色與其在個人生活、工作中的社會角色相衝突時，心理干預應著重於應對策略與應對技巧。

促進患者與家人的溝通與相互理解。有些患者與家人的交流比較困難，治療師可以幫助雙方明白彼此想要表達的意思。對於憤怒的患者，伴侶或主要照顧者常常成為發洩憤怒的對象，承受著巨大的心理壓力。應該讓家人理解，患者的憤怒不是因為對家人不滿，而是患者釋放心理壓力的一種方式，或者是內心恐懼焦慮的變相表現形式。

幫助家人把握患者的情感需求。臨終患者會逐漸地花更多的時間在睡眠上，尤其是在生命的最後幾週或幾天。注意把握患者清醒的時間，多陪伴及

溝通，給予其最大的心理支持。持續昏睡的患者，往往還保留著聽覺功能，患者常能聽到周圍的聲音，但無力回應或表示。家人可以與患者有肢體接觸，比如緊握他的手，用溫柔的聲音跟他說話，讓患者感覺到家人的陪伴和支持，都能讓患者更加平靜。

5. 系統支持

臨終病人的心理干預應該是一個系統工程，包括醫務人員、心理諮詢師、社工、志願者、律師、宗教團體、朋友、家人，各盡其責，發揮陪伴、傾聽、照顧的作用，讓患者感覺到溫暖和歸屬感。在歐美發達國家和香港、臺灣，臨終關懷的系統比較完善，中國的臨終關懷以醫務人員和患者家人為主，也有大學生團體和義工組織在做志願者的工作，但缺乏包括心理工作者在內的支持系統。

複習鞏固

1. 簡述伊麗莎白·庫伯勒-羅斯關於臨終病人心理過程的五個階段。
2. 簡述對臨終患者個體心理諮詢的要點。

擴展閱讀

《最後 14 堂星期二的課》

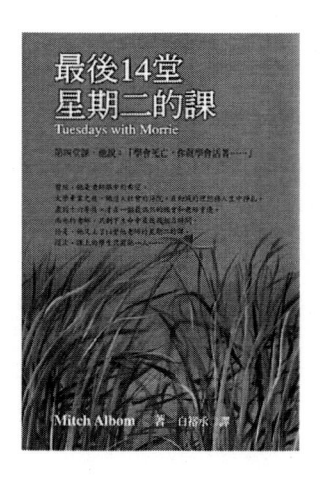

这是一个真实的故事。米奇·艾爾邦是美國的一位體育專欄的主持人，墨瑞·史瓦茲是他在大學裡曾給予過他許多想法的教授，在米奇畢業十五年後的一天，他偶然得知墨瑞·史瓦茲患了絕症，來日無多，這時老教授所感受的不是對生命即將離去的恐懼，而是希望把自己許多年來思考的一些東西傳播給更多的人，於是米奇作為老人唯一的學生，他們相約每個星期二上課，每次探討一個主題。在以後的十四個星期裡，米奇每星期二飛越七百英里到老人那兒去上課，他們聊到了人生的許多組成部分，如何面對他人，如何面對愛，如何面對恐懼，如何面對家庭，以及感情及婚姻，金錢與文化，衰老與死亡，最後一堂課便是莫里老人的葬禮，整個事情的過程，以及這十四堂課的筆記便構成了這本《最後14堂星期二的課》。而這本書的出版本身也是一個美麗的故事，原先米奇並沒有寫這本書的打算，但墨瑞教授在生命的最後花費了大量的醫藥費，致使家屬欠債，於是米奇決定寫出這本書，將所有的報酬都用來償還老人遺留的債務。於是我們今天便看到了這本很獨特的《最後14堂星期二的課》。而這本書在美國一經出版便轟動一時，連續四十週被列入圖書銷售排行榜。

臨終前，老教授要給學生上最後一門課，課程名稱是人生。上了十四週，最後一堂是葬禮。他把課堂留下了，課堂越變越大，延伸到了全世界。值得進去聽聽。

要點小結

1. 愛滋病的傳播途徑包括性傳播、經血液傳播（包括經注射吸毒傳播）、母嬰傳播。與愛滋病人一般的生活接觸、蚊蟲叮咬等均不會傳染愛滋病。正確對待愛滋病人，給予關愛和幫助。

2. 癌症的發生不是一朝一夕，一個腫瘤細胞可能需要 2～17 年才能夠生長成為臨床上的癌症。健康的生活方式、良好的心理狀態、減少環境汙染等都有利於防止細胞癌變以及抑制腫瘤細胞的生長。

3. 癌症可以引發一系列的軀體和心理社會問題，包括軀體的疼痛不適以及對疼痛的心理恐懼，對死亡的恐懼、憂鬱也是常見的心理問題。充分止痛及心理干預有利於改善生活質量。

4. 癌症、高血壓、糖尿病等慢性病人常常會受到否認、焦慮、憂鬱等負性情緒的折磨，進行個體或團體的心理干預，充分利用家庭和社會支持，有利於病人適應疾病、控制疾病、提高生活質量。

4. 慢性病一般不能治癒，對慢性病人的心理行為干預包括，培養與疾病和平共處的觀念，了解疾病與健康知識，堅持服藥，採取健康的生活方式，調整日常活動，積極的心理調適等。

5. 疼痛是一種主觀症狀，疼痛感受和疼痛反應除了與生理因素有關之外，個人的情緒、認知等心理因素對疼痛也有明顯的影響。

6. 止痛藥物等鎮痛技術對急性疼痛效果較好。慢性疼痛患者往往伴有複雜的功能障礙和心理問題，應採取生物心理社會相結合的綜合性鎮痛方法，包括藥物、心理學方法如放鬆技術、生物回饋、分心、認知行為技術等。

7. 憂鬱症是一種高發病率、高自殺率、嚴重危害人類身心健康的疾病，但公眾對憂鬱症的危害性缺乏認知。重度憂鬱一般需要藥物治療為主，對於輕中度憂鬱，以認知行為干預為主的心理諮詢／治療以及自我情緒調節的技術都是很有幫助的。要警惕憂鬱症病人的自殺傾向。

8. 面對生活中的壓力和緊迫時會產生擔憂和焦慮，在反應過度時就可能產生危害，成為焦慮障礙，比如廣泛性焦慮（焦慮症）、強迫症。放鬆技術、改變不合理的思維，學習解決問題的策略、時間管理、行為訓練等心理干預技術都可用於緩解焦慮。

9. 臨終關懷主要包括減輕軀體症狀的姑息性／支持治療，以及心理／情緒支持。其目的在於提高臨終病人的生命質量，使病人能夠無痛苦、安寧、有尊嚴地走完人生的最後旅程，使家屬的身心健康得到維護。

健康心理學
第十章 特殊患者心理問題與調適

關鍵術語

愛滋病 傳播途徑 心理行為問題 癌症 三階梯止痛法 恐懼 抑鬱 慢性病 高血壓 糖尿病 健康生活方式 依從性 健康教育 心理行為干預 疼痛 疼痛控制 疼痛心理 慢性疼痛 憂鬱症 不合理認知 焦慮症 強迫症 死亡 臨終關懷

複習題

1. 與愛滋病人的哪一種接觸會傳染愛滋病？

    A. 握手、擁抱

    B. 共用廁所

    C. 一起用餐

    D. 發生性關係

2. 關於癌症疼痛的止痛治療中哪一項是錯誤的？

    A. 按時、規律地給予止痛藥

    B. 為了避免藥物成癮，儘量減少用止痛藥

    C. 癌症病人止痛藥的劑量需要不斷增加，是藥物耐受而不是心理成癮

    D. 癌症止痛使用嗎啡，不受藥典中關於嗎啡劑量的限制

3. 對慢性疾病（比如高血壓、糖尿病等）的態度哪一項是錯誤的？

    A. 積極治療，爭取盡快治癒

    B. 慢性病伴隨終生，需要與疾病和平共處

    C. 堅持服藥與健康生活方式對於慢性病防治同等重要

    D. 壓力會誘發及加重疾病

4. 關於高血壓自我管理，下列哪一項是錯誤的？

    A. 心理平衡有利於控制血壓

B. 減肥及控制體重有利於降壓

C. 血壓降至正常了就可以停藥

D. 高血壓患者應該戒煙

5. 關於糖尿病自我管理，下列哪一項是錯誤的？

A. 在營養師指導下制訂個人化的飲食方案並嚴格執行

B. 飲食吃得越少越好

C. 定期監測血糖

D. 積極的自我生活管理是成功控制糖尿病的關鍵

6. 關於運動鍛鍊的觀點哪一項是錯誤的？

A. 病人適當運動有利於身心健康

B. 運動有利於改善情緒及心理健康

C. 高血壓病人不適合運動鍛鍊

D. 健康生活方式包括堅持有規律的運動

7. 關於疼痛的觀點哪一項是錯誤的？

A. 心理社會因素會影響疼痛感受

B. 手術後疼痛應儘量忍耐，少用止痛藥

C. 疼痛控制的目標為無痛或輕度疼痛

D. 有些疼痛可能沒有明確的軀體病變

8. 關於慢性疼痛的觀點哪一項是錯誤的？

A. 慢性疼痛本身就是一種疾病

B. 慢性疼痛患者容易併發憂鬱

C. 控制慢性疼痛需要藥物與心理行為調適相結合

D. 一般是老年人才會有慢性疼痛

9. 關於憂鬱症的說法哪一項是錯誤的？

A. 憂鬱症患者不用治療，放寬心、想開些就會好

B. 憂鬱症有高發病率和高自殺率

C. 憂鬱症患者一般都有消極歪曲的認知

D. 戰勝憂鬱需要改變認知與付諸行動相結合

10. 關於焦慮症的說法哪一項是錯誤的？

A. 焦慮症患者一般都有不合理思維

B. 深呼吸和肌肉放鬆法有利於緩解焦慮

C. 問題解決及時間管理技術有利於應對焦慮

D. 想到明天的面試就緊張，說明患了焦慮症

11. 關於強迫症的說法哪一項是錯誤的？

A. 強迫症一般都與焦慮有關

B. 對強迫症的干預可以使用行為訓練的方法

C. 針對強迫症狀的心理根源進行干預可強化療效

D. 強迫衝動來自於外界

12. 對臨終病人的心理關懷，下列哪一項是錯誤的？

A. 心理諮詢會談的主題主要根據病人的意願決定

B. 儘量避免談及死亡

C. 鼓勵患者對其人生做出積極評價

D. 幫助患者去解決未完成的事情

第十一章 成癮行為

人的行為是不斷重複的，有的行為是因為現實需要而重複，如吃飯、穿衣等；有的行為不斷重複則是源於個體強烈的內在慾望，表現為個體控制不住地去重複這些行為，如吸煙、喝酒、吸毒、上網等。那麼個體為什麼會對某些物質或某些行為痴迷呢？應該如何調整個體的這些行為呢？透過本章的學習，你就會找到處理這些問題的答案。

第一節 概述

一、什麼是癮

癮（addiction）是指已知有不良後果的情形下，仍持續使用藥物或特定物質（煙、酒精等），或是持續出現特定行為（賭博、上網、暴食、強制性行為等）。成癮行為（addictive behaviors）是一種額外的超乎尋常的嗜好和習慣，這種嗜好和習慣是透過刺激中樞神經而造成興奮或愉快感而形成的。從成癮對個體的影響上來說，一些嗜好對人體無害，甚至有益，如有人酷愛讀書，在煩躁、頭痛難耐的時候，一讀書就不痛了；然而某些有害嗜好，如吸煙、酗酒、吸毒、處方藥濫用成癮、賭博及網癮等卻會導致嚴重的心理問題和社會安全問題，屬於不良的成癮，這也是本章的主要討論對象。

以成癮源分類，成癮行為分為物質成癮（substance addiction）和行為成癮（behav-ioral addiction）。物質成癮主要包括處方藥濫用成癮（如止咳藥水、曲馬多、複方甘草片、複方地芬諾酯）、鴉片類藥物成癮（如嗎啡、杜冷丁、美沙酮等）、新型毒品成癮（如 K 粉、搖頭丸、冰毒等）、傳統毒品成癮（如海洛因、大麻）、安眠藥成癮（如安定、三唑侖、阿普唑侖等）、酒癮、煙癮等，行為成癮主要包括網路成癮、賭博成癮、性成癮等。

目前，世界精神病學界已經普遍認為成癮行為尤其是毒品成癮是一種慢性復發性腦疾病，成癮醫學專家何日輝提出成癮不僅是一類軀體疾病，更是一種心理疾病。這樣就將傳統上從道德角度來看待成癮性問題而轉入從醫學

和心理學角度看待這一問題。這一轉換具有相當重大的意義，將有助於對成癮行為進行科學規範的研究與探索。

二、成癮的特點

成癮具有以下特點：

1. 耐受性（tolerance）

耐受性是一種狀態，指使用者必須增加使用劑量方能獲得所需的效果，或使用原來的劑量已達不到使用者所追求的效果。

2. 戒斷症候群（withdrawal syndrome）

戒斷症候群是指停止或減少使用藥物、使用拮抗劑占據受體、停止某種持續性的行為後所出現的特殊的心理生理症狀群。不同成癮行為的戒斷症狀有所差異，一般表現為與所使用藥物的藥理作用相反的症狀。例如酒精（中樞神經系統抑制劑）戒斷後出現的是興奮、不眠，甚至癲癇樣發作等症狀群。

3. 明知故犯

成癮者往往試圖戒除或者控制這一行為，但卻無能為力，屢屢不成功。

4. 稽延性戒斷症候群

成癮者在急性戒斷症候群消退以後，仍有多種不適主訴，常見為渾身無力、失眠、食慾低下、易激怒等，且可持續數月甚至數年之久。

三、成癮的心理行為理論

成癮是一組認知、行為和生理症狀群，使用者儘管明白使用成癮物質或持續某種行為會帶來問題，但還在持續進行。成癮行為的形成受多種因素的影響，包括生物學因素、心理學因素、社會學因素等，稱為成癮的生物心理社會模型。具體如下：

（一）生物學因素

1. 獎賞理論（reward theory）

藥物或行為的強化作用與具體的腦區及神經細胞的生化改變有關。研究發現，腦內最重要的獎賞中樞是中腦邊緣多巴胺系統（MLDS）。大多數成癮藥物或成癮行為的作用機制不同，但都刺激活化中腦邊緣多巴胺系統及其他的相關腦區，刺激多巴胺釋放、抑制多巴胺攝取或直接興奮多巴胺受體而使多巴胺含量增加，功能增強，產生積極的強化作用，使個體獲得愉悅、興奮的情緒體驗。除此之外，還有一些與成癮藥物的強化作用相關的腦區，包括外側下視丘、前額葉皮層、泛杏仁核結構及海馬迴等。

2. 神經適應性學說

成癮的中樞迴路及相關的神經遞質只能部分解釋成癮行為，事實上，強迫性藥物濫用或行為成癮不僅受到獎賞中樞的驅使，許多成癮者在長時間的藥物使用或行為持續後失去了愉悅感，但其成癮習慣仍在繼續。因此，成癮的神經適應性學說認為成癮是慢性反覆給藥或重複某種行為後，腦內多種核團，特別是 MLDS 的相關核團為對抗藥物或行為急性強化作用而發生適應性變化的過程，包括多巴胺受體和鴉片類受體活性的改變、神經元內環磷酸腺苷通路功能上調、多種神經元之間遞質活動的相應變化以及基因表達的改變等。

3. 遺傳因素

遺傳對成癮的影響是另一種生物醫學觀點。流行病學調查發現，成癮具有家族的延續性，從而提示成癮行為受到遺傳的影響。遺傳對成癮的影響很大，它影響了個體對藥物的敏感性、耐受性及相關反應。

（二）心理學因素

1. 成癮的強化理論（reinforcement theory）

成癮的強化理論是基於條件反射的基本原理而提出的，認為成癮行為的強化機制包括正強化和負強化。正強化是指成癮品是一種正性的強化物，

它們能給成癮者獎勵並產生愉悅，藥物使用或持續某種行為的主要動機是尋求藥物所致的欣快感覺；負強化是指成癮物品可減輕或暫時免除個體成癮後所帶來的強烈痛苦，使其產生重複的成癮行為。

2. 人格特徵（personality traits）

成癮的人可能有一定的人格特徵，如憤怒的、衝動的、社交異常的、逃避現實的，或是有類分裂的人格特點，表現為膽小、退縮和憂鬱，或是在人際關係中表現為依賴、貪婪、無緣無故暴怒等。

（三）社會學因素

從社會角度來講，對成癮行為產生影響的環境因素有多種形式，包括國家藥物管理政策的變化、社會態度的影響、社會輿論的壓力、廣告宣傳、重要的生活事件、家族史、父母教養方式、學校教育及同伴影響等。

總之，成癮是社會、心理和生物因素相互作用的結果，引起成癮的物質和行為是必要條件，但是否成為「癮君子」，還與個體人格特徵、生物易感性及家庭、社會環境等有關。

成癮是一類嚴重影響人類生活的心理疾病，不僅對成癮者本人的生理和心理健康造成損害，還常常給親人和他人的生活帶來沉重的負擔。成癮者往往還是犯罪的高發人群，威脅社會的和諧穩定。成癮性疾病的治療迄今為止在世界上都是一個難題。以前的治療往往局限於藥物治療，多年的實踐證明單純的藥物治療效果不佳且復發率很高。因此，現在傾向於藥物治療和心理治療及家庭治療相結合進行綜合性治療。成癮醫學專家何日輝提出一種集藥物治療、心理治療、行為矯正、感恩教育和社會支持「五位一體」的綜合性成癮性心理疾病的治療模式。由於療效突出，被患者和家屬稱之為「何式戒癮法」。這為成癮行為的矯正提供了有益探索。

成癮是人類活動中複雜而又令人費解的一種行為模式，對成癮行為的研究一直是心理學的熱門研究課題。同時其他學科對成癮行為有著不同的解釋，如醫學、生理學、社會學、生物學，因此，對成癮行為的全面深入研究需要多學科的交叉、融合。

生活中的心理學

享樂性貪食

關於洋芋片，你可能有這樣的切身體會：吃下了第一片後，就會一口氣把它們全都吃光。這種現象可歸類為「享樂性貪食」。在今年 4 月召開的美國化學學會年會上，來自德國埃爾朗根·紐倫堡大學的一項腦成像研究，揭示了享樂性貪食的神經機制。

「享樂性貪食是指不為饑餓，而是為了愉悅感而進行過度攝食。這種消遣性的暴食行為可能發生在每個人身上。長期的享樂性貪食是造成體重過重及肥胖症流行的重要因素，威脅著身體健康。」研究者托比亞斯侯赫（Tobias Hoch）說。

但在吃零食的時候，我們可不覺得這是種威脅，相反，會感到愉悅。食用洋芋片後，大腦獎賞系統的關鍵結構伏隔核（nucleusaccumbens）強烈激發活化，並發出一種獎賞信號，誘導享樂性進食發生。另一方面，原本能夠根據食物攝入量調節進食慾望的中樞飽腹感迴路變得不敏感，導致攝入的熱量超過實際的能量需求。洋芋片之所以會一片接一片地被消滅，是激發享樂性獎賞迴路與鈍化飽腹感自我平衡迴路的共同結果。為了研究享樂性貪食，侯赫的團隊設計了巧妙的實驗：所有受試大鼠的「正餐」都是球狀標準食糧，而零食方面，「洋芋片組」大鼠能盡情享用洋芋片，「標準組」大鼠則吃淡而無味的標準食糧粉末。隨後，研究團隊對受試大鼠的腦部活動進行了檢測。

傳統的核磁共振成像技術（MRI）要求攝食與 MRI 檢測同步，不利於監測零食對腦部活動的長期影響。因此，研究團隊引入了錳離子增強核磁共振成像（MEMRI）技術。作為對比劑，錳離子能在被刺激的腦區內累積，反映神經活動的整體水平。

檢測結果表明，與標準組大鼠相比，吃洋芋片的大鼠大腦中，獎賞／成癮中樞受到最強烈的刺激活化，其他腦區也受到不同程度的刺激——與睡眠相關的腦部活動明顯減弱，而與運動相關的腦部活動則增強了。

第二節 煙癮

一、煙癮的危害

煙癮（nicotine addiction）是指個體持續吸煙的行為。由於煙草中成癮的主要物質是尼古丁，因此煙癮又稱尼古丁依賴症。煙癮危害巨大，據統計，吸煙是全球第二大死因。目前，吸煙在世界範圍內造成十分之一的成人死亡。「吸煙危害健康」是每個香煙外包裝上的必備警示語，但是，根據《全球成人煙草調查》（GATS）顯示：只有 23.2% 的中國成人認為吸煙可導致嚴重的疾病。只有 24.6% 的人認為接觸煙草煙霧可使成人患上心臟病和肺癌並使兒童罹患肺部疾病。可見，大家對於煙草的危害尚缺乏深刻的認識。

為增強民眾對於煙草危害的認識，世界衛生組織（WHO）於 1987 年創建了世界無煙日。煙草對健康的危害以及世界衛生組織為抑制煙草使用所做的工作是每年 5 月 31 日活動的核心內容。那麼，煙草是如何危害人類健康的呢？

1. 煙草的危害成分

不同的煙草點燃時所釋放的化學物質有所不同，其中，對人體有害的物質大致分為六類：

（1）醛類、氮化物、烯烴類，對呼吸道有刺激作用。

（2）尼古丁類，可刺激交感神經，引起血管內膜損害。

（3）胺類、氰化物和重金屬，均屬毒性物質。

（4）苯並芘、砷、鎘、甲基肼、氨基酚、其他放射性物質，均有致癌作用。

（5）酚類化合物和甲醛等，具有加速癌變的作用。

（6）一氧化碳，降低紅細胞運輸氧氣的能力。

2. 吸煙對健康的影響

煙草中的危害成分有強烈的致癌、致炎症作用，因此，長期吸煙的人健康會受到嚴重損害。世界衛生組織發出警告，在吸煙者當中，大約有一半人最終將死於吸煙所導致的疾病，每年還有成千上萬不吸煙者也會因為被動吸煙而使健康受到損害。吸煙主要造成人體呼吸系統、心血管系統、消化系統的損傷，有強烈的致癌作用和致炎症作用。吸煙是肺癌的重要致病因素之一，吸煙者患肺癌的危險性是不吸煙者的 13 倍。吸煙者喉癌發病率較不吸煙者高十幾倍，膀胱癌發病率增加 3 倍，此外，吸煙與唇癌、舌癌、口腔癌、食道癌、胃癌、結腸癌、胰腺癌、腎癌和子宮頸癌的發生都有一定關係。研究證實，吸煙是許多心腦血管疾病的主要危險因素，吸煙者的冠心病、高血壓病、腦血管病及周圍血管病的發病率均明顯升高。統計資料表明，75% 的冠心病和高血壓病患者有吸煙史。吸煙者的冠心病發病率較不吸煙者高 3.5 倍，冠心病病死率高 6 倍，心肌梗塞發病率高 2～6 倍。吸煙還是慢性支氣管炎、肺氣腫、胃潰瘍及反流性食管炎的主要誘因之一。吸煙還可造成睪丸功能的損傷、男子性功能減退和性功能障礙，導致男性不育症。而吸煙對婦女的危害更甚於男性，吸煙婦女可引起月經紊亂、受孕困難、子宮外孕、雌激素低下、骨質疏鬆以及更年期提前。孕婦吸煙易引起自發性流產、胎兒發育遲緩和新生兒低體重。其他如早產、死產、胎盤早期剝離、前置胎盤等均可能與吸煙有關。

3. 吸煙對環境的危害

吸煙過程中，吸煙者本人將大量有害成分透過呼吸道吸入體內，同時煙草釋放大量有害氣體，如醛類、氮化物、烯烴類、一氧化碳等。這些物質對環境造成汙染，進入此環境的人由於被動吸收這些有害氣體，稱為被動吸煙者。被動吸煙者所吸入的有害物質濃度並不比吸煙者低，吸煙者吐出的冷煙霧中，煙焦油含量比吸煙者吸入的熱煙霧中的多 1 倍，苯並芘多 2 倍，一氧化碳多 4 倍。因此，被動吸煙對健康的危害同樣需要引起注意。

二、戒煙方法

戒煙也叫做戒除尼古丁依賴症。是指透過主動或被動戒煙的方法，透過化學的、物理的、心理的戒煙途徑，去除煙癮的行為。

當煙癮者停止抽煙後，由於血壓和心跳下降，身體吸氧量亦相應減低，會出現暈眩、煩躁、咳嗽、乾渴、胃部不適、便祕、疲累、手腳輕微發熱，此種不適反應稱為「煙癮」。採用自然調節戒除煙癮比較緩慢，而吸入尼古丁能即時暫解煙癮，因此不少人難以停止抽煙。戒煙非常困難，要想提高戒煙的成功率，必須有計劃地戒煙並實際實施，具體方法有：

1. 尋求戒煙環境，獲得戒煙社會支持

不要接觸二手煙，儘量在無煙環境中生活和工作，以免他人吸煙增強自己的吸煙慾望；參與戒煙團體，例如網路上的戒煙社群、戒煙班，尋求家人或親友的協助和支持。當身邊的親友都努力戒煙時，戒煙成功率較高。在醜化、排斥甚至拒絕僱用吸煙者的環境中，戒煙成功率較高，例如在美國、青少年族群會排斥吸煙者，吸煙率當然低。

2. 替代療法

使用尼古丁替代療法，例如貼片、嚼片、吸入劑等；使用非尼古丁替代療法，一般來說這種藥物的原理及副作用類似憂鬱症藥物，因為煙癮與憂鬱症在神經學上有一定的關聯性；催眠和針灸可以削弱或阻斷吸煙衝動的傳導，從而減少吸煙的頻率。

3. 改變習慣，分散注意力

增加運動時間，讓機體處於與吸煙依賴不同的狀態中，體會運動給身體帶來的愉快感覺；改變飲食習慣，一日三餐按時進行，並確保營養均衡；經常清潔口腔，清除明顯異味，有利於個體保持良好的自我感覺，增強戒煙信心。

4. 樹立正確的觀念

第一，要樹立「長期治療、接受失敗」的觀念。近來的研究及統計顯示，許多戒煙成功者經歷多次失敗才成功，而且以治療慢性病的態度來戒煙、成功率更高。急功近利的戒煙者往往會復吸。煙癮不是一天形成的，也很難一天戒掉。習慣是逐漸形成的，其消退也應該有一個過程。暴風驟雨式的戒煙往往使戒煙者非常痛苦，而且還會導致強烈的戒斷症狀。所以樹立「長期治療、接受失敗」的觀念容易讓戒煙者的身體和心理接受現狀，從而成功戒煙。

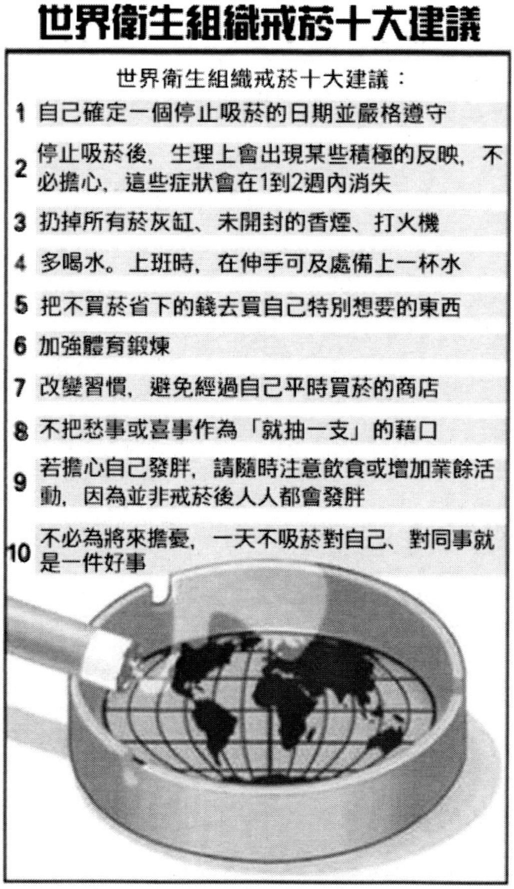
世界衛生組織戒菸十大建議
世界衛生組織戒菸十大建議：
1 自己確定一個停止吸菸的日期並嚴格遵守
2 停止吸菸後，生理上會出現某些積極的反映，不必擔心，這些症狀會在1到2週內消失
3 扔掉所有菸灰缸、未開封的香煙、打火機
4 多喝水。上班時，在伸手可及處備上一杯水
5 把不買菸省下的錢去買自己特別想要的東西
6 加強體育鍛煉
7 改變習慣，避免經過自己平時買菸的商店
8 不把愁事或喜事作為「就抽一支」的藉口
9 若擔心自己發胖，請隨時注意飲食或增加業餘活動，因為並非戒菸後人人都會發胖
10 不必為將來擔憂，一天不吸菸對自己、對同事就是一件好事

圖11-1 世界衛生組織戒煙十大建議

第二，要認識到，減少吸煙量以及改抽淡煙並不能減輕吸煙危害，因為吸煙者會無意識地吸得更深：淡煙對吸煙者的危害不亞於濃煙、而對社會的危害更甚於濃煙（因為淡煙淡的是臭味、但毒性沒有減淡）。

第三，即使是長期使用尼古丁替代療法，其健康風險也遠低於吸煙。

第四，抽煙造成的健康風險是幾乎無法用良好的生活習慣來彌補的，二手煙的危害也不亞於吸煙。

複習鞏固

1. 吸煙可導致哪些疾病？

2. 簡述戒煙的方法。

第三節 酗酒

酗酒（alcoholism）是指長期過量飲酒或一次無節制地大量飲酒。酗酒包括「酒精濫用」及「酒精依賴」。如果一個人過度使用酒精而無法自我控制，導致認知、行為、身體、社會功能的障礙或損傷，且明知故犯，就達到「酒精濫用」的程度。若進一步惡化，把飲酒看成比任何其他事都重要，必須花許多時間或精力去喝酒，或必須喝酒才感到舒服，或必須增加酒精攝取才能達到預期效果，或產生酒精戒斷症候群，就達到「酒精依賴」的程度。

一、酗酒的危害

適度飲酒，對身體是有益處的，但酗酒嚴重危害身體和心理健康。酗酒主要危害人體的消化系統、神經系統，同時由於酗酒者常常伴有營養攝入不足，因此還會引起機體營養不良，酗酒的危害有：

（一）酗酒對健康的影響

1. 慢性酒精中毒：酗酒不僅因酒精攝入過量而引起酒精中毒，還會受到酒中有毒有害物質如雜醇油、甲醇、氫氰酸、醛類、黃麴毒素等的侵害。

2. 酒精性腦病：長期飲用烈性酒會造成慢性酒精中毒，使腦衰退速度加快，出現智力減退，注意力渙散，記憶力和判斷力下降等。

3. 酒精性肝病：喝下去的酒精中的十分之九要在肝臟氧化分解，對肝造成直接損害，可引起脂肪肝、酒精性肝炎、酒精性肝硬化等。

4. 慢性胃腸病：酒對人的食道、胃、十二指腸等有很大的刺激，長期飲酒可發生慢性胃炎、胃潰瘍、十二指腸潰瘍等。

5. 影響生育：酒精毒害人體的各種細胞，包括生殖細胞。酗酒後性交懷孕，受到損害的精子和卵子就可能發育畸形，導致出生兒低能。

（二）酗酒對社會的影響

1. 行為失控

酒精可以麻醉機體神經系統，使機體處於興奮或者抑制狀態。酗酒的人經常由於處於醉酒狀態，導致行為失控，比如大喊大叫、打罵他人、情感出軌等違反倫理道德的行為。

2. 酒駕危害交通安全

酒駕的危害巨大，作為「馬路殺手」，不僅害人，更是害己。醉酒的人由於神經系統不能及時控制機體行為，從而出現各種交通事故，輕則受傷，重則亡命。

二、戒酒方法

戒酒和戒煙一樣，是一個系統而漫長的工程。徹底戒掉飲酒習慣，最重要的是主觀認識，只有認識明確才有堅定信念；一以貫之，才能成功戒酒。

常見的戒酒方法有：

1. 充分認識酗酒的危害：透過影視、廣播、圖片、實物、討論等多種方式，讓酗酒者端正對酒的態度，正確認識酗酒的危害，從思想上堅持糾正飲酒的成癮行為。

2. 減量法：要有計劃地戒酒，根據既往飲酒量，制訂計劃，逐漸減量，切忌一次戒掉，以免出現戒斷症狀。

3. 藥物治療：多採用戒酒硫、鎮靜安眠藥物等進行治療。但使用時必須在專業醫生的指導下進行，而且患者自身應該主動配合，否則會耽誤酒依賴的治療，更易形成藥物依賴。

4. 厭惡療法：這是一種行為矯正方法，原理是經典條件反射理論。具體做法是把令人厭惡的刺激，比如電擊、藥物催吐、不良的想像等與飲酒的行為相結合，形成新的條件反射，其目的是在飲酒時不但得不到欣快感覺，相反產生令人痛苦的體驗，形成負性條件反射，從而對抗飲酒行為和消除飲酒行為。

5. 家庭支持：酗酒往往給家庭帶來不幸，但對其進行制約的最好環境也是家庭。因此，家庭成員應幫助患者，讓其了解酒精中毒的危害，樹立起戒酒的決心和信心，並與患者簽好協約，定時限量給予酒喝，循序漸進地戒除酒癮。同時創造良好的家庭氣氛，用親情溫情去解除患者的心理癥結，使之感受到家庭的溫暖。

6. 集體療法：患者成立各種戒酒協會，進行自我教育及互相約束與幫助，達到戒酒目的。

生活中的心理學

戒酒匿名會（Alcoholic Anonymus，以下簡稱AA）於1935年6月10日創建於美國。AA是一個人人同舟共濟的團體，所有成員透過相互交流經驗、相互支持和相互鼓勵而攜起手來，解決他們共同存在的問題，並幫助更多的人從嗜酒中毒中解脫出來。有戒酒的願望是加入本協會所需具備的唯一條件。從它誕生至今近70年裡，AA的戒酒方案已經使兩百多萬的嗜酒中毒者得益於它的幫助，從嗜酒的泥潭中走出來，得到了全面康復。AA會員們改變行為的具體步驟稱為十二步步驟。AA程序不僅用於戒酒，用於戒毒也成效斐然，於是名稱相應地改為戒毒匿名會（Narcotic Anonymus，簡稱NA）。

第三節 酗酒

「十二步步驟」是 AA 戒酒方案的核心。這些步驟不是抽象的理論，它是依據 AA 早期會員經反覆嘗試後的經驗得出的。這些步驟包括了一些理念和活動的內容，早期會員們認為這些內容對他們的成功戒酒極有幫助。AA 的十二步步驟具體是：第一步：我們承認，在對付酒精上，我們自己已經無能為力。我們的生活已經搞得不可收拾。

第二步：要相信，有一個比我們自身更強大的力量，這力量能夠使我們恢復神志清醒和健康。

第三步：做出一個決定，把我們的意志和我們的生活，託付給我們所認識的「上帝」。

第四步：做一次徹底的和無懼的自我品德上的檢討。

第五步：向「上帝」，向自己，向他人承認自己錯誤的本質。

第六步：要完全準備好，讓「上帝」除去自己一切人格上的缺點。

第七步：謙遜地乞求「上帝」，除去我們的缺點。

第八步：列出一份所有我們所傷害過的人的名單，並使自己甘願對這些人做出補償。

第九步：在不傷害他們的前提下，盡可能直接向曾經受到我們傷害的人士當面認錯。

第十步：繼續經常自我檢討，若有錯失，要迅速承認。

第十一步：透過祈禱與默想，增進與我們所認識的「上帝」有自覺性的接觸。「祈禱」中只求認識對我們的旨意並祈求有力量去奉行旨意。

第十二步：實行這些步驟的結果是我們擁有一種精神上的覺醒。我們設法把這些訊息帶給別的酒徒，並在我們的一切日常事務中實踐這些原則。

複習鞏固

1. 酗酒可導致哪些疾病？

2. 簡述戒酒的方法。

第四節 藥物依賴

一、藥物依賴的危害

藥物，又稱精神活性物質、成癮物質，指能夠影響人類情緒、改變意識狀態，並有致依賴作用的一類化學物質，人們使用這些物質的目的在於取得或者保持某些特殊的心理、生理狀態。產生藥物依賴的常見藥物有鴉片類（嗎啡、海洛因、杜冷丁等）、苯丙胺、古柯鹼、印度大麻、巴比妥類（速可眠、阿米妥、戊巴比妥等）及其他安眠藥（導眠能、安眠酮）、抗焦慮藥（眠爾通、利眠寧、安定等）、鎮痛藥（阿司匹靈、非那西丁、氨基比林等）。藥物依賴（substance dependence）的危害主要有：

1. 對內分泌系統的損害

麻醉藥物鴉片類的使用，能使內源性鴉片肽系統受到抑制，由於內源性鴉片肽系統受到抑制，導致下視丘—垂體—腎上腺軸功能明顯地改變。首先是下視丘促腎上腺皮質激素釋放激素（CRH）受到抑制，從而抑制了促腎上腺皮質激素（ACTH）的釋放，該結果又導致血液中腎上腺皮質激素皮質醇的下降。

2. 對神經系統的損害

濫用古柯鹼可導致某些神經系統的症狀，在服用後其首發症狀表現為精神異常，如煩躁不安、焦慮、激動、偏執狂、幻覺、欣快、憂鬱甚至精神錯亂等，精神症狀多存在濫用古柯鹼靜脈用藥者中。

3. 對免疫系統的損害

藥物濫用可引起機體損傷及免疫功能下降。研究表明，鴉片成癮者膀胱癌的發生率較單純吸煙者高 19 倍以上。此外，成癮者極易並發各種病毒性肝炎、愛滋病、肺炎、肢體壞疽等疾病。這些除與使用不潔針筒有關外，還與吸毒者免疫功能下降有密切關係。

4. 對胎兒和新生兒的損害

許多藥品可以透過胎盤進入到胎兒體內，因此，婦女在妊娠期間濫用鴉片、巴比妥、安定、苯丙胺等麻醉藥品和精神藥品的母親，早產和胎盤早剝的機率大幅增加。對胎兒的損害主要是使胎兒子宮內生長遲緩、影響大腦發育，最常見的是嬰兒小頭畸形，胎兒出生後也會產生戒斷症候群。

5. 對其他臟器的損害

長期大量使用大麻對肺部有嚴重不良影響，並可導致支氣管炎、支氣管哮喘、肺氣腫甚至肺癌。吸入海洛因可引起肺滑石樣病變甚至因急性哮喘而死亡。

6. 急性中毒

常見的藥物濫用過量極易產生急性中毒致死。如鴉片類成癮者死亡率高，致死原因大部分為過量藥物引致的呼吸抑制。苯丙胺過量可產生類似精神分裂的偏執症。大麻用量過多也可產生急性憂鬱反應或中毒性譫妄。

7. 引起心理依賴和人格改變

心理依賴是藥物依賴最突出的特徵，主要表現為強烈的覓藥渴求，以達到重複用藥產生的欣快狀態。成癮者不惜一切手段持續用藥，因而變更了原有生活與行為方式，形成難以矯正的依賴行為，重者致使道德淪喪和人格畸變。

8. 社會功能受損

藥物依賴者的社會功能往往受損，直接地影響了其家庭和婚姻，比如產生子女受虐待或教育問題。隨之，可產生失業和經濟窘迫，乃至脫離社會生活。

二、藥物依賴判斷標準

符合下列中 3 條者，即可判定為藥物依賴。

1. 為了達到原先用藥後的感覺，現在要使用比起初更多的藥物。

2.當減少或停止使用藥物的時候，使用者出現很多不適症狀，包括發癢、發抖、發燒、乏力、惡心、出汗、心跳加快、睡不著覺、容易發脾氣、憂鬱等；或使用藥物的原因之一是減輕以上描述的症狀。

3.當開始使用藥物後，最後的用藥量總是多於最開始計劃的用量。

4.有嘗試過減少或停止用藥，最後失敗的經歷。

5.在用藥的那些日子裡，找藥、用藥、想藥和用藥後恢復時間通常有超過兩個小時。

6.因為使用藥物，用於工作、興趣愛好或者和家人朋友一起的時間減少了。

7.即使知道使用藥物會造成身體和精神傷害，仍然繼續用。

三、藥物依賴戒斷方法

1. 藥量遞減

藥物依賴的戒斷方法，主要是採取依賴藥物劑量遞減的辦法。除用藥時間短，依賴程度很輕時可考慮一次停掉成癮藥物外，否則不可突然停用。巴比妥類及其他**鎮靜安眠藥**的戒斷症狀常很嚴重，可引起癲癇大發作，甚至會危及生命，因此，遞減速度也要因人而異。如身體健康的青壯年，依賴的藥量也不太大，可在 3～7 天內停完。如體弱、老年、病程長的患者，為避免戒斷中出現心血管意外或虛脫，宜緩慢減量，可在 1～2 週左右減完。總之，戒藥過程中使之略有不適，但能耐受，不出現明顯的戒斷症狀為宜。如果遞減劑量困難，或減量過程中戒斷症狀明顯，可在一定期限內適當應用非成癮藥物（中藥或小量抗精神病藥）替代，再逐步撤除。

2. 減輕戒斷症狀

戒藥治療同時，要注意改善病人的體質和營養狀況，減輕戒斷症狀和中毒症狀。可採用一些對症治療，如應用能量合劑、麩氨酸以及多種維生素等。住院治療者還可配合應用胰島素低血糖治療，促進體質恢復，減輕各種軀體症狀和植物神經症狀。

3. 加強社會支持和心理治療

社會支持和心理治療十分重要。多數病人意志薄弱，對治療缺乏信心，而且許多病人還存在某些社會心理因素，如人際關係問題、家庭婚姻問題等，應注意疏導，給予關懷、支持和幫助，家庭的照料與監督也是必不可少的。戒藥成功後，要加強對患者及其家庭成員的健康教育，防止重染舊習，鞏固療效。

生活中的心理學

獎賞系統與鴉片類藥物依賴

人類大腦中，存在著一個能產生快感的系統，稱為獎賞系統。在正常生理情況下，獎賞系統可以加強和激勵對機體有益的行為，從而利於個體生存和種族繁衍。但這一系統一旦被某些外源性物質反覆地異常刺激活化（如藥物依賴），則會引起神經系統的慢性適應性改變，將對機體造成嚴重損害。

獎賞分為天然獎賞和藥物獎賞，前者指人先天性對某些東西的渴望或依賴，如食物、性等；後者指人接觸或長期服用某種物質後形成的軀體和精神依賴，即成癮，包括尼古丁成癮、酒精成癮、鴉片類藥物成癮等，這些現象的解剖基礎就是獎賞系統。這個獎賞系統的通路從中腦腹部沿前腦內側束，伸延至伏膈核和大腦的邊緣系統。1973年，26歲的美國女研究生卡恩迪西‧帕特在做實驗的時候，意外地發現大腦的這個通路上，竟然有麻醉劑鴉片類化合物的「容納器」（受體）。過了兩年，英國學者休斯和柯斯特發現在大腦中有內源性鴉片類物質「內啡肽」。在人逢喜事時，大腦便會釋放「內啡肽」進入獎賞通路，使人產生喜洋洋的欣快感。

不過，當人吸食鴉片類麻醉劑海洛因（或美沙酮）時，這些鴉片類麻醉劑也會「冒充」內啡肽，讓大腦的某種物質（如多巴胺）開啟獎賞通路，使人產生飄飄然的欣快感。這就是毒品能讓吸食者產生心理快感的原因所在。然而，這種由毒品引起的快感來得快去得也快，如吸食海洛因後，從產生快感到轉入寧靜狀態，頂多只能維持12小時，就要重複吸食。這樣反覆重吸

以後，一旦形成了習慣，就必須加大用量才能重獲先前的欣快感覺，從而形成藥物依賴。

複習鞏固

1. 簡述藥物依賴的判斷標準。

2. 簡述藥物依賴的戒斷方法。

第五節 網路成癮

一、網路成癮的危害

網路成癮（internet addiction disorder，IAD）分為網路遊戲成癮、網路色情成癮、網路關係成癮、網路訊息成癮、網路交易成癮 5 類。網路成癮患者臨床的主要表現為：（1）不由自主地強迫性使用網路行為；（2）對上網時間沒有節制；（3）頻繁上網帶來的自我滿足感，使得參與者欲罷不能，沉迷其中而不可自拔。網路成癮者的早期表現主要是精神上對網路產生的依賴，網上衝浪充滿誘惑，這種精神需要如果不能滿足就會感到渾身極度不適和沮喪，慢慢就會轉變成肉體上的依賴，臨床表現為全身乏力、注意力不集中、情緒不穩定、食慾不振、頭昏眼花、雙手顫抖等症狀。網路成癮的危害主要有：

1. 對心理的危害

長時間進行網上交友聊天、網路遊戲，瀏覽不健康的色情、暴力等內容，使得未成年人沉溺於虛幻的環境中而不願面對現實生活，造成心理焦慮、脾氣暴躁、性格扭曲，對其他一切事物失去興趣；而家長嚴管時就極易使孩子走向另一個極端，造成親子關係破裂和犯罪現象的發生。

2. 對身體的危害

絕大多數上網者，都是全神貫注，長期盯住螢幕，眼睛得不到休息，眼球離螢幕越來越近，導致視力急劇下降；身體長時間坐在螢幕前而得不到活

動，尤其是長時間沉湎於極端緊張和刺激的超級遊戲中，導致廢寢忘食，夜不歸宿，進而四肢無力，精神恍惚，直至身體被徹底拖垮。

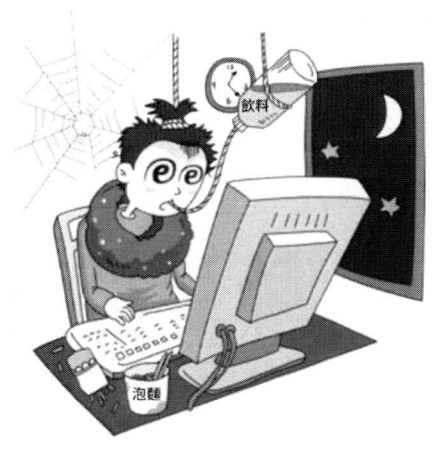

圖11-2 網路成癮的危害

3. 對學習的危害

上網的目的一是為了學習和獲得知識、資訊，二是為了娛樂、釋放學習壓力，本來對學習是很有益的，但是，由於網路上的內容很容易吸引未成年人，而他們的自制力差，一旦著迷，很容易上癮而不能自拔，占用學習時間，進而對學習不感興趣，荒廢學業。

4. 對社會適應的危害

網路雖是現實的延伸，卻不同於現實。習慣於在網路中尋找快感的人，往往逃避現實、遠離現實。當回到現實中後，網路成癮的人容易焦慮、性格怪誕，與家人、朋友交流存在較大障礙，或不願與陌生人交流，難以承擔正常的社會角色，從而危害個體的社會適應。

二、網路成癮診斷

2008年，陶然教授研究小組制定了《網路成癮臨床診斷標準》，標準包括八項症狀標準、一項嚴重程度標準和一項病程標準。2013年5月18日，美國精神病協會（APA）正式出版的《精神疾病診斷與統計手冊》第五版

（DSM-5），在第三章關於「網路遊戲成癮」中，採納陶然教授研究小組制定的診斷標準。

《網路成癮臨床診斷標準》包括：

症狀標準：長期反覆使用網路，使用網路的目的不是為了學習和工作或不利於自己的學習和工作，符合如下症狀：

1. 對網路的使用有強烈的渴望或衝動感。

2. 減少或停止上網時會出現全身不適、煩躁、易激惹、注意力不集中、睡眠障礙等戒斷反應，上述戒斷反應可透過使用其他類似的電子媒介（如電視、掌上遊戲機等）來緩解。

3. 下述 5 項內至少符合 1 項

（1）為達到滿足感而不斷增加使用網路的時間和投入的程度；

（2）使用網路的開始、結束及持續時間難以控制，經多次努力後均未成功；

（3）固執地使用網路而不顧其明顯的危害性後果，即使知道網路使用的危害仍難以停止；

（4）因使用網路而減少或放棄了其他興趣、娛樂或社交活動；

（5）將使用網路作為一種逃避問題或緩解不良情緒的途徑。

病程標準：平均每天非工作學習目的連續上網達到或超過 6 小時，且符合症狀標準已達到或超過 3 個月。

嚴重程度標準：日常生活和社會功能受損（如社交、學習或工作能力方面）。

第五節 網路成癮

表 11-1 網路正常使用、過度使用與網路成癮的區別

網路使用情況	上網原因	上網時間及頻率	網路與現實生活的關係	社會功能
正常使用	工作需要、好奇、緩解疲勞	合適、有節制	平衡	正常
過度使用	沉迷	上網時間過長	失衡(上網佔據大部分業餘時間)	降低
網路成癮	避免戒斷反應出現，強烈的上網渴求	反覆、長時間上網	嚴重失衡(上網佔據生活中的主導地位)	障礙

戒斷網路成癮的方法有很多，在這裡選取幾種大家比較公認的。分別為：

1. 音樂療法

美國「弗里斯」網癮音樂療法是目前眾多網癮治療方法中最安全有效、最健康科學和最深層次的治療方法。它的本質作用在於解除網癮青少年心理的緊張急促，治癒被傷害的身心，達到鎮靜催眠、安撫心理、緩解緊張，消除憂鬱、振奮精神、穩定情緒等作用。從根本上改善網路成癮青少年的情緒波動和社會認知度，幫助他們走出網路成癮，恢復正常的學習生活，樹立健康良好的性格心理。

2. 體育療法

經常參加體育運動，可以從時間、空間和生理三個方面來避免青少年的網路成癮。第一，從時間上，體育運動「占用」了學生的課餘時間，也就減少了上網的時間；第二，從空間上，學生在運動場上暢快地釋放自己身體和心理的能量，享受運動的快樂，宣洩不良情緒，能夠達到消除心理緊張，放鬆身心，調節心理狀態的目的，從而直接給人帶來愉快和喜悅，調控人的情緒；第三，從人體運動的生理學角度看，運動作為一種壓力刺激，導致人體釋放具有免疫調節作用的內啡肽、腦啡肽和其他神經肽，進行適當科學的體育鍛鍊能有效地提高人的免疫力，預防一些生理疾病和心理疾病的發生，體驗到勇敢與頑強、勝利與失敗、挫折與勇氣、拚搏與成功所帶來的興奮與快樂。

3. 認知療法

透過改變固有的信念，如「遊戲真棒」「上網真好玩」再「沒有比上網更刺激的事了」，從而進行認知重建；或者透過自我提醒、自我辯論、自我暗示等方法糾正觀念，達到克制上網。

4. 行為治療

透過自我獎勵、自我懲罰來反映戒除網癮的進步或者退步，從而達到強化；或者成癮者與家長共同商定戒網的行為契約，從而規範成癮者的上網行為，也培養其自我約束能力；默想痴網後造成的種種被辱場面、想像自己長時間上網後萎靡不振的頹廢樣子等方法讓成癮者厭惡自己的過度上網行為，從而激勵自己找回自我，增強自我效能感，但注意不要泛化到厭惡整個自我。

複習鞏固

1. 簡述網路成癮的臨床判斷標準。
2. 簡述網路成癮的戒斷方法。

要點小結

	吸菸成癮	酗酒	藥物依賴	網路成癮
危害	危害人體呼吸系統、心血管系統、消化系統，有強烈的致癌作用和致炎症作用 危害環境	危害人體的消化系統、神經系統 影響社會功能	危害神經內分泌免疫系統 引起心理依賴和人格改變 社會功能受損	危害心理和身體健康，影響學習 社會功能受損
戒除方法	尋求戒菸環境，獲得戒菸的社會支援 臨床治療 改變習慣，分散注意力 樹立正確觀念	認知療法 減量法 藥物治療 厭惡療法 家庭支持 集體療法	藥量遞減 減輕戒斷症狀 加強社會支援和心理治療	音樂療法 體育療法 認知療法 行為治療

第五節 網路成癮

關鍵術語

癮 成癮行為 物質成癮 行為成癮 耐受性 戒斷症候群 獎賞理論 神經適應性學說 強化理論 煙癮 尼古丁依賴症 尼古丁替代療法 酗酒 厭惡療法 藥物依賴 網絡成癮

複習題

1. 成癮行為的特點不包括（ ）

A 耐受性

B. 戒斷症候群

C. 明知故犯

D. 容易戒除

2. 吸煙引發上癮的物質是（ ）

A. 醛類

B. 胺類

C. 尼古丁

D. 一氧化碳

3. 酒精依賴區別於酒精濫用的條件包括（ ）

A 戒斷症候群

B. 明知故犯

C. 過度飲酒

D. 社會功能受損

4. 戒酒者協會制定的戒酒步驟有（ ）

A. 10 條

B. 12 條

C. 14 條

D. 16 條

5. 最早發現人類大腦中含有腦內啡的是（ ）

A. 帕特

B. 休斯

C. 柯斯特

D. 佛洛伊德

6.《網路成癮臨床診斷標準》中病程標準是平均每天非工作學習目的連續上網達到或超過（ ），符合症狀標準已達到或超過（ ）

A. 4 小時，2 個月

B. 5 小時，2 個月

C. 6 小時，2 個月

D. 6 小時，3 個月

7. 認知治療網路成癮要改變的固有觀念包括（ ）

A. 遊戲真棒

B. 遊戲耽誤時間

C. 上網沒意思

D. 上網有損視力

參考答案

第一章 節後複習鞏固題

第一節

1. 健康心理學（health psychology）是20世紀80年代發展起來的一門心理學分支學科，它致力於運用心理學的理論與方法，探討和解決心理因素在促進和維持人們健康、預防和治療軀體疾病中的作用特點和規律。

2. 健康心理學的主要任務是：

（1）描述：對心理行為與健康或疾病的關係進行客觀地陳述，即只求事實的真實性，而不涉及健康或疾病發生的心理行為原因。

（2）解釋：研究分析心理現象與健康或者疾病相互作用的因果關係。

（3）預測：根據現有的影響健康或疾病發生、發展的心理社會因素的研究資料去估計疾病將發生的可能性。

（4）改善：根據研究結果，應該用健康心理學的知識和技術，提高人類的健康水平，預防和治療心身疾病。

3. 健康心理學的研究內容主要包括四個方面：

（1）研究心理因素在人類疾病、健康中的作用機制和規律；

（2）研究和增進人類健康的理論和方法；

（3）研究防治疾病，保持心理健康的措施；

（4）提出公共健康政策，建立健康保障體系。

第二節

1. 中國古代的健康心理學思想集中體現了樸素唯物論思想和辨證法。具體表現在：

（1）形神合一、心身統一；

(2) 內傷七情、外感六淫；

(3) 辨證論治、因人而異；

(4) 精神攝生、修身養性。

2.

(1) 中西方健康心理學的相同點在於：兩文化均強調心理治療在治療疾病中的重要作用，均強調治病應該先了解患者。

(2) 中西方健康心理學的不同點在於：中國古代健康心理學強調心身合一，即心理活動與軀體生理活動緊密相關；而西方古代心理學認為疾病定位於各部分臟器的病理上，心是靈魂，主張心身分離。

3. 現代健康心理學產生的背景主要因為七個方面的變化：

(1) 疾病構成變化；

(2) 人口結構變化；

(3) 社會心理因素變化；

(4) 環境因素變化；

(5) 健康概念變化；

(6) 衛生需求變化；

(7) 對科技進步的依賴性增強。

第三節

1. 病例對照研究（case-control study）是比較患某病者與未患某病的對照者暴露於某可能危險因素的百分比差異，分析這些因素是否與該病存在聯繫。是分析流行病學方法中最基本的、最重要的研究類型之一。其基本原理在於病例對照研究以現在確診的患有某特定疾病的病人作為病例，以不患有該病但具有可比性的個體作為對照，透過詢問，實驗室檢查或複查病史，蒐集既往各種可能的危險因素的暴露史，測量並比較病例組與對照組中各因

素的暴露比例，經統計學檢驗，若兩組差別有意義，則可認為因素與疾病之間存在著統計學上的關聯。

2. 流行病學調查中所使用的隨機抽樣方法有簡單隨機抽樣、系統抽樣、分層抽樣、整群抽樣和多級抽樣。

①簡單隨機抽樣（simple random sampling）：即從總體 N 個對象中，利用隨機方法抽取 n 個對象，構成一個樣本。每個對象被抽中的機率都應該為 n/N。

②系統抽樣（systemic sampling）：是指按照一定順序，每隔若干個單位抽取一個對象的抽樣方法。

③整群抽樣（cluster sampling）：總體由若干同質的組群構成，抽取其中一個或若干個組群作為樣本的抽樣方法。

④分層抽樣（stratified sampling）：即先依據某種特徵將總體分為若干個層次，每個層次內按照簡單隨機抽樣的方法，最終組成樣本。

⑤多級抽樣（multistage sampling）：在複雜的、大規模的調查中，調查個體不是一次性直接抽取到的，而是採取兩階段或多階段抽取的方法，即先抽取大的單元，在大單元中再選取小單元，再在小單元中選取更小的單元。

3. 生態學研究優點：

a. 生態學研究常可應用常規資料或現成資料進行研究，因而省時省力，可以很快得到結果；

b. 生態學研究對原因未明的病因學研究可提供病因線索供深入研究，是最顯著的優點；

c. 對於個體的暴露劑量和程度無法測量的情況下，生態學研究是唯一可供選擇的研究方法；

d. 對於研究因素在一個人群中暴露變異範圍小，這種情況下，則更適合採用多組比較的生態學研究。

e. 生態學研究適合對人群干預措施的評價。

生態研究的局限性：

a. 生態學研究只是粗線條的描述性研究，不能在特定的個體中將暴露與心理問題聯繫起來；

b. 缺乏控制可疑混雜因素的能力；

c. 相關資料中的暴露水平只是近似值或平均水平，而不是個體的真實暴露情況，因此不能精確地評價暴露與心理健康狀況的關係，甚至還可能在兩者之間蒙上了更複雜的聯繫。

第四節

1. 不僅是沒有疾病或缺陷，還是一種在生物、心理和社會功能上保持完好的狀態。

2. 個體對自身健康狀況的總體評價和期望，主要表現在三個方面：

a. 對當前健康狀態的體驗：指個體對當前健康狀態和生活狀況的總體判斷，綜合反映個體、健康意識、生活態度和人生價值等。

b. 對未來健康的期望：指個體根據現在情況判斷自己未來一段時間內的健康變化，體現對未來生活的期望、信心和選擇。

c. 主觀幸福感：指個體對自身全部生活的綜合感覺狀態，其產生於自發的精神愉悅感和活力感，反映了個體對自身健康水平的總體判斷。

3.

（1）健康測量工具：主要有健康危險評估（health risk appraisal，HRA）、健康登記評估回顧（health enrollment aseessment review，HEAR）、促進健康生活方式簡表（health promoting lifestyle profile，HPLP）、行為危險因素監測系統（behavioral risk factors surveilance system，BRFSS）、醫學結果研究36（medical outcomes study，MOS36）、康寧評估成套測驗（wellness；evaluation battery，WEB）等。

（2）生命質量評估工具：用於觀察慢性疾病、手術效果、藥物治療效果，還能幫助病人進行決策。生命質量測驗涉及一般健康狀況、生理功能、情緒、認知能力等項目。其中，Ware 編制的醫學結果研究簡表（medical outcomes study short form，SF-36），是目前應用最為廣泛的生命質量測驗，包括生理功能、社會角色、疼痛、情緒和心理健康五個分維度。Brook 編制的歐洲生命質量量表（Euro Qol），評估個體動機、自理、日常活動、痛苦和焦慮、憂鬱。

章後選擇題

1. ABC

2. ABC

3. ABCD

4. BCD

5. B

6～10. CBBCA

11～15. DDAAC

第二章 節後複習鞏固題

第一節

1. 巴夫洛夫創立的經典條件反射理論，是指一個中性刺激和另一個帶有獎賞或懲罰的無條件刺激多次聯結，形成條件刺激，進而引發條件反射。著名的實驗是，巴夫洛夫的狗的唾液條件反射。

2. 史金納的操作性條件反射理論，是指強化生物的自發活動而形成的條件反射，可分為應答性條件反射（反應—刺激過程），和操作性條件反射（刺激—反應過程）。著名實驗有「史金納箱」。

3. 班度拉的社會學習理論，認為人的大量行為是透過對榜樣的學習而獲得的，特別強調榜樣的示範作用。榜樣學習分為四個步驟：

（1）注意；

（2）記憶；

（3）認同；

（4）定型。

第二節

1.TTM 提出的依據是：

①單一的理論無法解釋行為干預的複雜性；

②行為改變需跨越一系列階段，這是一個漸進的過程；

③行為變化階段既是穩定的又是可以改變的；

④沒有計劃的干預，人們會停留在早期的行為階段；

⑤大多數高危險人群處於不準備改變的行為階段；

⑥針對行為變化的特殊階段應用適合該階段行為改變的特殊原則和方法。

2.

（1）前意向階段（pre-contemplation）：在這一階段，人們沒有改變行為的意向，通常測量時間是未來 6 個月。

（2）意向階段（contemplation）：打算改變行為，但卻一直無任何行動和準備行為的跡象，通常測量指在未來 6 個月。這時候他們會意識到改變行為的益處，同時也會意識到改變行為的代價。利益和代價的均衡常使人們處於極度矛盾中，導致他們在很長時間內停留在這一階段。

（3）準備階段（preparation）：處於這一階段的人傾向於在近期採取行動（通常測量指在未來 30 天），並逐漸付諸一些行為步驟。

（4）行動階段（action）：處於這一階段的人在過去的 6 個月內已做出行為改變。

（5）維持階段（maintenance）：處於這一階段的人保持已改變的狀態在 6 個月以上。

3. 增強自我效能的健康教育策略：

（1）給予激勵。激勵就是鼓勵人們做出抉擇並行動。

（2）運用積極回饋提高患者的自我效能。及時地回饋可使個體產生成就感，促使他們積極地積累個人經驗，從而有利於自我效能的發展。

（3）加強社會支持系統。有力的社會支持系統是個體長期的力量源泉。如家庭成員和同事的關懷與及時提醒糾正，是自我懷疑者行為改變過程中不可缺少的因素，可以在長時間內促進自我懷疑者改變行為和思維方式。

（4）行為學方法。行為學方法包括目標設置、行為契約、替代經驗、監控和強化、負性情緒處理等。

第三節

1. 知—信—行是知識、態度、信念、行為的簡稱。這一理論認為：知識和資訊有利於建立正確的態度與信念，進而改變影響健康的相關行為。而態度與信念的轉變是改變行為的關鍵。

2. 促進態度與信念改變的方法：

（1）增加資訊的權威性；

（2）提供雙向資訊、並注意強化希望讓他人接受的資訊；

（3）注意提供資訊的初始效應；

（4）利用凱爾曼提出的「服從、同化、內化」態度改變的階段理論

3. 合理行動理論由 Fishbein 和 Ajzen 提出，TRA 能較好地對在人們意志控制下的實際行動進行預測。這一理論假設的重要前提是：人們的行為是有理性的，各種行為發生前要進行資訊加工、分析和合理的思考，一系列的理由決定了人們實施行為的動機。該理論針對人的認知系統，闡明了行為信念、行為態度和主觀規範之間的因果關係。

健康心理學
参考答案

第四節

1. GAS 被分為警覺、抵抗和衰竭三個階段。

警覺：機體為了應對外部刺激而喚起體內的防禦能力，動員全身。

抵抗：機體以對壓力源的適應為特徵，透過提高體內的結構和機能水平以增強對壓力源的抵抗程度。

衰竭：機體的適應能力是有限的，若持續處於嚴重的有害刺激之下，壓力源不能消除，機體抵抗力下降而轉入衰竭階段。壓力是機體在受到各種內外環境因素刺激時所出現的非特異性全身性反應。

2. 認知評價是指個體對自己所遇到的壓力源的性質、程度和可能的危害情況以及自己可動用的應對壓力源的資源所進行的評價。對壓力源和資源的認知評價直接影響個體的應對活動和心身反應，因而是壓力源造成個體壓力反應的關鍵因素。

拉澤魯斯將個體對生活事件的認知評價過程分為三步：

初級評價：初級評價是個體在某一事件發生時立即透過認知活動判斷其是否與自己有利害關係。

次級評價：次級評價是一旦得到有關係的判斷，個體立即會對事件是否可以改變（即對個人的能力）做出估計。

認知性再評價：再評價是在初級和次級兩步評價的基礎上，對現實情境做出再度認知評價，判斷這種潛在的壓力源的性質及其是否具有現實意義。

3. 心理神經免疫學理論認為神經內分泌和免疫系統是相關的雙向網絡，中樞神經系統、內分泌系統和免疫系統之間存在複雜的相互關係。一般來講心理因素可以透過影響中樞神經系統的功能，再促使神經—內分泌系統釋放神經遞質和激素，透過影響免疫細胞上的受體影響免疫機能。此外，在壓力和其他一些心理因素影響下，機體還會產生免疫抑制因子對免疫系統產生抑制作用。

章後選擇題

1～5. ABCDA

6～10. BCDAB

第三章 節後複習鞏固題

第一節

1. 壓力的概念：機體察覺各種內外環境因素及社會、心理刺激時所出現的全身性非特異性適應反應。

2. 壓力源的種類：生理性、心理性、社會性、文化性壓力源。

第二節

1. 生活事件的定義：個體在社會生活過程中所經歷的各種變動，包括正性（積極）和負性（消極）事件兩種。

2. 生活事件的分類：壓力性生活事件和日常生活困擾。

3. LCU的含義及意義：LCU即生活變化單位。LCU得分越高，來年患病的可能性越大。

第三節

1. 心理中介的主要方面：認知評價、人格特徵、社會支持、應對方式。

2. 心理防禦機制的分類：逃避機制、自騙機制、攻擊機制、代替機制、建設機制。

3. 社會支持的兩個機制模型：緩衝效應模型和主效應模型。

第四節

1. 不合理認知的典型特點：絕對化的要求、過分概括化、糟糕至極、兩極性思維、選擇性提取、人格化、亂貼標籤。

2. 健康認知的特點：客觀合理，不自欺；積極樂觀，不消極悲觀；獨立，不依賴；靈活，不僵化。

3. 放鬆訓練的種類：呼吸放鬆、肌肉放鬆、想像放鬆、冥想放鬆。

健康心理學 參考答案

章後選擇題

1～5. BCDAB

6～10. DDABC

11～13. DBD

第四章 節後複習鞏固題

第一節

1.A 型人格的主要特點：易激起的敵意，時間緊迫性，競爭性。

2.A 型人格者易患的疾病：冠心病、高血壓等心血管疾病，被稱為冠心病易感人格。

3.A 型人格的優化措施：合理制定目標，培養業餘愛好，加強內心修為，建立彈性思維，合理安排時間。

第二節

1.B 型人格的主要特點：安寧鬆弛，抱負適度，合作順從。

2.B 型人格與健康的關係：不易生病，被稱為壓力耐受人格。

第三節

1.C 型人格的主要特點：性格內向，情緒憂鬱，過分敏感，害怕困難，屈從權威、害怕競爭。

2.C 型人格者易患的疾病：癌症易感人格。

3.C 型人格的優化措施：改變完美主義，自我肯定，表達憤怒，記錄心情，學會轉移，正確看待權威，建立社會支持。

第四節

1.D 型人格的主要特點：消極情感（NA），社交抑制（SI）。

2.D 型人格者易患的疾病：易患偏頭痛、憂鬱、冠心病、心源性猝死、癌症等。

3.D 型人格的優化措施：學會樂觀，勇敢去做，多交朋友，學會宣洩。

章後選擇題

1～5. ACBCD

6～10. ACDBB

11～13. DCA

第五章 節後複習鞏固題

第一節

1.怎樣做出合適的職業選擇：根據人格特徵、性格、能力、興趣多方面考慮。

2.職業壓力有哪些表現：生理上小到頭痛大到過勞死，心理上會出現情緒障礙甚至精神異常，行為上出現成癮甚至自殺等反常舉動。

3.怎樣降低職業壓力：對自身有正確的認知，主動釋放壓力，心身放鬆法，飲食保健法，音樂治療法。

第二節

1.職業倦怠：是指個體在工作重壓下，對工作內容或環境失去興趣、激情，而產生的身心疲勞與能量耗盡的感覺，這與肉體的勞累而產生的疲倦感是不同的。

2.職業倦怠的表現：身體方面的表現，心理（情緒）方面的表現，人際方面的表現，工作方面的表現。

3.出現職業倦怠怎麼辦：積極的自我認識，心理暗示策略，適當改變自己以適應環境，挖掘工作中有意義的方面，正視倦怠，加強溝通，及時傾訴，鍛鍊和放鬆。

健康心理學
參考答案

4. 工作成癮症候群：學名叫病理性強迫工作，就是日常所說的「工作狂」，目前已經把它作為一種正式界定的疾病納入到診斷體系當中。其最核心的特徵是患者明確知道自己的行為有害卻無法自控以及他的行為已經嚴重損害自己的社會功能，而不僅僅是時間之類的標準。

5. 工作成癮症候群的表現：自我中心，完美主義，以不停地工作建立自信，過分強調工作而忽略了其他，對於不可控因素過度反應，害怕失敗，逃避生活的煩惱，沒有營造起真正屬於自己的生活。

6. 成了工作狂怎麼辦：強迫自己減少工作量，享受生活的樂趣，忘記最喜歡的習語，每天給自己半個小時。

第三節

1. 職業效能感：是個體對自身能否勝任和職業有關的任務所持有的信念。

2. 職業效能感的作用：決定個體對活動的選擇以及對活動的堅持程度，影響著人們在困難面前的態度，影響著新行為的習得和已習得行為的表現，影響著活動時的情緒。

3. 怎樣提高職業效能感：增加正面的職業效能資訊，改善影響職業效能的內外部因素。

章後選擇題

1～5. ABCDA

6～10. BCDAB

11～13. CDA

第六章 節後複習鞏固問題

第一節

1. 戀愛對健康的意義：良好的戀愛關係能夠給人帶來良好的心境，有助於身心健康。

2. 失戀的調適：首先做到失戀不失志、不失德、不失態。在此基礎上進行心理調節：合理認知，積極轉移，釋放能量，合理宣洩，換位思考，學會包容，尋找榜樣，有效昇華。

第二節

1. 幸福婚姻與健康的關係：幸福婚姻不僅意味著男女雙方生活甜蜜，還能促進彼此雙方的健康。

2. 婚姻問題的調適：積極思維、表達你的愛、寬容對方的錯誤、學著做朋友、多實際少幻想、控制緊張情緒、永遠互相尊重、學會讓步、共同成長、學會道歉、公正、講實話、忘記過去、永遠不要帶著問題入睡。

第三節

1. 家庭和諧與健康的關係：努力營造和諧、輕鬆的家庭氛圍，必將增進身心健康，延年益壽。

2. 家庭矛盾的調適：儘量避免爭論，不要直接批評、責怪和抱怨家人，勇於承認自己的錯誤，換位思考。

章後選擇題

1.ABC

2.AB

3.ABCD

4.C

5.A

第七章 節後複習鞏固題

第一節

1. 導致肥胖的因素有：遺傳易感性、社會環境因素、心理因素、軀體活動少。

2. 厭食症患者人格特質：低自尊、過分關注自己的體重和體型、有完美主義傾向、缺少控制感。

3. 防治進食障礙方法：醫療與認知行為治療的結合。

第二節

1. 健康休閒方式特徵：健康、人文關懷。

2. 不良休閒方式：不良飲食習慣、不良睡眠習慣、缺乏運動、不良性生活、吸煙、酗酒、吸毒等。

3. 改正不良休閒方式的原則：全社會參與的原則、外因與內因結合的原則、重視健康人的原則、充分利用行為技術的原則。

第三節

1. 各睡眠階段的特點：NREM 睡眠包含 4 個階段：第一階段，即最淺、最早的睡眠階段，θ 波，開始對四周的聲音沒有反應，儘管很容易被任何大的聲響吵醒；在第二階段，呼吸和心跳的頻率變平穩，體溫下降，「睡眠紡錘波」的短脈衝群和大的 K 複合波交替出現；第三階段和第四階段，即深睡眠階段，δ 波。這兩個階段是儲蓄能量、強化免疫系統，以及促進身體釋放生長激素最重要的階段。REM 睡眠期間，眼睛快速移動，呼吸和心跳頻率加快，在此期間還會做生動的夢，β 波，加強記憶、解決前一天的問題，以及將知識轉變為長時記憶。

2. 睡眠障礙：

（1）原發性失眠症：入睡困難，淺睡，易醒或早醒；

（2）原發性過度睡眠症：出現短時間（一般不到 15 分鐘）不可抗的睡眠發作，往往伴有摔倒、睡眠癱瘓和入睡前幻覺等症狀；

（3）夜驚：睡眠時突然發生，猛然驚醒，一聲怪異的尖叫，隨後不停地哭喊，雙手亂打，雙腿亂蹬，床上或下地無目的行走。同時伴有面部表情恐怖，眼睛睜大，明顯的呼吸急促、心跳加快、瞳孔散大、皮膚潮紅出汗。對父母的安撫無反應，拒絕任何接觸，有時激烈的活動可以造成外傷。發作中

很難喚醒，持續時間大約數分鐘，多在發作停止前清醒，對發作過程僅有片段回憶；

（4）夢魘：多為長而複雜的夢，內容恐怖，數週或數月發作一次。患兒夢魘時很少講話、尖叫少有形體動作或下地行走；

（5）夢遊：睡眠中突然起床，雙目凝視，安靜的走來走去，有時喃喃自語，不能回答問題，可以完成一些複雜的活動。

3. 培養良好睡眠習慣的方法：藥物治療、心理治療、刺激控制療法和認知行為療法。

第四節

1. 運動與心理健康的關係：消除焦慮、緊張和抑鬱、激發積極心理體驗、促進自我效能感

2. 運動不足與運動過量的壞處：長期缺乏運動，肌肉慢慢萎縮，體力逐漸下降，隨之出現精神不振、肥胖、器官功能減退、抗病能力減弱等；運動過量可使機體免疫功能受到損害，影響健康。

章後選擇題

1.A

2.D

3.D

4.ABCD

5.ABCD

6.C

7. B

8.A

9.ABCD

10. A

11. C

第八章 節後複習鞏固題

第一節

1. 文化對個體的影響：

（1）影響個體的社會化和社會適應；

（2）影響個體的行為；

（3）影響個體的人格特質；

（4）影響的健康與疾病的判斷標準；

（5）影響心理疾病的表現和治療。

2. 不良文化心理防護：（1）吸收傳統文化的精華；（2）樹立遠大的理想；（3）增強自制力，自覺抵制不良文化的侵襲。

第二節

1. 壓力障礙、適應不良、社交障礙、焦慮、物質依賴症。

2. 社會支持方面：

（1）建立健全的心理衛生保健體系；

（2）建立有效的家庭支持系統。

自我調適方面：

（1）養成健康的生活方式；

（2）提高人際交往能力；

（3）培養良好的心理承受力；

（4）學會調控自我情緒；

（5）保持積極心態，調整不良認知。

第三節

1. 人際交流層次、個體心理層次、社會心理層次。

2. 資訊消化不良、資訊干擾、資訊恐懼。

3. 明確的生活目標、控制過量資訊入侵、增強自制力、轉移興趣點。

章後選擇題

1～5. DBDCD

6～7. AC

第九章 節後複習鞏固題

第一節

1. 患病是指個體對其不健康的主觀感受，是個體對生理、心理、社會、發展或精神功能的減退或受損狀態的體驗。而疾病是指一個人受到生物、心理、社會因素的作用，引起一種複雜且有一定形式的病理過程，包括軀體疾病和心理異常。一個人可能因為疾病而感覺患病了，也可能患有某種疾病但沒有「病了」的感覺。患病具有明顯的主觀性。

2. 影響求醫行為的因素有：

（1）個體對疾病的主觀感受和認知；

（2）疾病種類和嚴重程度的影響；

（3）社會心理因素的影響。

3. 影響遵醫行為的因素有：

（1）患者方面的原因：

①對自身疾病的認識不足；

②醫囑與患者社會需要衝突；

③醫囑複雜，患者理解和記憶困難；

④醫囑措施或藥物治療的副反應；

⑤患者被動性就醫。

（2）醫務人員方面的原因

①醫務人員服務態度不良；

②醫務人員對醫囑指導不充分；

③醫務人員操作不熟練或醫療措施給患者帶來痛苦。

（3）社會因素：

①社會經濟狀況、醫療保障系統；

②社會支持系統因素。

4. 患者常見角色問題有：

（1）角色行為缺如

（2）角色衝突

（3）角色行為減退

（4）角色行為強化

（5）角色行為異常

第二節

1. 患者常見心理：擇優心理，缺陷心理，愧疚感，失去自主感，受威脅感。

2. 擇優心理常常表現為：慕名求醫，尋找求醫門道，渴望名醫診治，崇信高檔儀器，追求進口藥物，擇護心理。

第三節

1. 患者心理問題：焦慮心理，憂鬱心理，恐懼心理，憤怒心理，孤獨心理，報復心理。

2.

(1) 對待焦慮患者，醫務人員要以共情的態度和足夠的耐心進行有效的引導，給病人以哭泣和傾訴的機會，有助於病人疏洩積累的緊張和焦慮；對疾病的相關知識進行說明解釋，避免患者出現對疾病的歪曲認知。

(2) 對待憂鬱患者、醫務人員需提高警惕，多引導和鼓勵患者正確對待疾病，樹立戰勝疾病的信心，嚴防自殺。

(3) 對恐懼患者，首先要弄清產生恐懼的真正原因，要給予親切、和藹的開導，醫護人員的醫德和技術是病人獲得安全感的基礎，為了幫助病人緩解心理衝突，減輕精神痛苦，醫護人員還應針對每位病人的具體情況做好心理疏導工作。建立治療同盟，家屬、親友、朋友等與醫護人員一起多鼓勵支持患者，儘量避免消極暗示，尤其是來自家屬，病友方面的消極暗示，使患者能夠身心放鬆，感到安全。

(4) 面對帶憤怒情緒的患者，應進行適當的引導，使其認識自己憤怒的深層原因，鼓勵其用健康的、有建設性的方式合理宣洩。對少數因不合理要求未得到滿足而憤怒攻擊的患者，應冷靜處理。

(5) 對孤獨的患者，多關心、陪伴，陪他說說話，還應鼓勵其親屬朋友和同事進行探望、照顧，使病人與親友、同事間保持親近的關係。

(6) 對報復心強的患者，醫務人員在醫療過程中應加強有效的醫患溝通，在用藥、檢查、改變治療方案等可能發生的情況，都要根據不同的對象進行有選擇地告之，這樣既尊重了患者，又融洽了關係，也可避免可能發生的矛盾。

3. 抗焦慮藥物有：

①苯二氮平類藥物：安定文、贊安諾等；

②抗焦慮憂鬱藥物：克憂果、立普能、丁螺環酮、速悅、樂復得、千憂解等；

③其他：如普萘洛爾，臨時服用，能夠改善症狀。

健康心理學
參考答案

章後選擇題

1～5.

ADCCA

6.ABCD

7.ABC

8.ABD

9.ABCD

10.ABCD

11.BCD

12.ABCD

13.ABCD

14.AB

15.ABC

第十章 節後複習鞏固題

第一節

1. 愛滋病的傳播途徑包括性傳播、經血液傳播（包括經注射吸毒傳播）、母嬰傳播。

2. 預防愛滋病：

（1）潔身自好，避免婚外性行為；

（2）安全性行為——使用保險套；

（3）不吸毒，尤其不與其他人共用針具吸毒；

（4）對 HIV 陽性的孕婦進行治療，減少母嬰傳播。

第二節

1. 癌症止痛給藥原則：

①按階梯給藥；

②首選無創途徑給藥；

③按時用藥；

④個人化給藥；

⑤針對止痛藥的不良反應用藥。

2. 癌症病人止痛藥的用量需要不斷加大，主要是因為軀體對藥物的耐受性增加、敏感性下降引起的軀體依賴，與吸毒者的心理或精神依賴（成癮）不同。臨床資料表明「成癮性」幾乎不發生在疼痛患者中，包括癌症患者。

第三節

1. 慢性病心理干預要點：

（1）樹立對於疾病的正確信念；

（2）堅持健康生活方式；

（3）採取積極的應對策略；

（4）良好的壓力管理；

（5）對消極情緒進行干預；

（6）爭取家庭及社會的支持。

2. 健康生活方式包括：合理飲食，堅持運動，保持健康的體重，戒煙，控制飲酒，心理平衡。

第四節

1. 疼痛感受和疼痛反應均與心理因素有關，受到感覺—分辨、情感—動機以及認知—評估的綜合影響。其中疼痛的感覺成分分辨疼痛的性質、位置、強度以及持續時間等，疼痛的情感成分感受疼痛的痛苦程度並做出合適的行

為反應，而疼痛的認知—評估成分透過對疼痛感的高級認知加工從而對疼痛的感覺成分和情感成分施加影響。比如，消極情緒可以加重疼痛的痛苦程度，注意、期望和認知評價可以影響疼痛體驗。

2.疼痛控制的心理行為技術包括：

（1）放鬆技術；

（2）分散注意力；

（3）認知行為技術：改變患者對於疼痛的災難化認知，糾正適應不良的認知，學會一些疼痛控制技術，採取積極的應對策略；

（4）視覺想像技術。

第五節

1.憂鬱症的表現主要有：情感低落，思維遲緩，意志活動減退，多種軀體不適症狀。

2.焦慮症的表現：

（1）與處境不相符合的痛苦情緒體驗，即沒有確定的客觀對象的提心吊膽和恐懼；

（2）精神運動性不安；

（3）伴有身體不適感的植物神經功能障礙。

3.三欄目技術的步驟包括：

（1）訓練自己認識到並記錄下內心的自責思想；

（2）弄清楚這些思想歪曲的根源；

（3）練習對它們進行反擊，並發展出一個更加現實的自我評價系統。

第六節

1.臨終病人的心理過程階段：否認期，憤怒期，協議/抗爭期，憂鬱期，接受期。

2. 臨終病人諮詢要點：

（1）幫助患者對生活進行積極評價；

（2）幫助患者去解決未完成的事情；

（3）幫助患者成長及活在當下。

章後選擇題

1～5. DBACB

6～10. CBDAD

11～12. DB

第十一章 節後複習鞏固題

第一節

1. 煙癮主要造成人體呼吸系統、心血管系統、消化系統的損傷，有強烈的致癌作用和致炎症作用。

2. 尋求戒煙環境，獲得戒煙的社會支持；臨床治療；改變習慣，分散注意力；樹立正確觀念。

第二節

1. 慢性酒精中毒、酒精性腦病、酒精性肝病、慢性胃腸病、影響生育。

2. 認知療法、減量法、藥物治療、反噁療法、家庭支持、集體療法。

第三節

1. 符合下列中 3 項者，即可判定為藥物依賴。

（1）為了達到原先用藥後的感覺，現在要使用比起初更多的藥物。

（2）當減少或停止使用藥物的時候，使用者出現很多不適症狀，包括發癢、發抖、發燒、乏力、噁心、出汗、心跳加快、睡不著覺、容易發脾氣、憂鬱等；或使用藥物的原因之一是減輕以上描述的症狀。

（3）當開始使用藥物後，最後的用藥量總是多於最開始計劃的用量。

（4）有嘗試過減少或停止用藥，最後失敗的經歷。

（5）在用藥的那些日子裡，找藥、用藥、想藥和用藥後恢復時間通常有超過兩個小時。

（6）因為使用藥物，用於工作、興趣愛好或者和家人朋友一起的時間減少了。

（7）即使知道使用藥物會造成身體和精神傷害，仍然繼續用。

2. 採取依賴藥物劑量遞減的辦法；在戒藥治療同時，要注意改善病人的體質和營養狀況，減輕戒斷症狀；加強社會支持和心理治療。

第四節

1. 症狀標準：長期反覆使用網路，使用網路的目的不是為了學習和工作或不利於自己的學習和工作，符合如下症狀：

（1）對網路的使用有強烈的渴望或衝動感。

（2）減少或停止上網時會出現全身不適、煩躁、易激惹、注意力不集中、睡眠障礙等戒斷反應，上述戒斷反應可透過使用其他類似的電子媒介（如電視、掌上遊戲機等）來緩解。

（3）下述5項內至少符合1項

①為達到滿足感而不斷增加使用網路的時間和投入的程度；

②使用網路的開始、結束及持續時間難以控制，經多次努力後均未成功；

③固執地使用網路而不顧其明顯的危害性後果，即使知道網路使用的危害仍難以停止；

④因使用網路而減少或放棄了其他興趣、娛樂或社交活動；

⑤將使用網路作為一種逃避問題或緩解不良情緒的途徑。

第五節 網路成癮

病程標準：平均每天非工作學習目的連續上網達到或超過 6 小時，且符合症狀標準已達到或超過 3 個月。

嚴重程度標準：日常生活和社會功能受損（如社交、學習或工作能力方面）。

2. 網路成癮的戒斷方法

音樂療法、體育療法、認知療法、行為治療。

章後選擇題

1～4. DCAB

5. BC

6～7. DA

國家圖書館出版品預行編目（CIP）資料

健康心理學 / 馮正直, 戴琴 主編. -- 第一版.
-- 臺北市：崧燁文化，2019.07
　　面；　公分
POD 版

ISBN 978-957-681-888-2(平裝)

1. 醫學心理學

410.14　　　　　　　　　　　　　　　108010161

書　　　名：健康心理學
作　　　者：馮正直, 戴琴 主編
發 行 人：黃振庭
出 版 者：崧燁文化事業有限公司
發 行 者：崧燁文化事業有限公司
E - m a i l：sonbookservice@gmail.com
粉 絲 頁：　　　　　網 址：
地　　　址：台北市中正區重慶南路一段六十一號八樓 815 室
8F.-815, No.61, Sec. 1, Chongqing S. Rd., Zhongzheng
Dist., Taipei City 100, Taiwan (R.O.C.)
電　　　話：(02)2370-3310 傳　真：(02) 2370-3210
總 經 銷：紅螞蟻圖書有限公司
地　　　址: 台北市內湖區舊宗路二段 121 巷 19 號
電　　　話:02-2795-3656 傳真:02-2795-4100　　網址：
印　　　刷：京峯彩色印刷有限公司（京峰數位）
　本書版權為西南師範大學出版社所有授權崧博出版事業股份有限公司獨家發行電子書及繁體書繁體字版。若有其他相關權利及授權需求請與本公司聯繫。

定　　　價：650 元
發行日期：2019 年 07 月第一版
◎ 本書以 POD 印製發行